普通高等教育"十五"国家级规划教材 配套教学用书
新世纪全国高等中医药院校规划教材

方剂学习题集

主　编　邓中甲（成都中医药大学）

副主编　李　冀（黑龙江中医药大学）

　　　　连建伟（浙江中医学院）

中国中医药出版社

·北　京·

图书在版编目（CIP）数据

方剂学习题集/邓中甲主编 . – 北京：中国中医药出
版社，2003.7（2022.5 重印）
普通高等教育"十五"国家级规划教材配套教学用书
ISBN 978-7-80156-459-7

Ⅰ. 方…　Ⅱ. 邓　Ⅲ. 方剂学 – 中医学院 – 习题
Ⅳ. R289-44

中国版本图书馆 CIP 数据核字（2003）第 048829 号

中国中医药出版社出版

_____

发行者：中国中医药出版社
　　　　（北京经济技术开发区科创十三街 31 号院二区 8 号楼　传真：010–64405510　邮编：100176）
　　　　（购书热线　010–89535836）
印刷者：三河市同力彩印有限公司
经销者：新华书店总店北京发行所
开　本：850×1168 毫米　16 开
字　数：376 千字
印　张：15.75
版　次：2003 年 7 月第 1 版
印　次：2022 年 5 月第 24 次印刷
册　数：5000
书　号：ISBN 978-7-80156-459-7
定　价：46.00 元
如有质量问题，请与出版社发行部调换（010–64405510）

HTTP：//WWW. CPTCM. COM

前　言

为了全面贯彻国家的教育方针和科教兴国战略，深化教育教学改革，全面推进素质教育，培养符合新世纪中医药事业发展要求的创新人才，在全国中医药高等教育学会、全国高等中医药教材建设研究会组织编写的"普通高等教育'十五'国家级规划教材（中医药类）、新世纪全国高等中医药院校规划教材（第一版）"（习称"七版教材"）出版后，我们组织原教材编委会编写了与上述规划教材配套的教学用书——习题集，目的是使学生对已学过的知识，以习题形式进行复习、巩固、强化，也为学生自我测试学习效果、参加考试提供便利。

本套习题集与已出版的 46 门规划教材配套，所命习题范围与现行全国高等中医药院校本科教学大纲一致，与上述规划教材一致。习题覆盖规划教材的全部知识点，对必须熟悉、掌握的"三基"知识和重点内容以变换题型的方法予以强化。内容编排与相应教材的章、节一致，方便学生同步练习，也便于与教材配套复习。题型与各院校各学科现行考试题型一致，同时注意涵盖国家执业医师资格考试题型。命题要求科学、严谨、规范，注意提高学生分析问题、解决问题的能力，临床课程更重视临床能力的培养。为方便学生全面测试学习效果，每章节后均附有参考答案和答案分析。"答案分析"可使学生不仅"知其然"，而且"知其所以然"，使学生对教材内容加深理解，强化已学知识，进一步提高认知能力。

书末附有模拟试卷，分本科 A、B 试卷和硕士研究生入学考试模拟试卷，有"普通、较难、难"三个水准，便于学生对自己学习效果的自我测试，同时可提高应考能力。

本套习题集供高等中医药院校本科生、成人教育学生、执业医师资格考试人员及其他学习中医药人员与教材配套学习和应考复习使用。学习者通过对上述教材的学习和本套习题集的习题练习，可全面掌握各学科的知识和技能，顺利通过课程考试和执业医师考试，为从事中医药工作打下坚实的基础。

由于考试命题是一项科学性、规范化要求很高的工作，随着教材和教学内容的不断更新与发展，恳请各高等中医药院校师生在使用本套习题集时，不断总结经验，提出宝贵的修改意见，以使本套习题集不断修订提高，更好地适应本科教学和各种考试的需要。

编者

2003 年 5 月

普通高等教育"十五"国家级规划教材 配套教学用书
新世纪全国高等中医药院校规划教材

《方剂学习题集》编委会

主　　编　邓中甲（成都中医药大学）
副 主 编　李　冀（黑龙江中医药大学）
　　　　　连建伟（浙江中医学院）
编　　委　（以姓氏笔画为序）
　　　　　邓中甲（成都中医药大学）
　　　　　年　莉（天津中医学院）
　　　　　阮时宝（福建中医学院）
　　　　　李　铭（云南中医学院）
　　　　　李　冀（黑龙江中医药大学）
　　　　　连建伟（浙江中医学院）
　　　　　易自刚（广西中医学院）
　　　　　周铭心（新疆医科大学）
　　　　　封银曼（河南中医学院）
　　　　　胡　鹏（成都中医药大学）
　　　　　袁振仪（湖南中医学院）
　　　　　贾　波（成都中医药大学）
　　　　　顿宝生（陕西中医学院）
　　　　　倪　诚（北京中医大学）

编 写 说 明

　　《方剂学习题集》是"普通高等教育'十五'国家级规划教材、新世纪全国高等中医药院校规划教材"的配套教学用书，由成都中医药大学、黑龙江中医药大学、浙江中医学院、天津中医学院、福建中医学院、云南中医学院、广西中医学院、新疆医科大学、河南中医学院、湖南中医学院、陕西中医学院、北京中医药大学等共同编写。本书命题以普通高等教育"十五"国家级规划教材《方剂学》的内容为蓝本，主要是供中医院校学生、各类中医自学考试者和临床医生对《方剂学》进行全面复习，掌握其重点、难点，以及自我检测、应考之用。

　　全书共 1800 余题，分为四类，即填空题、选择题（包括 A 型、B 型、X型）、改错题和问答题（包括简答题、论述题、分析题）。其中，A 型题（单项肯定最佳选择题）由 1 个题干与 5 个备选答案组成，要求应试者从 5 个备选答案中，只选择 1 项最佳的或是最恰当的作为答案；B 型题由 5 个备选答案与 2～3 个问题组成，要求应试者为每个问题（题干）选择 1 个与其关系最密切的答案，每个备选答案可以选用 1 次或多次，也可 1 次都不选用；X 型题由 1 个题干与 5 个备选答案组成，要求应试者从备选答案中选择 2 个或 2 个以上的正确答案，错选、少选或多选均不得分。

　　在编写过程中，得到成都中医药大学基础医学院、方剂教研室各位老师、研究生以及参编院校的协助、支持与合作，在此一并感谢。

编者

2003 年 5 月

目　录

上 篇 总 论

习题

一、填空题

1. 方剂学是研究和阐明_____的理论及其临床运用的一门学科。

2. 医学史上复方的出现，最迟应在_____时期。

3. 现存历史上最早的方书是_____。

4. 现存历史上载方量最多的方书是_____。

5. 《医学心悟·医门八法》为____代_____所著。

6. 在方剂分类方面，_____代医家_____著_____，开创了综合分类法。

7. 汗法具有_____、_____、_____等作用。

8. "八法"的内容是_____。

9. 治法具有多_____和多_____的特点。

10. "和解少阳"属于_____治法体系。

11. "透热转气"属于_____治法体系。

12. 方剂和治法的关系是_____。

13. 以法统方包括_____、_____、_____，以及_____等四个方面。

14. 关于调和之法，戴天章总结说："_____之谓和，_____之谓和，_____之谓和，_____之谓和。"

15. 在辨证审因，确定治法之后，具体遣药组方时必须重视两个环节：一是_____，二是_____。

16. 运用配伍方法遣药组方，从总体而言，其目的不外_____、_____两个方面。

17. 佐药包括_____药、_____药和_____药三类。

18. 使药包括_____药和_____药两类。

19. 臣药的意义有_____和_____两种。

20. 方剂的变化有_____、_____以及_____等三种基本形式。

21. 由于里寒证有部位浅深、程度轻重的差别，故温法又有_____、_____和_____之分。

22. 清法是通过_____、_____、_____等作用，以清除里热之邪的一类治法。

23. 补法是通过补益人体_____，以主治各种_____的一类治法。

24. 消法是通过_____、_____、_____、_____等方法，使_____等渐积形成的有形实邪_____的一类治法。

25. 和法是通过_____或_____的方法，使半表半里之邪，或脏腑、阴阳、表里失和之证得以解除的一类治法。

26. 下法是通过泻下、荡涤、攻逐等作用，使停留于胃肠的_____、_____、_____、_____、_____等从下而出，以祛除病邪的一类治法。

27. 《太平惠民和剂局方》是历史上第一部由政府组织编制的_____。

28. "十剂"是指：宣、通、_____、_____、_____、_____、_____、_____、_____、_____。

29. 关于君臣佐使组方基本结构的理论，《黄帝内经》说："_____，_____，_____。"

30. 方剂的服法包括_____和_____两个方面。

二、选择题

（一）A1 型题

1. 现存历史上载方量最多的方书是（　　　）
   A. 《五十二病方》
   B. 《普济方》
   C. 《太平惠民和剂局方》
   D. 《圣济总录》
   E. 《千金方》

2. 被誉为方书之祖的方书是（　　　）
   A. 《黄帝内经》
   B. 《五十二病方》
   C. 《千金方》
   D. 《普济方》
   E. 《伤寒杂病论》

3. 《千金方》的作者是（　　　）
   A. 葛洪
   B. 孙思邈
   C. 王焘
   D. 汪昂
   E. 张仲景

4. 《外台秘要》是何朝代的方书（　　　）
   A. 汉代
   B. 唐代
   C. 宋代
   D. 明代
   E. 清代

5. 我国历史上第一部由政府组织编制的成药典是（　　　）
   A. 《伤寒杂病论》
   B. 《医方集解》
   C. 《普济方》
   D. 《太平惠民和剂局方》
   E. 《太平圣惠方》

6. 《肘后备急方》的作者是（　　　）
   A. 葛洪
   B. 张仲景
   C. 陶弘景
   D. 程钟龄
   E. 王焘

7. 我国历史上最早的儿科专科方书是（　　　）
   A. 《金匮要略》
   B. 《幼幼集成》
   C. 《小儿药证直诀》
   D. 《少小婴孺方》
   E. 《小儿则》

8. 我国历史上最早的外科专科方书是（　　　）
   A. 《外科正宗》
   B. 《外科心法要诀》
   C. 《外科全生集》
   D. 《外科发挥》
   E. 《刘涓子鬼遗方》

9. 《伤寒明理论》的作者是（　　　）
   A. 张仲景
   B. 孙思邈
   C. 成无己
   D. 张元素
   E. 张子和

10. 首开本草附列医方先例的是（　　　）
   A. 《药性本草》
   B. 《新修本草》
   C. 《证类本草》
   D. 《本草衍义》
   E. 《本草纲目》

11. 《新方八略》出自（　　　）

A. 《医方集解》
B. 《医方考》
C. 《普济方》
D. 《景岳全书》
E. 《成方切用》

12. 我国历史上第一部方论专著是（　　）

A. 《古今名医方论》
B. 《医方考》
C. 《伤寒明理论》
D. 《医方集解》
E. 《祖剂》

13. 《景岳全书》的作者是（　　）
A. 张元素
B. 张从正
C. 张介宾
D. 张仲景
E. 张秉成

14. 《医方集解》的作者是（　　）
A. 汪昂
B. 吴仪洛
C. 张秉成
D. 喻昌
E. 吴谦

15. 《汤头歌诀》的作者是（　　）
A. 张秉成
B. 陈修园
C. 吴仪洛
D. 汪昂
E. 柯韵伯

16. 现代最具代表性的方剂工具书是（　　）

A. 《中国药典》
B. 《中医方剂大辞典》
C. 《医方发挥》
D. 《中医类方辞典》
E. 《中医药高级丛书·方剂学》

17. 《成方便读》的作者是（　　）

A. 汪昂
B. 吴仪洛
C. 张秉成
D. 程钟龄
E. 陈修园

18. 《成方切用》的作者是（　　）
A. 汪昂
B. 张秉成
C. 吴仪洛
D. 吴谦
E. 陈修园

19. 下列何法不属"八法"的内容（　　）
A. 汗法
B. 和法
C. 消法
D. 固法
E. 下法

20. 下列何法不属于"十剂"的内容（　　）
A. 宣可去壅
B. 通可去滞
C. 滑可去著
D. 重可去怯
E. 攻可去实

21. "补、和、攻、散、寒、热、固、因"的治法归纳出自（　　）
A. 《医学心悟》
B. 《景岳全书》
C. 《圣济经》
D. 《伤寒明理论》
E. 《医家全书》

22. 下列称为和法的内容哪项不属于治法讨论范围（　　）
A. 和解少阳
B. 调和肝脾
C. 分消上下
D. 调和肠胃

E. 峻剂小量分服

23. 下列哪项治法不属于卫气营血治法体系的范畴(　　)
　　A. 清营凉血
　　B. 透热转气
　　C. 清气分热
　　D. 泻下阳明热结
　　E. 在卫汗之可也

24. "七方"说出自(　　)
　　A.《黄帝内经》
　　B.《伤寒明理论》
　　C.《五十二病方》
　　D.《千金方》
　　E.《圣济经》

25. 下列哪本方书的分类方法不属于"病证分类法"(　　)
　　A.《伤寒杂病论》
　　B.《医方集解》
　　C.《太平圣惠方》
　　D.《普济方》
　　E.《五十二病方》

26. 下列哪部方书的分类方法属于"治法分类法"(　　)
　　A.《景岳全书·新方八略引》
　　B.《张氏医通》
　　C.《祖剂》
　　D.《兰台轨范》
　　E.《伤寒杂病论》

27. 历史上首次依据"君、臣、佐、使"理论分析组方结构原理的医著是(　　)
　　A.《伤寒明理论》
　　B.《古今名医方论》
　　C.《医方考》
　　D.《三因极一病证方论》
　　E.《宣明论方》

28. 下列哪项提法不是由《黄帝内经》提出的(　　)
　　A. 其在皮者,汗而发之

B. 其高者,因而越之
C. 其下者,引而竭之
D. 中满者,泻之于内
E. 在卫汗之可也

29. 下列哪项提法属于"十剂"的内容(　　)
　　A. 热方之制,为除寒也
　　B. 热者寒之
　　C. 轻可去实
　　D. 实则泻之
　　E. 因方之制,因其可因者也

30. 下列哪项属于臣药的涵义(　　)
　　A. 针对重要的兼病或兼证起主要治疗作用
　　B. 直接治疗次要兼证的药物
　　C. 用以消除或减弱方中药物毒、副作用的药物
　　D. 能引领方中药物至特定病所的药物
　　E. 具有调和方中诸药作用的药物

31. 下列哪项属于佐助药的范围(　　)
　　A. 针对重要的兼病或兼证起主要治疗作用的药物
　　B. 直接治疗次要兼证的药物
　　C. 引领方中药物至特定病所的药物
　　D. 病重邪甚时,用与君药性味相反而又在治疗中起相成作用,以防止药病格拒的药物
　　E. 具有调和方中诸药作用的药物

32. 下列哪项不含有反佐药的意义(　　)
　　A. 新加黄龙汤中的姜汁
　　B. 芍药汤中的肉桂
　　C. 逍遥散中的生姜
　　D. 左金丸中的吴茱萸
　　E. 通脉四逆加猪胆汁汤中的猪胆汁

33. 小承气汤变化为厚朴三物汤是属于(　　)
　　A. 药味增减的变化

B. 药量增减的变化

C. 剂型更换的变化

D. 药味、药量均有变化

E. 以上都不是

34. 下列哪项治法不属于脏腑治法体系（　　）

　　A. 三焦分消

　　B. 交通心肾

　　C. 滋水涵木

　　D. 培土生金

　　E. 调和肝脾

35. 下列哪项不属于汤剂的特点（　　）

　　A. 吸收快，药效发挥迅速

　　B. 便于随证加减

　　C. 便于服用或携带

　　D. 服用量大

　　E. 适于病证较重或病情不稳定的患者

36. 下列哪项不属于散剂的特点（　　）

　　A. 制作简便

　　B. 节省药材

　　C. 便于服用和携带

　　D. 吸收较快

　　E. 药效持久

37. 下列何方原书用法要求不是煮散剂（　　）

　　A. 银翘散

　　B. 参苓白术散

　　C. 泻白散

　　D. 败毒散

　　E. 逍遥散

（二）**B1 型题**

　　A. 《五十二病方》

　　B. 《肘后备急方》

　　C. 《刘涓子鬼遗方》

　　D. 《太平惠民和剂局方》

　　E. 《伤寒明理论》

1. 以简、便、廉、效为显著特点的方书是（　　）

2. 开方论之先河的方书是（　　）

　　A. 《普济方》

　　B. 《太平惠民和剂局方》

　　C. 《刘涓子鬼遗方》

　　D. 《五十二病方》

　　E. 《医方考》

3. 我国历史上现存最早的外科专科方书是（　　）

4. 我国历史上现存载方量最多的方书是（　　）

　　A. 《医学心悟》

　　B. 《黄帝内经》

　　C. 《景岳全书》

　　D. 《圣济经》

　　E. 《医方集解》

5. 首先提出君臣佐使理论的是（　　）

6. 《医门八法》出自（　　）

　　A. 《黄帝内经》

　　B. 《医学心悟》

　　C. 《景岳全书》

　　D. 《本草拾遗》

　　E. 《外感温热篇》

7. "涩可去脱"的治法理论出自（　　）

8. "燥可濡之"的治法理论出自（　　）

　　A. 七方分类法

　　B. 病证分类法

　　C. 祖方分类法

　　D. 功用分类法

　　E. 综合分类法

9. 《医方集解》的分类方法属于（　　）

10. 《伤寒杂病论》的分类方法属于（　　）

　　A. 用以消除或减弱君、臣药的毒性，或能制约君、臣药峻烈之性的药物

　　B. 直接治疗次要兼证的药物

　　C. 引领方中诸药至特定病所的药物

　　D. 具有调和方中诸药作用的药物

E. 辅助君药加强治疗主证的药物

11. 佐制药的涵义是(　　)

12. 佐助药的涵义是(　　)

 A. 汤剂

 B. 口服散剂

 C. 煮散剂

 D. 蜜丸剂

 E. 水丸剂

13. 五苓散在原书所用剂型是(　　)

14. 败毒散在原书所用剂型是(　　)

 A. 宜在睡前服用

 B. 宜在饭前服用

 C. 不拘时间服用

 D. 宜在饭后服用

 E. 宜空腹服用

15. 对胃肠有刺激作用的方药，其服药时间为(　　)

16. 急症重病的服药时间为(　　)

 A. 增强药力

 B. 产生协同作用

 C. 控制多功用单味中药的发挥方向

 D. 扩大治疗范围

 E. 控制药物的毒副作用

17. 用熟地时配伍砂仁的意义是(　　)

18. 用黄柏时配伍知母的意义是(　　)

（三）X 型题

1. 下列哪项治法理论出自《黄帝内经》(　　)

 A. 形不足者，温之以气

 B. 其有邪者，渍形以为汗

 C. 固方之制，固而泄之

 D. 上之下之，摩之浴之，开之发之

 E. 甚者从之

2. 下列哪些方书由汪昂所著(　　)

 A. 《成方切用》

 B. 《成方便读》

 C. 《医方集解》

 D. 《医方考》

 E. 《汤头歌诀》

3. 下列哪些方剂出自《金匮要略》(　　)

 A. 大黄附子汤

 B. 温经汤

 C. 当归四逆汤

 D. 桂枝茯苓丸

 E. 大黄牡丹汤

4. 下列哪些方剂出自《温病条辨》(　　)

 A. 青蒿鳖甲汤

 B. 甘露消毒丹

 C. 普济消毒饮

 D. 银翘散

 E. 杏苏散

5. 下列哪些方剂出自《伤寒论》(　　)

 A. 桂枝汤

 B. 麻黄细辛附子汤

 C. 半夏泻心汤

 D. 肾气丸

 E. 小建中汤

6. 下列哪些方剂出自《丹溪心法》(　　)

 A. 大补阴丸

 B. 越鞠丸

 C. 一贯煎

 D. 二妙散

 E. 虎潜丸

7. 下列哪些治法是十剂的内容(　　)

 A. 轻

 B. 和

 C. 涩

 D. 湿

 E. 升

8. 下列哪些方书的分类方法属于综合分类法(　　)

 A. 《五十二病方》

B.《医方集解》

C.《成方便读》

D.《景岳全书·新方八略》

E.《成方切用》

9. 下列哪些配伍具有控制药物毒副作用的意义（　　）

A. 十枣汤中配伍大枣

B. 四君子汤中配伍甘草

C. 归脾汤中配伍木香

D. 黄土汤中配伍黄芩

E. 参苓白术散中配伍桔梗

10. 下列哪项配伍含有"反佐"的意义（　　）

A. 芍药汤中配伍肉桂

B. 左金丸中配伍吴茱萸

C. 新加黄龙汤中配伍姜汁

D. 小半夏汤中配伍生姜

E. 通脉四逆加猪胆汁汤中配伍猪胆汁

11. 臣药的涵义包括（　　）

A. 针对主病、主证起主要治疗作用的药物

B. 针对重要的兼病或兼证起主要治疗作用的药物

C. 直接治疗次要兼证的药物

D. 辅助君药加强治疗主病或主证作用的药物

E. 引领方中药物至特定病所的药物

12. 使药的涵义包括（　　）

A. 引领方中药物至特定病所的药物

B. 直接治疗次要兼证的药物

C. 具有调和方中诸药作用的药物

D. 病重邪甚，可能拒药时，配用与君药性味相反而又能在治疗中起相成作用的药物

E. 用以消除或减弱君、臣药的毒性或制约君、臣药峻烈之性的药物

13. 桔梗在下列哪些方剂中的配伍意义起到引经作用（　　）

A. 参苓白术散

B. 败毒散

C. 血府逐瘀汤

D. 天王补心丹

E. 桑菊饮

14. 下列哪些方剂的变化是属于药量增减的变化（　　）

A. 桂枝汤变化为小建中汤

B. 四逆汤变化为通脉四逆汤

C. 小承气汤变化为厚朴三物汤

D. 麻黄汤变化为大青龙汤

E. 桂枝汤变化为桂枝加芍药汤

15. 下列哪项是汤剂的特点（　　）

A. 吸收快，药效发挥迅速

B. 可以照顾病情的变化而随证加减

C. 不便携带

D. 节省药材

E. 药效持久

16. 下列哪些提法是不正确的（　　）

A. 滋补方药，应在饭前服用

B. 急症重病可不拘时间服用

C. 病在胸膈以上者，应饭前服用

D. 对胃肠有刺激的方药，宜饭前服用

E. 病在胸膈以下者，应饭前服用

三、改错题

1. 方剂学是阐明和研究方剂的理论及其临床应用的一门学科。

2.《五十二病方》被称为"方书之祖"。

3. 现存最古老的方书是《黄帝内经》。

4. "十剂"出自北齐徐之才所著《药对》。

5. 传世的《伤寒论》载方 113 首，《金匮要略》载方 245 首，故合计有 358 首方剂。

6.《肘后备急方》的作者是晋·陶弘景。

7.《外台秘要》作者是宋·王焘。

8.《伤寒明理论》是历史上第一部详

析方论的专著。

9. 按病证分类的方书首推《祖剂》。

10. 李时珍的《本草纲目》首开本草附列医方的先例。

11.《太平惠民和剂局方》是现存历史上载方量最多的方书。

12.《普济方》的作者是明·吴又可。

13.《成方便读》开创了新的方剂分类方法——综合分类法。

14. "七方"说出自《神农本草经》。

15. 治法是辨清疾病后，有针对性地采取的治疗法则。

16. 具有一定概括性的，针对某一类病机共性所确立的治法，称为治则。

17. 从中医学的形成和发展过程来看，是先有治法理论，后有方剂的运用。

18.《医门八法》出自《景岳全书》。

19. 汗法的目的在于发汗。

20. 程钟龄说："论治病之方，则又以汗、和、攻、消、宣、清、温、补八法尽之。"

21. 戴天章将调和之法总结为"寒热并用之谓和，补泻合剂之谓和，表里双解之谓和，阴阳并调之谓和。"

22. 消法是通过消食导滞、行气和血、化痰利水、驱虫等方法，使气、血、痰、火、湿、食等渐积形成的有形之邪迅速消除的一类治法。

23. 唐代陈藏器于《本草拾遗·条例》中提出："药有宣、通、补、泄、轻、重、滑、涩、燥、湿十剂。"

24. 一般来说，君药的药味较少，在方中的用量最大。在遣药组方时并不是每一种意义的臣、佐、使必须齐备。

25. 由四逆汤变化为通脉四逆汤是属于药味加减变化。

26. 由半夏泻心汤变化为甘草泻心汤是属于药味增减变化。

27. 由小承气汤变化为厚朴三物汤是属于药味增减的变化。

28. 九味羌活丸长于治疗外感风寒湿邪，内有蕴热的病证。

29. 散剂的特点是便于加减、吸收较慢、节省药材、便于服用及携带。

四、简答题

1. 简述方剂学的涵义。

2. 简述治法与方剂的关系。

3. 汗法常分几类，其依据是什么？

4. 简述下法的涵义及常用分类。

5. 简述清法的涵义及常用分类。

6. 简述消法的涵义及适应证。

7. 简述温法的涵义及常用分类。

8. 从总体而言，配伍的目的是什么？

9. 药物通过配伍，可起到哪些作用？

10. 在辨证审因，确定治法之后，进入遣药组方阶段，必须重视哪两个重要环节？

11. 通过配伍控制毒副作用，主要反映在哪两个方面？

12. 举例说明通过配伍，可以扩大治疗范围，以适应复杂病情的需要。

13. 简述臣药的涵义并举例说明之。

14. 简述佐制药的涵义并举例说明之。

15. 简述反佐药的涵义并举例说明之。

16. 使药有哪几类？其涵义为何？

17. 何为引经药？并举例说明之。

18. 简述调和药的涵义，并举例说明。

19. 简述君药的涵义及运用特点。

20. 简述"以法统方"与"君臣佐使"之间的关系。

21. 药味增减变化的前提是什么？其目的又是什么？

22. 简述汤剂的特点及不足之处。

23. 简述丸剂的特点及常用种类。

24. 内服散剂有哪两类？散剂的特点有哪些？

25. 方剂的变化有哪些基本形式？

五、问答题

1. 《黄帝内经》对方剂学形成和发展的直接贡献反映在哪些方面？

2. 下法和消法在适应证上有何不同？

3. 举例说明药量变化对方剂功用主治的影响。

4. 药物通过配伍，有哪些方面的作用？分别举例说明之。

5. 写出君臣佐使的涵义，并以麻黄汤为例加以说明。

参考答案

一、填空题

1. 治法与方剂

2. 春秋战国

3. 《五十二病方》

4. 《普济方》

5. 清　程钟龄

6. 清　汪昂　《医方集解》

7. 开泄腠理　调畅营卫　宣发肺气

8. 汗法　吐法　下法　和法　温法　清法　消法　补法

9. 层次　体系

10. 六经

11. 卫气营血

12. 治法是指导遣药组方的原则，方剂是体现和完成治法的主要手段

13. 以法组方　以法遣方　以法类方　以法释方

14. 寒热并用　补泻合剂　表里双解　平其亢厉

15. 严密的组方基本结构　熟练的配伍技巧

16. 增效　减毒

17. 佐助　佐制　反佐

18. 引经　调和

19. 辅助君药加强治疗主病或主证作用的药物　针对重要的兼病或兼证起主要治疗作用

20. 药味加减的变化　药量增减的变化　剂型更换的变化

21. 温中祛寒　回阳救逆　温经散寒

22. 清热　泻火　解毒　凉血

23. 气血阴阳　虚弱证候

24. 消食导滞　行气活血　化痰利水　驱虫　气、血、痰、食、水、虫　渐消缓散

25. 和解　调和

26. 宿食　燥屎　冷积　瘀血　结痰停水

27. 由政府组织编制的成药典

28. 补　泄　轻　重　滑　涩　燥　湿

29. 主病之谓君　佐君之谓臣　应臣之谓使

30. 服药时间　服药方法

二、选择题

（一）A1 型题

1. B。答案分析：明《普济方》载方6万余首，为现存历史上载方量最多的方书。

2. E。答案分析：《伤寒杂病论》所载之方，大多有理有法，组方严谨，选药精当，变化巧妙，后世大量方剂，皆或以仲景方为基础化裁而成，或效法其药物配伍组合规律，依据理法选药组成。

3. B。答案分析：《千金方》含《千金要方》和《千金翼方》，是唐代医家孙思邈的力作。

4. B。答案分析：《外台秘要》作者王焘为唐代医家。

5. D。答案分析：宋代官修的《太平惠民和剂局方》是我国历史上第一部由政府组织编制的成药典。

6. A。答案分析：《肘后备急方》为晋

代著名医家葛洪所撰。

7. C。答案分析：钱乙的《小儿药证直诀》为我国历史上最早的儿科专科方书。

8. E。答案分析：晋代刘涓子初辑之《刘涓子鬼遗方》为现存最早的外科方书。

9. C。答案分析：金代成无己之《伤寒明理论》首开方论之先河。

10. C。答案分析：《证类本草》首次将医方附列于本草之后。

11. D。答案分析：《新方八略》出自于明代张介宾之《景岳全书》。

12. B。答案分析：吴昆的《医方考》是我国历史上第一部方论专著。

13. C。答案分析：《景岳全书》为明代张介宾所著。

14. A。答案分析：《医方集解》为清代汪昂所著。

15. D。答案分析：《汤头歌诀》为清代汪昂所著。

16. B。答案分析：南京中医药大学主编之《中医方剂大辞典》，共11分册，收方96592首，填补了自明初《普济方》以来缺少大型方书的空白。

17. C。答案分析：《成方便读》为张秉成所著。

18. C。答案分析：《成方切用》为吴仪洛所著。

19. D。答案分析：八法的内容为"汗、和、下、消、吐、清、温、补"不含"固法"。

20. E。答案分析："攻可去实"不属"十剂"的内容。

21. B。答案分析：明代张介宾在其著作《景岳全书》中将方剂类为"补、和、攻、散、寒、热、固、因"等八阵。

22. E。答案分析：《伤寒论》中对某些经过汗、吐、下，或自行吐利而余邪未解的病证，宜用缓剂或峻剂小量分服，使余邪

尽除而不重伤其正的，亦称为和法，是属广义和法的范围，与和解、调和治法之所指含义不同，不属治法讨论之列。

23. D。答案分析："泻下阳明热结"属六经治法体系。

24. A。答案分析："七方"说始于《黄帝内经》。

25. B。答案分析：《医方集解》属"综合分类法"。

26. A。答案分析：《景岳全书·新方八略引》将方以"八阵"分类，属治法分类法。

27. A。答案分析：《伤寒明理论》是历史上首次依据"君、臣、佐、使"理论分析组方结构原理的医著。

28. E。答案分析："在卫汗之可也"属卫气营血治法体系，不是由《黄帝内经》提出的。

29. C。答案分析：十剂的内容是"宣、通、补、泄、轻、重、涩、滑、燥、湿"。

30. A。答案分析：臣药的涵义有二，即辅助君药加强治疗主病或主证作用的药物和针对重要的兼病或兼证起主要治疗作用。

31. B。答案分析：佐助药的涵义是配合君、臣药以加强治疗作用，或直接治疗次要兼证的药物。

32. C。答案分析：逍遥散配伍生姜意在温运和中，辛散达邪，属佐助药。

33. B。答案分析：两方药味相同，但厚朴、枳实用量改变，服法亦有"分二服"、"分三服"之别，故属药量增减的变化。

34. A。答案分析：三焦分消属三焦治法体系。

35. C。答案分析：汤剂的不足之处体现在服用量大，不便于携带等方面。

36. E。答案分析："散者散也，去急病而用之"，药效发挥不及丸剂等剂型持久。

37. B。答案分析：参苓白术散的用法

为"枣汤调下"，用前不需煎煮。

（二）B1 型题

1．B。答案分析：晋代葛洪之《肘后备急方》所载方剂具有简、便、廉、效的特点。

2．E。答案分析：金代成无己的《伤寒明理论》首开方论之先河。

3．C。答案分析：晋代刘涓子初辑之《刘涓子鬼遗方》为现存最早的外科方书。

4．A。答案分析：明《普济方》载方6万余首，为现存历史上载方最多的方书。

5．B。答案分析：关于"君、臣、佐、使"组方基本结构的理论，最早见于《黄帝内经》。

6．A。答案分析：清代程钟龄所著《医学心悟》从高层次治疗大法的角度，将治法归纳为"医门八法"。

7．D。答案分析："涩可去脱"为十剂内容，由唐代陈藏器于《本草拾遗》中提出。

8．A。答案分析："燥者濡之"的治法理论出自《素问·至真要大论》。

9．E。答案分析：清代汪昂之《医方集解》开创了综合分类法。

10．B。答案分析：《伤寒杂病论》以临床病证为方剂分类的依据，属病证分类法。

11．A。答案分析：佐制药的涵义是用以消除或减弱君、臣药的毒性，或能制约君、臣药峻烈之性的药物。

12．B。答案分析：佐助药的涵义是配合君、臣药以加强治疗作用，或直接治疗次要兼证的药物。

13．B。答案分析：为口服散剂。原书用法为："捣为散，以白饮和服方寸匕。"

14．C。答案分析：为煮散剂。原书用法为："每服二钱，水一盏，加生姜、薄荷各少许，同煎至七分。"

15．D。答案分析：对胃肠有刺激的方药宜饭后服，以减少药物对胃肠道的刺激。

16．C。答案分析：急证重病的服用时间当密切根据病人状况而定，不必拘泥。

17．E。答案分析：砂仁可减轻熟地滋腻碍脾的副作用。

18．B。答案分析：黄柏、知母在发挥"清虚热"功用时，有赖于二者的协同作用，相互需求而增强疗效。

（三）X 型题

1．ABDE。答案分析："固方之制，固而泄之"由张介宾提出，余皆出自《黄帝内经》。

2．CE。答案分析：《成方切用》的作者是吴仪洛；《成方便读》的作者是张秉成；《医方考》的作者是吴昆。

3．ABDE。答案分析：当归四逆汤出于《伤寒论》。

4．ADE。答案分析：甘露消毒丹出自《医效秘传》；普济消毒饮出自《东垣试效方》。

5．ABCE。答案分析：肾气丸出自《金匮要略》。

6．ABDE。答案分析：一贯煎出自《续名医类案》。

7．ACD。答案分析：十剂的内容是"宣、通、补、泄、轻、重、涩、滑、燥、湿"。

8．BCE。答案分析：《五十二病方》为病证分类法；《景岳全书·新方八略》为功用（治法）分类法。

9．ACD。答案分析：十枣汤之大枣可解甘遂、大戟、芫花之毒，并缓和药性；归脾汤之木香可防参芪等药呆滞脾胃；黄土汤之黄芩可制约附子、黄土之温燥。

10．ABCE。答案分析：小半夏汤配生姜不符合反佐药之定义。

11．BD。答案分析：臣药的涵义有二：辅助君药加强治疗主病或主证作用的药物和针对重要的兼病或兼证起主要治疗作用。

12．AC。答案分析：使药的涵义有二：一是引经药，二是调和药。

13．ACD。答案分析：桔梗在参苓白术散、血府逐瘀汤及天王补心丹中俱可载药上行，为引经之用。余下二方以之开宣肺气，不属使药用法。

14．BCE。答案分析：小建中汤为桂枝汤倍芍药加饴糖，大青龙汤为麻黄汤重用麻黄，加石膏、生姜、大枣，其变化已不局限于"药量增减"方面。

15．ABC。答案分析：汤剂的特点是吸收快、药效发挥迅速，而且可以根据病情的变化随证加减，能较全面、灵活地照顾到每个患者或各具体病变阶段的特殊性，适用于病证较重或病情不稳定的患者。

16．CD。答案分析：病在胸膈以上，及对胃肠有刺激的方药，宜饭后服用。

三、改错题

1．"方剂的理论"改为"治法与方剂的理论"。答案分析：方剂学的研究对象除方剂外尚包括治法。

2．"《五十二病方》"改为"《伤寒杂病论》"。答案分析：《伤寒杂病论》所载之方，大多有理有法、组方严谨、选药精当、变化巧妙，后世大量方剂皆或以仲景方为基础化裁而成，或效法其药物配伍组合规律，依据理法选药组成。

3．"《黄帝内经》"改为"《五十二病方》"。答案分析：我国现存最早的方书是《五十二病方》。

4．"北齐徐之才所著《药对》"改为"唐代陈藏器所著《本草拾遗》"。答案分析："十剂"首见于唐代陈藏器所著《本草拾遗》。

5．"358"改为"323"。答案分析：不计两书并见的重复方，共计323首方剂。

6．"陶弘景"改为"葛洪"。答案分析：《肘后备急方》为葛洪所著。

7．"宋"改为"唐"。答案分析：王焘为唐代医家。

8．"《伤寒明理论》"改为"《医方考》"。答案分析：《伤寒明理论》首开方论之先河，但非方论之专书。

9．"《祖剂》"改为"《五十二病方》"。答案分析：按病证分类方剂首推《五十二病方》。

10．"《本草纲目》"改为"《证类本草》"。答案分析：《证类本草》首开本草附列医方的先例。

11．"《太平惠民和剂局方》"改为"《普济方》"。答案分析：《普济方》载方6万余首，为现存历史上载方量最多的方书。

12．"《普济方》"改为"《医方考》"。答案分析：吴又可著有《医方考》。

13．"《成方便读》"改为"《医方集解》"。答案分析：《医方集解》开创了方剂的综合分类法。

14．"《神农本草经》"改为"《黄帝内经》"。答案分析："七方"说出自《黄帝内经》。

15．"疾病"改为"证候，审明病因、病机"。答案分析：治法是辨清证候，审明病因、病机后，有针对性地采取的治疗法则。

16．"治则"改为"治疗大法"。答案分析：治则是治疗原则，如"平调阴阳"者，针对某一类病机共性所确立的治法当为治疗大法。

17．"是先有治法理论，后有方剂的运用"改为"是先有方剂的运用，后有治法的理论"。答案分析：从中医学形成和发展的过程来看，治法是在临床长期积累了运用方药经验的基础上，结合对人体生理病理等理论认识不断丰富、完善的过程中逐步总结而成，是后于方药形成的一种理论。

18．"《景岳全书》"改为"《医学心悟》"。答案分析：《医门八法》为清人程钟龄所著，见于《医学心悟》。

19．"发汗"改为"祛散六淫之邪"。答案分析：汗法不是以使人汗出为目的，主要是通过汗出，使腠理开、营卫和、肺气畅、血脉通，从而能祛邪外出，正气调和。

20．"汗、和、攻、消、宣、清、温、补"改为"汗、和、下、消、吐、清、温、补"。答案分析：原文为"论治病之方，则又以汗、和、下、消、吐、清、温、补八法尽之。"

21．"阴阳并调之谓和"改为"平其亢厉之谓和"。答案分析：调和之法，戴天章说："寒热并用之谓和，补泻合剂之谓和，表里双解之谓和，平其亢厉之谓和。"

22．"迅速消除"改为"渐消缓散"。答案分析：消法所治，主要是邪坚病固而来势较缓，为渐积形成，不可能迅速消除，必须渐消缓散。

23．"十剂"改为"十种"。答案分析：唐代陈藏器于《本草拾遗》提出"药有宣、通、补、泄、轻、重、滑、涩、燥、湿十种。"

24．"君"改为"臣"。答案分析：任何方剂组成中，君药不可缺少。

25．"药味加减"改为"药量增减"。答案分析：四逆汤与通脉四逆汤都由附子、干姜、炙甘草三味组成。但前方姜、附用量比较小，有回阳救逆的功用；后方姜、附用量比较大，有回阳逐阴、通脉救逆的功用。

26．"药味增减变化"改为"药量增减变化"。答案分析：甘草泻心汤系半夏泻心汤加重炙甘草用量而成。

27．"药味增减"改为"药量增减"。答案分析：两方组药药味相同，但小承气汤厚朴、枳实之量小于厚朴三物汤，属药量增

减的变化。

28．"九味羌活丸"改为"九味羌活汤"。答案分析：九味羌活汤为治疗外感风寒湿邪兼有里热所致感冒的常用方，但王好古在《此事难知》中说本方"治杂病如神"，并指出"炼蜜作丸尤效"。

29．"便于加减、吸收较慢"改为"吸收较快"。答案分析：散剂药物粉碎混合，可加味不可减味；因药物服用前被粉碎，有效成分易于溶出，故吸收较快。

四、简答题

1．方剂学是研究和阐明治法与方剂的理论及其临床运用的一门学科，是中医学主要的基础学科之一。

2．治法与方剂的关系可概括为：治法是指导遣药组方的原则，方剂是体现和完成治法的主要手段。

3．汗法常分为辛温、辛凉两类，其依据为病情之寒热。

4．下法是通过泻下、荡涤、攻逐等作用，使停留于胃肠的宿食、燥屎、冷积、瘀血、结痰、停水等从下窍而出，以祛邪除病的一类治法。分为寒下、温下、润下、逐水、攻补兼施五类。

5．清法是通过清热、泻火、解毒、凉血等作用，以解除里热之邪的一类治法。由于里热证有热在气分、营分、血分、热壅成毒以及热在某一脏腑之分，因而在清法之中，又有清气分热、清营凉血、清热解毒、清脏腑热等不同。

6．消法是通过消食导滞、行气活血、化痰利水，以及驱虫的方法，使气、血、痰、食、水、虫等所结聚而成的有形之邪渐消缓散的一类治法。适用于饮食停滞，气滞血瘀，癥瘕积聚，水湿内停，痰饮不化，疳积虫积以及疮疡痈肿等病证。

7．温法是通过温里祛寒的作用，以治

疗里寒证的一类治法。温法分为温中祛寒、回阳救逆和温经散寒三类。

8. 从总体而言，配伍的目的不外乎增效与减毒两个方面。

9. 药物通过配伍，可增强药力；产生协同作用；控制多功用单味中药的发挥方向；扩大治疗范围，适应复杂病情；控制药物的毒副作用。

10. 在辨证审因，确定治法之后，要组织好一首有效方剂，必须重视两个重要环节：一是熟练的配伍技巧；二是组方的基本结构。

11. 配伍对药物毒性、烈性的控制作用，主要反映在两个方面：一是"七情"中"相杀"和"相畏"关系的运用，即一种药物能减轻另一种药物的毒性、烈性。另一方面是多味功用相近药物同时配伍的运用，这种方式既可利用相近功用药物的协同作用，又可有效减轻毒副作用的发生。

12. 药物通过配伍可扩大治疗范围，如人参可补脾肺之气，配伍白术、茯苓、甘草后即为四君子汤，具有益气健脾的功用。若由脾虚而生湿，阻滞气机，则可相应配伍陈皮，即异功散，功能健脾益气、化湿和胃；如果脾虚痰湿停滞，则再配半夏入方，即六君子汤，功能重在健脾气、化痰湿；若在脾胃气虚基础上，寒湿滞于中焦，则可配伍木香、砂仁，即香砂六君子汤，功能健脾和胃、理气散寒。可见，人参一药通过配伍，其治疗范围大大拓展，更能适应复杂病情的需要。

13. 臣药的涵义有两种：①辅助君药加强治疗主病或主证的药物，如麻黄汤中桂枝解肌发表，助麻黄发汗散寒；②针对重要的兼病或兼证起主要治疗作用的药物，如麻黄汤中桂枝亦可温通经脉，解头身之疼痛。

14. 佐制药，即用以消除或减弱君、臣药的毒性，或能制约君、臣药峻烈之性的药

物。如九味羌活汤中生地、黄芩，可制约方中羌活、苍术等君臣药辛温燥烈之品，以防伤津。

15. 所谓反佐是指当病重邪甚，可能拒药时，配伍与君药性味相反而又能在治疗中起相成作用的药物，以防止药病格拒，这样的药物称为反佐药，如通脉四逆汤中以苦寒之猪胆汁防寒邪拒药。

16. 使药有两种意义：①引经药，即能引方中诸药至特定病所的药物；②调和药，即具有调和方中诸药作用的药物。

17. 引经药是指能引方中诸药至特定病所的药物，如龙胆泻肝汤以柴胡引方中诸药入肝胆经，以针对肝胆实火上炎及肝经湿热下注之证。

18. 调和药是指具有调和方中诸药作用的药物。如麻黄汤中的炙甘草，可调和方中诸药。

19. 君药即针对主病或主证起主要治疗作用的药物。君药不可缺，一般来说，君药的药味较少，而且不论何药在作为君药时其用量比作为臣、佐、使药应用时要大。

20. "以法统方"是遣药组方的原则，是保证方剂针对病机，切合病情需要的基本前提。"君臣佐使"是组方的基本结构和形式，是完成治法保障疗效的手段。只有正确把握上述两方面的基本理论和技能，加之熟练的用药配伍技巧，才能组织好理想的有效方剂。

21. 药味增减的前提是药味的增减不能改变原方的主病、主证、基本病机以及君药的地位。增减方中次要药物，目的是适应变化了的病情需要。

22. 汤剂的特点是吸收快、能迅速发挥药效，特别是能根据病情的变化而随证加减，能较全面、灵活地照顾到每个病人或各具体病变阶段的特殊性。适用于病证较重或病情不稳定的患者。汤剂的不足之处是服用

量大，某些药的有效成分不易煎出或易挥发散失，不适于大生产，亦不便于携带。

23. 丸剂与汤剂相比，吸收较慢，药效持久，节省药材，便于服用与携带。但也有些丸剂药性比较峻猛的，此则多为芳香类药物与剧毒药物，不宜作汤剂煎服。常用的丸剂有蜜丸、水丸、糊丸、浓缩丸等。

24. 内服散剂一般是研成细粉，以温开水冲服，量小者亦可直接吞服；亦有制成粗末，以水煎取汁服的，称为煮散。散剂的特点是制作简便，吸收较快，节省药材，便于服用与携带。

25. 常见的方剂变化有三种主要形式：药味增减的变化、药量增减的变化和剂型更换的变化。

五、问答题

1. 《黄帝内经》对方剂学形成和发展的贡献体现在：①较全面而系统地总结了"谨调阴阳，以平为期"，"治病必求于本"，"治求其属"以及整体治疗、标本缓急、三因制宜等有关治则的理论。书中总结的大量治法内容无一不是后世立法组方的准绳。②在制方的基本结构方面，《黄帝内经》提出了"君、臣、佐、使"的组方理论，并对君药、臣药、佐使药的含义作了概括性的界定，提出："主病之谓君，佐君之谓臣，应臣之谓使。"③载有生铁落饮等13首方剂。所附数目虽少，但剂型并不单一，给药途径也有特色，所用药物对炮制、制剂、用法的要求亦十分讲究。

2. 下法是通过泻下、荡涤、攻逐等作用，使停留于胃肠的宿食、燥屎、冷积、瘀血、结痰、停水等从下窍而出，以祛邪除病的一类治法。消法是通过消食导滞、行气活血、化痰利水，以及驱虫的方法，使气、血、痰、食、水、虫等渐积而成的有形之邪渐消缓散的一类治法。消法与下法虽同是治疗内蓄有形实邪的方法，但在适应病证上有所不同。下法所治病证，大抵病势急迫，形证俱实，邪在脏腑之间，必须速除，而且可以从下窍而出者。消法所治，主要是病在脏腑、经络、肌肉之间，邪坚病固而来势较缓，属渐积形成，且多虚实夹杂，尤其是气血积聚而成之癥瘕痞块、痰核瘰疬等，不可能迅即消除，必须渐消缓散。

3. 药量变化对方剂功用主治的影响主要反映在两方面：一是增减剂量，以改变功用的强弱，如四逆汤与通脉四逆汤，二方都由附子、干姜、炙甘草三味组成。但前方姜、附用量比较小，主治阴盛阳微而致四肢厥逆、恶寒蜷卧、下利、脉微细或沉迟细弱的证候，有回阳救逆的功用。后方姜、附用量比较大，主治阴盛格阳于外而致四肢厥逆、身反不恶寒、下利清谷、脉微欲绝的证候。有回阳逐阴，通脉救逆的功用。二是增减剂量，改变功用主治，如小承气汤与厚朴三物汤，两方都由大黄、枳实、厚朴三味组成。但小承气汤主治阳明腑实轻证，病机是热实互结在胃肠，治当轻下热结，所以用大黄四两为君，枳实三枚为臣，厚朴二两为佐。厚朴三物汤主治大便秘结，腹满而痛，病机侧重于气闭不通，治当下气通便，所以用厚朴八两为君，枳实五枚为臣，大黄四两为佐。二方相比，厚朴用量相差为1：4。大黄用量虽同，但小承气汤煎分二次服，厚朴三物汤分三次服，每次实际服量也有差别，故两方在功用和主治的主要方面有所不同。

4. 一般来说，通过配伍，可以起到下述五方面的作用：①增强药力：相近功用的药物配伍同用，能增强治疗作用，如荆芥、防风同用以疏风解表。②产生协同作用：这在中药学"七情"用药理论中称为"相须"，即药物之间相配可通过协同，或者较强地提高药力，或者产生单味药物所难以达到的作用。如麻黄和桂枝相配，通过"开腠"和"解肌"协同，比单用麻黄或桂枝的方剂发汗力量明显增强。③控制多功用的单味中药功用发挥方向：如柴胡有疏肝理气、升举阳气、和解少阳的作用，但调肝多配芍药，升阳多伍升麻，和解少阳则多配黄芩、青蒿。通过配伍协同可以控制药物功用的发挥方向，从而减少临床运用方药的随意性。④扩大治疗范围，适应复杂病情的需要：通过配伍，可以使基础方剂不断扩大治疗范围。如四君子汤具有益气健脾的功用，是主治脾胃气虚的基础方。主治证候为食少便溏、面色萎黄、声低息短、倦怠乏力、脉来虚软等，若由脾虚而生湿，阻滞气机，以致胸脘痞闷不舒，则可相应配伍陈皮，即异功散。功能健脾益气，化湿和胃。⑤控制药物的毒副作用：通过配伍控制毒副作用，主要反映在两个方面：一是"七情"中"相杀"和"相畏"关系的运用，即一种药物能减轻另一种药物的毒副作用，如生姜能减轻和消除半夏的毒性；另一方面是中医方剂运用中常常采取多味功用相近药物同时配伍的方式，这种方式既可利用相近功用药物的协同作用，更具有有效减轻毒副作用的效果。如十枣汤中的甘遂、芫花、大戟，泻下逐水功用相近，且单味药习惯用量亦大致相似，在组成十枣汤时，以三味各等分为末，枣汤调服。其三味药合用总量相当于单味药的常用量。通过现代动物实验及临床观察证明，这样的配伍方法具有缓和、减轻毒副作用的效果。

5. 君药：即针对主病或主证起主要治疗作用的药物。

臣药：有两种意义。①辅助君药加强治疗主病或主证的药物；②针对重要的兼病或兼证起主要治疗作用的药物。

佐药：有三种意义。①佐助药，即配合君、臣药以加强治疗作用，或直接治疗次要兼证的药物；②佐制药，即用以消除或减弱君、臣药的毒性，或能制约君、臣药峻烈之性的药物；③反佐药，即病重邪甚，可能拒药时，配用与君药性味相反而又能在治疗中起相成作用的药物，以防止药病格拒。

使药：有两种意义。①引经药，即能引方中诸药至病所的药物；②调和药，即具有调和方中诸药作用的药物。如麻黄汤中，麻黄开腠发汗，祛在表之风寒；宣肺平喘，泄闭郁之肺气，用以为君药。用透营达卫的桂枝为臣药，解肌发表，温通血脉，既助麻黄解表，使发汗之力倍增；又畅行营阴，使疼痛之症得解。杏仁降利肺气，与麻黄相伍，一宣一降，加强宣肺平喘之功，为佐助药。炙甘草既能助麻、杏以止咳平喘，又能益气和中，调和药性，是使药而兼佐药之用。

下 篇 各 论

第一章 解 表 剂

习题

一、填空题

1. 解表剂通常分为 _____、_____、_____ 三类。

2. 麻黄汤的功用是 _____，_____。

3. 以组方基本结构而论，麻黄汤中的杏仁属于 _____ 药。

4. 桂枝汤中 _____、_____ 等量合用，是本方外可解肌发表，内调营卫、阴阳的基本结构。

5. 九味羌活汤的功用是 _____，_____。

6. 九味羌活汤主治 _____，_____ 证。

7. 香苏散配伍苏叶的意义是 _____，_____。

8. 小青龙汤主治证候的病机是 _____。

9. 小青龙汤中具有温肺化饮，兼助麻、桂解表祛邪的药是 _____。

10. 止嗽散的配伍特点是 _____，_____，_____。

11. 银翘散配伍荆芥穗、淡豆豉的意义是 _____。

12. 应用桑菊饮的辨证要点是 _____、_____、_____。

13. 麻杏甘石汤中的君药是 _____、_____。

14. 柴葛解肌汤主治证候的病机是 _____，_____。

15. 败毒散中的 _____、_____ 是畅通气机，宽胸利膈的常用组合。

16. 败毒散用于痢疾初起有表证者，称为 _____ 法。

17. 参苏饮的臣药是 _____、_____。

18. 麻黄细辛附子汤中的 _____、_____ 是助阳解表的常用组合。

19. 治疗大寒客犯肺肾所致咽痛声哑的常用方是 _____。

20. 滋阴解表的代表方是 _____。

21. 被《温病条辨》称为"辛凉轻剂"的方剂是 _____。

二、选择题

(一) A1 型题

1. 麻黄汤主治证候的病机是（　　）
   A. 外感风寒湿邪，内有蕴热
   B. 外感风寒，营卫不和
   C. 外感风寒，肺气失宣
   D. 外寒里饮
   E. 风邪犯肺，肺失清肃

2. 症见恶寒发热，头痛身痛，无汗而喘，舌苔薄白，脉浮紧。治当首选（　　）
   A. 麻黄汤
   B. 正柴胡饮
   C. 九味羌活汤

D. 小青龙汤

E. 止嗽散

3. 大青龙汤的组成是(　　)

   A. 麻黄汤重用麻黄，再加石膏、生姜、防风

   B. 麻黄汤重用麻黄，再加石膏、生姜、大枣

   C. 麻黄汤重用麻黄，再加石膏、苡仁、大枣

   D. 麻黄汤重用麻黄，再加石膏、生姜、苏子

   E. 麻黄汤重用麻黄，再加石膏、防风、荆芥

4. 功用为宣肺解表的方剂是(　　)

   A. 麻黄汤

   B. 华盖散

   C. 苏子降气汤

   D. 三拗汤

   E. 止嗽散

5. 桂枝汤的功用是(　　)

   A. 发汗解表，宣肺平喘

   B. 解肌发表，调和营卫

   C. 调和气血，缓急止痛

   D. 温通心阳，平冲降逆

   E. 温经散寒，养血通脉

6. 症见恶风发热，汗出，头痛，鼻鸣干呕，苔白不渴，脉浮缓。治当首选(　　)

   A. 麻黄汤

   B. 败毒散

   C. 华盖散

   D. 玉屏风散

   E. 桂枝汤

7. 桂枝汤中桂枝与芍药的用量比例是(　　)

   A. 1∶2

   B. 2∶1

   C. 3∶2

   D. 1∶1

E. 2∶3

8. 被称为"仲景群方之冠"的方剂是(　　)

   A. 麻黄汤

   B. 小柴胡汤

   C. 肾气丸

   D. 桂枝汤

   E. 小青龙汤

9. 应用桂枝汤的辨证要点是(　　)

   A. 恶寒发热，无汗而喘，脉浮紧

   B. 汗出恶风，小便不利，苔白，脉浮

   C. 自汗恶风，面色㿠白，舌淡脉虚

   D. 恶风，发热，汗出，脉浮缓

   E. 微恶风寒，发热，无汗，头痛，身痛，舌苔薄白，脉浮

10. 桂枝汤的配伍特点不包括(　　)

   A. 发中有补

   B. 散中有收

   C. 邪正兼顾

   D. 阴阳并调

   E. 火郁发之

11. 症见恶寒发热，无汗，头痛项强，肢体酸楚疼痛，口苦微渴，舌苔白，脉浮。治当首选(　　)

   A. 羌活胜湿汤

   B. 九味羌活汤

   C. 大青龙汤

   D. 荆防败毒散

   E. 柴葛解肌汤

12. 药物配伍具有"分经论治"特点的方剂是(　　)

   A. 败毒散

   B. 大青龙汤

   C. 九味羌活汤

   D. 独活寄生汤

   E. 香苏散

13. 九味羌活汤为哪位医家所创制(　　)

A. 王好古

B. 李东垣

C. 孙思邈

D. 张仲景

E. 张元素

14. 香苏散的组成中含有（   ）

A. 木香

B. 香薷

C. 陈皮

D. 苏子

E. 前胡

15. 恶寒发热，头痛无汗，胸脘痞闷，苔薄白，脉浮是何方的辨证要点（   ）

A. 参苏饮

B. 香薷散

C. 香苏散

D. 败毒散

E. 止嗽散

16. 具有疏散风寒，理气和中功用的方剂是（   ）

A. 藿香正气散

B. 香苏散

C. 香薷散

D. 柴葛解肌汤

E. 正柴胡饮

17. 患者恶寒身热，头痛无汗，胸脘痞闷，不思饮食，舌苔薄白，脉浮。治当首选（   ）

A. 藿香正气散

B. 正柴胡饮

C. 小青龙汤

D. 香苏散

E. 香薷散

18. 主治证病机为外感风寒，气郁不舒的方剂是（   ）

A. 香苏散

B. 藿香正气散

C. 正柴胡饮

D. 柴葛解肌汤

E. 止嗽散

19. 具有解表散寒，温肺化饮功用的方剂是（   ）

A. 参苏饮

B. 小青龙汤

C. 苓甘五味姜辛汤

D. 华盖散

E. 苏子降气汤

20. 恶寒发热，无汗，喘咳，痰多而稀，舌苔白滑，脉浮为何方的辨证要点（   ）

A. 苏子降气汤

B. 定喘汤

C. 小青龙汤

D. 苓甘五味姜辛汤

E. 射干麻黄汤

21. 小青龙汤的组成中含有（   ）

A. 紫菀

B. 杏仁

C. 生姜

D. 白芍

E. 白前

22. 小青龙汤中的君药是（   ）

A. 麻黄、桂枝

B. 桂枝、白芍

C. 干姜、细辛

D. 桂枝、干姜

E. 干姜、半夏

23. 止嗽散的组成中不含有（   ）

A. 紫菀

B. 白前

C. 陈皮

D. 荆芥

E. 杏仁

24. 症见咳嗽咽痒，咯痰不爽，微恶风发热，舌苔薄白，脉浮缓。治当首选（   ）

A. 金沸草散

B. 止嗽散

C. 定喘汤

D. 苏子降气汤

E. 射干麻黄汤

25. 配伍用药具有温润和平，不寒不热特点的方剂是( )

A. 止嗽散

B. 金沸草散

C. 桑菊饮

D. 三拗汤

E. 泻白散

26. 张介宾所创制的平散风寒之代表方是( )

A. 止嗽散

B. 华盖散

C. 金沸草散

D. 正柴胡饮

E. 射干麻黄汤

27. 具有辛凉透表，清热解毒功用的方剂是( )

A. 黄连解毒汤

B. 银翘散

C. 柴葛解肌汤

D. 败毒散

E. 升麻葛根汤

28. 原书服法要求"香气大出，即取服，勿过煎"的方剂是( )

A. 桑菊饮

B. 桑杏汤

C. 银翘散

D. 金沸草散

E. 香薷散

29. 辨证要点为发热，微恶寒，咽痛，口渴，脉浮数的方剂是( )

A. 桑菊饮

B. 桑杏汤

C. 柴葛解肌汤

D. 银翘散

E. 普济消毒饮

30. 银翘散出自( )

A. 《温热经纬》

B. 《太平惠民和剂局方》

C. 《伤寒六书》

D. 《温疫论》

E. 《温病条辨》

31. 银翘散中具有疏散风热，清利头目，且可解毒利咽配伍意义的药组是( )

A. 薄荷、牛蒡子

B. 荆芥穗、淡豆豉

C. 芦根、竹叶

D. 芦根、生甘草

E. 银花、连翘

32. 桑菊饮的功用是( )

A. 辛凉透表，清热解毒

B. 疏风清热，宣肺止咳

C. 辛凉宣肺，清热平喘

D. 宣利肺气，疏风止咳

E. 辛凉宣肺，清热利水

33. 下列何项不是桑菊饮与银翘散组成中均有的药物( )

A. 芦根

B. 生甘草

C. 连翘

D. 桔梗

E. 牛蒡子

34. 患者但咳，身热不甚，口微渴，脉浮数。治当首选( )

A. 银翘散

B. 金沸草散

C. 止嗽散

D. 桑菊饮

E. 桑杏汤

35. 麻杏甘石汤的功用是( )

A. 辛凉透表，清热解毒

B. 辛凉疏表，清肺平喘

C. 疏风清热，宣肺止咳

D. 清泻肺热，止咳平喘

E. 宣降肺气，清热化痰

36. 症见身热不解，咳逆气急，甚则鼻煽，口渴，无汗，舌苔薄，脉浮而数。治当首选( )

A. 桑菊饮

B. 麻杏甘石汤

C. 定喘汤

D. 射干麻黄汤

E. 桑杏汤

37. 麻杏甘石汤主治证候的病机是( )

A. 外感风邪，邪热壅肺

B. 风温初起，肺失清肃

C. 痰饮郁结，肺气上逆

D. 风寒外束，痰热内蕴

E. 肺有伏火，肺失宣降

38. 麻杏甘石汤中的君药是( )

A. 麻黄

B. 杏仁

C. 石膏

D. 麻黄、杏仁

E. 麻黄、石膏

39. 功用为解肌清热的方剂是( )

A. 大青龙汤

B. 消风散

C. 升麻葛根汤

D. 竹叶柳蒡汤

E. 柴葛解肌汤

40. 症见恶寒渐轻，身热增盛，无汗头痛，目疼鼻干，心烦不眠，咽干耳聋，眼眶痛，舌苔薄黄，脉浮微洪。治当首选( )

A. 升麻葛根汤

B. 蒿芩清胆汤

C. 龙胆泻肝汤

D. 柴葛解肌汤

E. 大青龙汤

41. 柴葛解肌汤为哪位医家所创制( )

A. 王好古

B. 李东垣

C. 陶华

D. 张仲景

E. 张元素

42. 柴葛解肌汤和九味羌活汤组成中不是共同的药物是( )

A. 羌活

B. 甘草

C. 黄芩

D. 白芷

E. 桔梗

43. 败毒散的功用是( )

A. 发汗解表，散风祛湿

B. 散寒祛湿，益气解表

C. 益气解表，理气化痰

D. 助阳益气，解表散寒

E. 清热解毒，祛风除湿

44. 主治证病机为气虚外感风寒湿邪，宜选的方剂是( )

A. 参苏饮

B. 再造散

C. 败毒散

D. 荆防败毒散

E. 葱白七味饮

45. 败毒散的组成中不含有( )

A. 枳壳

B. 前胡

C. 柴胡

D. 黄芩

E. 人参

46. 败毒散中的人参属于( )

A. 君药

B. 臣药

C. 佐助药

D. 佐制药

E. 反佐药

47. 患者恶寒发热，头项强痛，肢体酸痛，无汗，鼻塞声重，咳嗽有痰，胸膈痞满，舌淡苔白，脉浮而按之无力。治当首选（ ）

    A. 参苏饮

    B. 葱白七味饮

    C. 再造散

    D. 九味羌活汤

    E. 败毒散

48. 益气解表的常用方是（ ）

    A. 败毒散

    B. 荆防败毒散

    C. 加减葳蕤汤

    D. 葱白七味饮

    E. 再造散

49. 具有益气解表，理气化痰功用的方剂是（ ）

    A. 败毒散

    B. 参苏饮

    C. 麻黄细辛附子汤

    D. 再造散

    E. 加减葳蕤汤

50. 参苏饮主治证的病机是（ ）

    A. 阳气虚弱，外感风寒

    B. 阴虚之体，外感风热

    C. 阴血亏虚，感受外邪

    D. 气虚外感风寒，内有痰湿

    E. 素体阳虚，复感风寒

51. 症见恶寒发热，无汗，头痛，鼻塞，咳嗽痰白，胸脘满闷，倦怠无力，气短懒言，舌苔白，脉弱。治当首选（ ）

    A. 参苏饮

    B. 止嗽散

    C. 再造散

    D. 小青龙汤

    E. 败毒散

52. 辨证要点为恶寒发热，无汗头痛，咳痰色白，胸脘满闷，倦怠乏力，苔白，脉弱的方剂是（ ）

    A. 败毒散

    B. 麻黄细辛附子汤

    C. 再造散

    D. 小青龙汤

    E. 华盖散

53. 参苏饮中的人参属于（ ）

    A. 君药

    B. 臣药

    C. 佐助药

    D. 佐制药

    E. 反佐药

54. 症见发热，恶寒甚剧，虽厚衣重被，其寒不解，神疲欲寐，脉沉微。治当首选（ ）

    A. 四逆汤

    B. 麻黄细辛附子汤

    C. 再造散

    D. 参附汤

    E. 回阳救急汤

55. 暴哑为大寒直犯肺肾，上室窍隧，下闭肾气所致者。宜用何方治疗（ ）

    A. 回阳救急汤

    B. 肾气丸

    C. 右归丸

    D. 参附汤

    E. 麻黄细辛附子汤

56. 治表里俱寒证的代表方是（ ）

    A. 四逆汤

    B. 当归四逆汤

    C. 再造散

    D. 麻黄细辛附子汤

    E. 回阳救急汤

57. 加减葳蕤汤的功用是（ ）

    A. 益气解表

    B. 助阳解表

    C. 益气助阳解表

    D. 滋阴解表

E. 养血解表

（二）**B1 型题**

A. 《医方集解》
B. 《金匮要略》
C. 《温病条辨》
D. 《太平惠民和剂局方》
E. 《伤寒论》

1. 麻黄细辛附子汤出自（　　　）
2. 败毒散出自（　　　）

A. 温通心阳，平冲降逆
B. 益气解表，理气化痰
C. 解肌发表，调和营卫
D. 温脾和中，缓急止痛
E. 散寒祛湿，益气解表

3. 桂枝汤的功用是（　　　）
4. 参苏饮的功用是（　　　）

A. 外感风寒，里有郁热
B. 外感风寒，内伤湿滞
C. 外感风寒，肺气失宣
D. 外感风寒，营卫不和
E. 外感风寒湿邪，内有蕴热

5. 麻黄汤主治证候的病机是（　　　）
6. 九味羌活汤主治证候的病机是
（　　　）

A. 杏仁
B. 防风
C. 五味子
D. 桔梗
E. 川芎

7. 小青龙汤的组成中含有（　　　）
8. 柴葛解肌汤的组成中含有（　　　）

A. 荆芥、淡豆豉
B. 连翘、银花
C. 竹叶、牛蒡子
D. 芦根、薄荷
E. 杏仁、桔梗

9. 银翘散中属于臣药的药是（　　　）
10. 桑菊饮中属于臣药的药是（　　　）

A. 2：1
B. 1：2
C. 1：1
D. 3：2
E. 2：3

11. 原书桂枝汤中桂枝与白芍的用量比例为（　　　）
12. 原书麻杏甘石汤中麻黄与石膏的用量比例为（　　　）

A. 水一盏，入竹叶七片，蜜少许，煎至七分，去滓，食后温服
B. 用劳水煎之，三分减二，去渣，分三次温服，相去行八九里
C. 上为散，每服六钱，鲜芦根汤煎，香气大出，即取服，勿过煎
D. 服已须臾，啜热稀粥，以助药力
E. 若急汗热服，以羹粥投之；若缓汗，温服，而不用汤投之

13. 原书九味羌活汤中煎服法的要求是（　　　）
14. 原书银翘散中煎服法的要求是（　　　）

（三）**X 型题**

1. 麻黄汤中配伍桂枝的意义是（　　　）

A. 平冲降逆
B. 解肌发表
C. 温阳化气
D. 温通经脉
E. 发汗祛湿

2. 下列哪些药物是桂枝汤中既能补脾和胃，又可调和营卫的常用组合（　　　）

A. 生姜
B. 桂枝
C. 大枣
D. 白芍
E. 甘草

3. 桂枝汤原书的用法包括（　　　）

A. 微火煮取三升，适寒温，服一升

B. 若一服汗出病瘥，停后服，不必尽剂

C. 禁生冷、粘滑、肉面、五辛、酒酪、臭恶等物

D. 温覆令一时许，遍身漐漐微似有汗者益佳

E. 服已须臾，啜热稀粥一升余，以助药力

4. 九味羌活汤的辨证要点包括(　　)

A. 肢体酸楚疼痛

B. 恶寒发热

C. 舌红苔黄

D. 口苦微渴

E. 不汗出而烦躁

5. 下列药中属九味羌活汤"分经论治"基本结构的药物是(　　)

A. 苍术

B. 细辛

C. 羌活

D. 白芷

E. 川芎

6. 香苏散主治证候的病机是(　　)

A. 外感风寒

B. 内伤湿滞

C. 肺气失宣

D. 内有痰湿

E. 气郁不舒

7. 香苏散的功用是(　　)

A. 疏肝理气

B. 疏散风寒

C. 理气和中

D. 宣肺化痰

E. 发汗祛湿

8. 小青龙汤的辨证要点是(　　)

A. 恶寒发热，无汗

B. 神疲欲寐，脉沉

C. 喘咳，痰多而稀

D. 胸脘满闷，倦怠乏力

E. 舌苔白滑，脉浮

9. 小青龙汤的配伍特点是(　　)

A. 气血兼顾

B. 散中有收

C. 营卫同治

D. 开中有合

E. 体用并调

10. 止嗽散的配伍特点包括(　　)

A. 温而不燥

B. 散寒不助热

C. 解表不伤正

D. 润而不腻

E. 补而不滞

11. 银翘散和桑菊饮中相同的药物是(　　)

A. 杏仁

B. 连翘

C. 荆芥

D. 桔梗

E. 芦根

12. 银翘散配伍银花、连翘的意义有(　　)

A. 疏散风热

B. 透疹

C. 清热解毒

D. 辟秽化浊

E. 解毒消痈

13. 麻杏甘石汤的主治证候包括(　　)

A. 身热不解

B. 咳逆气急

C. 有汗

D. 无汗

E. 脉浮而数

14. 麻杏甘石汤的功用是(　　)

A. 辛凉疏表

B. 清热化痰

C. 降气化痰

D. 清肺平喘

E. 发汗解表

15. 柴葛解肌汤的组成中有( )

A. 黄芩

B. 羌活

C. 麻黄

D. 细辛

E. 白芷

16. 败毒散配伍人参的意义是( )

A. 益气以扶其正

B. 助正以鼓邪外出

C. 助正以防邪入里

D. 大补元气以固脱

E. 散中有补，不致耗伤真元

17. 败毒散的辨证要点是( )

A. 脉浮按之无力

B. 倦怠无力

C. 恶寒发热

D. 肢体酸痛

E. 无汗

18. 参苏饮配伍苏叶的意义是( )

A. 理肺舒肝

B. 行气安胎

C. 发散表邪

D. 行气宽中

E. 宣肺止咳

三、改错题

1. 麻黄汤的功用是解肌发表，调和营卫。

2. 桂枝汤配伍白芍的意义是平肝潜阳。

3. 九味羌活汤主治证候的病机是外感风寒，里兼蕴热。

4. 小青龙汤的君药是干姜、细辛。

5. 《温病条辨》称银翘散为"辛凉轻剂"。

6. 麻杏甘石汤的君药是麻黄。

7. 柴葛解肌汤为治麻疹未发，或发而不透的基础方。

8. 败毒散主治证候的病机是外感风寒，热毒内蕴。

9. 参苏饮中的人参属佐药。

10. 麻黄细辛附子汤的功用是助阳益气，解表散寒。

四、简答题

1. 使用解表剂应注意哪些问题？

2. 简述麻黄汤中麻黄、桂枝的配伍意义。

3. 桂枝汤主治之证已有汗出，为何仍用汗法？

4. 简述桂枝汤中桂枝、白芍的配伍意义。

5. 九味羌活汤中生地、黄芩的配伍意义是什么？

6. 九味羌活汤为何人所制？该方配伍有何特点？

7. 香苏散宜用于何种证型的感冒？其辨证要点是什么？

8. 小青龙汤主治外寒里饮之咳喘，何以配伍收敛的五味子、白芍？

9. 止嗽散有何功用？其组方配伍有何特点？

10. 银翘散主治温病初起，方中何以配伍辛温的荆芥、淡豆豉？

11. 《温病条辨》对银翘散的用法有何要求？为什么？

12. 简述桑菊饮配伍桑叶、菊花的意义。

13. 从功用、组成方面比较银翘散与桑菊饮的异同。

14. 麻杏甘石汤以何药为君？其配伍意义是什么？

15. 柴葛解肌汤为何人所制？该方证的病机、治法是什么？

16. 败毒散中人参的配伍意义是什么？

17. 何谓"逆流挽舟"法？

18. 参苏饮主治何证？其组方配伍有何特点？

19. 何方为"助阳解表"代表方、基础方？其配伍意义如何？

20. 麻黄细辛附子汤何以能治暴哑？

五、问答题

1. 麻黄汤与桂枝汤在组成、功用、主治方面有何异同？

2. 试述桂枝汤的功用、主治证病机及配伍意义。

3. 何方的配伍特点体现了"分经论治"的学术思想？为什么？

4. 小青龙汤主治何证？从方义分析入手，归纳其配伍特点。

5. 为什么说止嗽散的配伍体现了"温润和平，不寒不热"的特点？

6. 银翘散由哪些药物组成？其配伍意义如何？适应什么证候？

7. 为什么有汗、无汗皆可用麻杏甘石汤？

8. 试从组成、功用、主治方面比较银翘散与桑菊饮的异同。

9. 气虚外感，为何宜解表与益气并举？

10. 麻黄细辛附子汤为什么既可治阳虚外感证，又能治大寒直犯肺肾之暴哑证？

六、分析题

（一）病案分析题

要求：分析下列病例，作出中医证的诊断，拟定治法，开出处方，并分析方义。

1. 患者，男，48岁。昨日起病，恶寒发热，头痛，微汗，鼻塞流清涕，欲呕，舌苔薄白，脉浮缓。

2. 患者，男，54岁。患咳喘已10余载，3天前因受凉而引发。现恶寒发热，无汗，咳吐稀痰，盈杯盈碗，气喘不能平卧，舌苔白滑，脉弦紧。

3. 患者，男，3岁。发热，咳嗽，气促3天，住院治疗。现发热，体温39℃，汗出，咳嗽，气喘，鼻煽，小便短赤，唇红，舌红，苔薄黄，脉浮数。

4. 患者，女，12岁。昨日下午开始微觉恶寒，头痛，全身不适，晚饭未进食，继则发热，体温39℃，头痛加剧，无汗，咽痛，微有咳嗽鼻塞，舌尖红，苔薄白，脉浮数。

5. 患者，女，25岁。2天前外出淋雨受凉，晚间即感恶寒，头身疼痛，服"感冒通"未效，遂来院求治。现恶寒发热，无汗，头痛项强，肢体酸楚疼痛，鼻塞声重，咳嗽有痰，胸膈痞满，苔白微腻，脉浮有力。

6. 患者，女，68岁。恶寒，头身疼痛3天，加重1天。现恶寒，发热，体温37.9℃，无汗，头痛，鼻塞，流清涕，咳嗽，吐白色泡沫痰，纳差，倦怠乏力，气短懒言，舌淡苔白，脉浮弱。

（二）处方分析题

要求：简要分析下列方剂的方义，并说明其功用、主治病证及其证候。

1. 麻黄12g　桂枝6g　杏仁6g　石膏18g　生姜9g　大枣3枚　苍术6g　炙甘草6g　水煎温服

2. 桂枝9g　白芍9g　炙甘草6g　生姜9g　大枣3枚　葛根18g　杏仁9g　厚朴6g　水煎温服

3. 紫菀10g　百部10g　白前9g　桔梗9g　陈皮6g　荆芥6g　防风6g　苏叶6g　生姜6g　甘草3g　水煎温服

4. 桑叶10g　菊花6g　杏仁10g　连翘10g　薄荷6g　桔梗10g　芦根10g　瓜蒌10g　浙贝母10g　桑白皮9g　甘草3g　水煎温服

参考答案

一、填空题

1. 辛温解表　辛凉解表　扶正解表
2. 发汗解表　宣肺平喘
3. 佐助
4. 桂枝　白芍
5. 发汗祛湿　兼清里热
6. 外感风寒湿邪　内有蕴热
7. 发表散寒　理气宽中
8. 外寒里饮
9. 干姜、细辛
10. 温而不燥　润而不腻　散寒不助热　解表不伤正
11. 解表散邪
12. 咳嗽　发热不甚　微渴　脉浮数
13. 麻黄　石膏
14. 外感风寒　郁而化热
15. 枳壳　桔梗
16. 逆流挽舟
17. 人参　葛根
18. 麻黄　附子
19. 麻黄细辛附子汤
20. 加减葳蕤汤
21. 桑菊饮

二、选择题

(一) A1 型题

1. C。答案分析：麻黄汤功能发汗解表、宣肺平喘，故主治证的病机应为外感风寒、肺气失宣。
2. A。答案分析：此为外感风寒表实证。麻黄汤功能发汗解表，宣肺平喘，为主治外感风寒表实证的基础方。
3. B。答案分析：大青龙汤系由麻黄汤重用麻黄，再加石膏、生姜、大枣组成。

4. D。答案分析：三拗汤由解表宣肺的麻黄、止咳平喘的杏仁及调和诸药的甘草组成，功能宣肺解表。
5. B。答案分析：桂枝汤由解肌发表的桂枝、益阴敛营的芍药、散邪和胃的生姜、养血益气的大枣及调药之甘草组成，故功用为解肌发表、调和营卫。
6. E。答案分析：此为外感风寒表虚证。桂枝汤功能解肌发表、调和营卫，为主治外感风寒表虚证的代表方。
7. D。答案分析：桂枝汤中桂、芍等量合用，为本方外可解肌发表，内调营卫、阴阳的基本结构。
8. D。答案分析：柯琴在《伤寒来苏集·伤寒附翼》卷上中赞桂枝汤"为仲景群方之冠，乃滋阴和阳，调和营卫，解肌发汗之总方也。"
9. D。答案分析：桂枝汤是主治外感风寒表虚证的代表方。其辨证要点是恶风，发热，汗出，脉浮缓。
10. E。答案分析：桂枝汤的配伍特点是发中有补，散中有收，邪正兼顾，阴阳并调。
11. B。答案分析：此为外感风寒湿邪，内有蕴热证。九味羌活汤功能发汗祛湿，兼清里热，为主治该证的常用方。
12. C。答案分析：九味羌活汤中的羌活为治太阳风寒湿邪在表之要药；苍术为祛太阴寒湿的主要药物；细辛善止少阴头痛；白芷擅解阳明头痛；川芎长于止少阳、厥阴头痛，合用则体现了"分经论治"的特点。
13. E。答案分析：九味羌活汤为张元素所创制。
14. C。答案分析：香苏散由苏叶、香附、陈皮、甘草组成。
15. C。答案分析：香苏散是治疗外感风寒而兼气滞的常用方。其辨证要点是恶寒发热，头痛无汗，胸脘痞闷，苔薄白，脉浮。

16．B。答案分析：香苏散以发表散寒，理气宽中的苏叶为君，配行气开郁的香附、陈皮及和中调药的甘草，故具有疏散风寒、理气和中的功用。

17．D。答案分析：此为外感风寒，气郁不舒证。香苏散功能疏散风寒、理气和中，是治疗外感风寒而兼气滞的常用方。

18．A。答案分析：香苏散具有疏散风寒，理气和中的功用。主治证的病机当为外感风寒，气郁不舒。

19．B。答案分析：小青龙汤由发汗散寒的麻黄、桂枝与温肺化饮祛痰的干姜、细辛、半夏及敛肺的五味子、养血的芍药、和中调药的甘草组成。具有解表散寒、温肺化饮功用。

20．C。答案分析：此为外寒内饮证。小青龙汤功能解表散寒、温肺化饮，是治疗外感风寒、寒饮内停咳喘的常用方。

21．D。答案分析：小青龙汤的组成是麻黄、桂枝、干姜、细辛、半夏、五味子、芍药、甘草。

22．A。答案分析：小青龙汤虽主治外寒内饮之表里同病证，但证偏表寒，治当解表为主，兼以化饮，故君药当为麻黄、桂枝。

23．E。答案分析：止嗽散由桔梗、荆芥、紫菀、百部、白前、甘草、陈皮组成。

24．B。答案分析：此为风邪犯肺证。止嗽散功能宣利肺气、疏风止咳，为治疗风邪犯肺致咳嗽的常用方。

25．A。答案分析：止嗽散以温而不热，润而不腻的紫菀、百部为君，止咳化痰；性平之桔梗、白前为臣，宣降肺气；以辛而微温的荆芥疏风解表、陈皮理气化痰、甘草止咳调药，为佐使药。综观全方，药虽七味，量极轻微，具有温而不燥、润而不腻、散寒不助热、解表不伤正的特点。

26．D。答案分析：正柴胡饮君以柴胡辛散表邪；臣用防风祛风寒，止疼痛；佐用生姜发散透邪，陈皮疏畅气机，芍药益阴和营；甘草调和诸药为使。本方药性平和，为张介宾所创制的平散风寒之代表方。

27．B。答案分析：银翘散以疏散、解毒的银花、连翘为君药；臣以薄荷、牛蒡疏散风热，荆芥穗、淡豆豉解表散邪；佐以芦根、竹叶清热生津，桔梗宣肺止咳利咽；使以甘草调和药性。故其功用为辛凉透表，清热解毒。

28．C。答案分析：银翘散原书服法的要求是："上为散。每服六钱，鲜芦根汤煎，香气大出，即取服，勿过煎。肺药取轻清，过煮则味厚入中焦矣。"

29．D。答案分析：银翘散是治疗风温初起之风热表证的常用方。其辨证要点是发热，微恶寒，咽痛，口渴，脉浮数。

30．E。答案分析：银翘散为清代名医吴瑭创制，出自《温病条辨》。

31．A。答案分析：银翘散中的薄荷、牛蒡子疏散风热，清利头目，且可解毒利咽。

32．B。答案分析：桑菊饮由疏散风热的桑叶、菊花、薄荷与宣降肺气的桔梗、杏仁，以及解毒的连翘、生津的芦根等组成。故其功用为疏风清热，宣肺止咳。

33．E。答案分析：银翘散与桑菊饮组成中相同的药物是连翘、桔梗、甘草、薄荷、芦根。

34．D。答案分析：此为风温初起，邪犯肺络，肺失清肃证。桑菊饮功能疏风清热，宣肺止咳，为主治风热犯肺之咳嗽证的常用方剂。

35．B。答案分析：麻杏甘石汤由散邪宣肺的麻黄、清肺透邪的石膏、肃肺平喘的杏仁、调药和中的甘草组成，因石膏倍于麻黄，故其功用为辛凉疏表、清肺平喘。

36．B。答案分析：此为外感风邪，邪热壅肺证。麻杏甘石汤功能辛凉疏表、清肺平喘，为治疗表邪未解、邪热壅肺之喘咳的基础方。

37．A。答案分析：麻杏甘石汤功能辛凉疏表，清肺平喘。其主治证候的病机是外感风邪，邪热壅肺。

38．E。答案分析：麻杏甘石汤以散邪宣肺的麻黄、清肺透邪的石膏共为君药，石膏倍于麻黄，使其不失为辛凉之剂。

39．E。答案分析：柴葛解肌汤由外透肌热，内清郁热之柴胡、干葛与外散风寒之羌活、白芷，内清热邪之黄芩、石膏及养血的芍药、宣肺的桔梗、调药的甘草组成，故具有解肌清热功用。

40．D。答案分析：此证乃太阳风寒未解，郁而化热，渐次传入阳明，波及少阳。柴葛解肌汤是治疗三阳合病的常用方。

41．C。答案分析：柴葛解肌汤为陶华创制。

42．E。答案分析：柴葛解肌汤由柴胡、干葛、羌活、白芷、黄芩、石膏、芍药、桔梗、甘草组成；九味羌活汤由羌活、防风、苍术、细辛、川芎、白芷、生地黄、黄芩、甘草组成。两方共同的药物有羌活、白芷、黄芩、甘草。

43．B。答案分析：败毒散由羌独活、川芎、柴胡、枳壳、桔梗、前胡等与人参、茯苓、甘草相配，构成邪正兼顾，祛邪为主的配伍形式。故其功用为散寒祛湿，益气解表。

44．C。答案分析：败毒散功能散寒祛湿，益气解表。故其主治证的病机为气虚外感风寒湿邪。

45．D。答案分析：败毒散由羌独活、柴胡、川芎、桔梗、枳壳、前胡、茯苓、人参、甘草组成。

46．C。答案分析：败毒散主治气虚外感风寒湿邪之证，法当散寒祛湿为主，兼以益气。故方中佐人参益气以扶正。

47．E。答案分析：此为气虚外感风寒湿邪之证。败毒散功能散寒祛湿，益气解表，为治疗虚人外感风寒兼湿之证的常用方。

48．A。答案分析：败毒散为益气解表的常用方。

49．B。答案分析：参苏饮以解表宣肺的苏叶为君药；臣用解肌发汗的葛根、益气健脾的人参；佐用止咳化痰、理气醒脾的半夏、前胡、茯苓、桔梗、枳壳、木香、陈皮等。故其功用是益气解表，理气化痰。

50．D。答案分析：参苏饮具有益气解表，理气化痰功用。其主治证的病机是气虚外感风寒，内有痰湿。

51．A。答案分析：此为素体脾肺气虚，内有痰湿，复感风寒之证。参苏饮功能益气解表，理气化痰，为治气虚外感风寒，内有痰湿证的常用方。

52．E。答案分析：参苏饮为治气虚外感风寒，内有痰湿证的常用方。其辨证要点为恶寒发热，无汗头痛，咳痰色白，胸脘满闷，倦怠乏力，苔白，脉弱。

53．B。答案分析：参苏饮主治的气虚外感风寒证，因气虚程度较重，且内兼有痰湿，故方以益气健脾的人参为臣，既助正以祛散表邪，又益脾以运化水湿。

54．B。答案分析：此为素体阳虚，外感风寒证。麻黄细辛附子汤功能助阳解表，为主治少阴阳虚，外感风寒的代表方、基础方。

55．E。答案分析：麻黄细辛附子汤有宣上温下，开窍启闭之功，故暴哑为大寒直犯肺肾，上窒窍隧，下闭肾气所致者，宜用该方治疗。

56．D。答案分析：麻黄细辛附子汤由发汗解表的麻黄、温肾助阳的附子、散寒温里的细辛组成。三药并用，补散兼施，为治表里俱寒的典型方剂。

57．D。答案分析：加减葳蕤汤由生津养血的葳蕤、大枣与解表散邪的薄荷、葱白、淡豆豉及清热的白薇、宣肺止咳的桔梗等药组成。故其功用为滋阴解表。

（二）B1型题

1．E。答案分析：麻黄细辛附子汤为仲景所创，出自《伤寒论》。

2．D。答案分析：败毒散出自《太平惠民和剂局方》。

3．C。答案分析：桂枝汤由解肌发表的桂枝、益阴敛营的芍药、散邪和胃的生姜、养血益气的大枣及调药之甘草组成，故功用为解肌发表，调和营卫。

4．B。答案分析：参苏饮以解表宣肺的苏叶为君药；臣用解肌发汗的葛根、益气健脾的人参；佐用止咳化痰、理气醒脾的半夏、前胡、茯苓、桔梗、枳壳、木香、陈皮等。故具有益气解表，理气化痰功用。

5．C。答案分析：麻黄汤发汗解表，宣肺平喘。其主治证的病机应为外感风寒，肺气失宣。

6．E。答案分析：九味羌活汤功能发汗祛湿，兼清里热。其主治证的病机应为外感风寒湿邪，内有蕴热。

7．C。答案分析：小青龙汤由麻黄、桂枝、干姜、细辛、半夏、五味子、芍药、甘草组成。

8．D。答案分析：柴葛解肌汤由柴胡、干葛、羌活、白芷、黄芩、石膏、芍药、桔梗、甘草组成。

9．A。答案分析：银翘散主治风温初起之风热表证，其臣药是荆芥、淡豆豉。

10．E。答案分析：桑菊饮为主治风热犯肺之咳嗽证的常用方剂，其臣药是杏仁、桔梗。

11．C。答案分析：桂枝汤中桂、芍等量合用，为本方外可解肌发表，内调营卫阴阳的基本结构。故桂枝与白芍的用量比例为1：1。

12．B。答案分析：麻杏甘石汤以散邪宣肺的麻黄、清肺透邪的石膏共为君药，石膏倍于麻黄，使本方不失为辛凉之剂。故麻黄与石膏的用量比例为1：2。

13．E。答案分析：九味羌活汤原书的煎服法为上九味㕮咀，水煎服。若急汗，热服，以羹粥投之；若缓汗，温服，而不用汤投之。

14．C。答案分析：银翘散原书的煎服法是上杵为散，每服六钱，鲜芦根汤煎，香气大出，即取服，勿过煮。

（三）X型题

1．BD。答案分析：麻黄汤中配伍桂枝的意义是解肌发表，温通经脉。

2．AC。答案分析：桂枝汤中的生姜、大枣相配，是补脾和胃、调和营卫的基本结构。

3．ABCDE。答案分析：桂枝汤原书的用法是上五味，㕮咀，以水七升，微火煮取三升，适寒温，服一升。服已须臾，啜热稀粥一升余，以助药力。温覆令一时许，遍身漐漐似有汗者益佳，不可令如水流漓，病必不除。若一服汗出病瘥，停后服，不必尽剂；若不汗，更服如前法；又不汗，后服小促其间，半日许，令三服尽。若病重者，一日一夜服，周时观之，服一剂尽，病证犹在者，更作服；若汗不出，乃服至二三剂。禁生冷、粘滑、肉面、五辛、酒酪、臭恶等物。

4．ABD。答案分析：九味羌活汤功能发汗祛湿、兼清里热，为主治外感风寒湿邪，内有蕴热证的常用方。其辨证要点是恶寒发热，头痛无汗，肢体酸楚疼痛，口苦微渴。

5．ABCDE。答案分析：九味羌活汤中

的羌活为治太阳风寒湿邪在表之要药；苍术为祛太阴寒湿的主要药物；细辛善止少阴头痛；白芷擅解阳明头痛；川芎长于止少阳、厥阴头痛，合用则为本方"分经论治"的基本结构。

6. AE。答案分析：香苏散具有疏散风寒，理气和中的功用。其主治证的病机当为外感风寒，气郁不舒。

7. BC。答案分析：香苏散由解表理气的苏叶，行气开郁的香附、陈皮及和中调药的甘草组成。具有疏散风寒，理气和中的功用。

8. ACE。答案分析：小青龙汤是治疗外感风寒，寒饮内停咳喘的常用方。其辨证要点是恶寒发热，无汗，喘咳，痰多而稀，舌苔白滑，脉浮。

9. BD。答案分析：小青龙汤的配伍特点是散中有收，开中有合。

10. ABCD。答案分析：止嗽散的配伍特点为温而不燥，润而不腻，散寒不助热，解表不伤正。

11. BDE。答案分析：银翘散与桑菊饮组成中都有的药物是连翘、桔梗、甘草、薄荷、芦根。

12. ACD。答案分析：银翘散为治疗风温初起之常用方。方中配伍银花、连翘的意义是疏散风热，清热解毒，辟秽化浊。

13. ABCDE。答案分析：麻杏甘石汤功能辛凉疏表，清肺平喘，主治表邪未解，邪热壅肺证。故其主治证候为身热不解，咳逆气急，甚则鼻煽，口渴，有汗或无汗，舌苔薄白或黄，脉浮而数。

14. AD。答案分析：麻杏甘石汤由散邪宣肺的麻黄，清肺透邪的石膏，肃肺平喘的杏仁，调药和中的甘草组成。因石膏倍于麻黄，故其功用为辛凉疏表、清肺平喘。

15. ABE。答案分析：柴葛解肌汤由柴胡、干葛、羌活、白芷、黄芩、石膏、芍药、桔梗、甘草组成。

16. ABCE。答案分析：败毒散主治气虚外感风寒湿邪之证，故方中佐用人参益气以扶其正：一则助正气以鼓邪外出，并寓防邪入里之义；二则令全方散中有补，不致耗伤真元。

17. ACDE。答案分析：败毒散为治疗虚人外感风寒兼湿之证的常用方。其辨证要点是恶寒发热，肢体酸痛，无汗，脉浮按之无力。

18. CDE。答案分析：参苏饮配伍苏叶的意义是发散表邪，宣肺止咳，行气宽中。

三、改错题

1. "解肌发表，调和营卫"改为"发汗解表，宣肺平喘"。答案分析：麻黄汤由麻黄、桂枝、杏仁、甘草组成，故功用当为发汗解表，宣肺平喘。

2. "平肝潜阳"改为"益阴敛营"。答案分析：桂枝汤以芍药为臣，益阴敛营，敛固外泄之营阴。

3. "外感风寒，里兼蕴热"改为"外感风寒湿邪，内有蕴热"。答案分析：九味羌活汤功能发汗祛湿，兼清里热。治外感风寒湿邪，内有蕴热证。

4. "干姜、细辛"改为"麻黄、桂枝"。答案分析：小青龙汤虽主治外寒内饮之表里同病证，但证偏表寒，治当解表为主，兼以化饮。方中麻黄、桂枝能发汗宣肺化气，故君药当为麻黄、桂枝。

5. "辛凉轻剂"改为"辛凉平剂"。答案分析：银翘散因有银花配伍连翘、竹叶等，清热之力强，故《温病条辨》称其为"辛凉平剂"。

6. "麻黄"改为"麻黄、石膏"。答案分析：麻杏甘石汤主治外感风邪，邪热壅肺证，故方用麻黄、石膏共为君药，宣肺散邪，清解肺热。

7. "麻疹未发，或发而不透的基础方"改为"疗太阳风寒未解，入里化热，初犯阳明或三阳合病的常用方"。答案分析：柴葛解肌汤以葛根配白芷、石膏，清透阳明之邪热；柴胡配黄芩，透解少阳之邪热；羌活发散太阳之风寒。如此配合，三阳兼治，治阳明为主。

8. "外感风寒，热毒内蕴"改为"气虚外感风寒湿邪"。答案分析：败毒散功能散寒祛湿，益气解表，故治气虚外感风寒湿邪证。

9. "佐药"改为"臣药"。答案分析：参苏饮主治的气虚外感风寒证，因气虚程度较重，且内兼有痰湿，故方以益气健脾的人参为臣药，既助正以祛散表邪，又益脾以运化水湿。

10. "助阳益气，解表散寒"改为"助阳解表"。答案分析：麻黄细辛附子汤由发汗解表的麻黄、温肾助阳的附子、散寒温里的细辛组成，故具有助阳解表的功用。

四、简答题

1. 解表剂是用以治疗表证的一类方剂，临证使用时，应注意以下几点：①解表剂多用辛散轻扬药物，不宜久煎。②服解表剂后，宜避风寒，或增衣被，或辅之以粥以助汗出；同时禁生冷、油腻之品。③解表取汗的标准是遍身持续微汗出。④如果表邪未尽又见里证，宜先解表，后治里，或表里双解；若病邪全部入里，则不宜再用解表剂。

2. 麻黄汤证为外感风寒，肺气失宣所致，治宜发汗宣肺。方以麻黄为君药，发汗解表，宣肺平喘；臣用桂枝解肌发表，温通血脉，两药相须，既可助麻黄发汗解表之力，又能兼治营阴郁滞、经脉不通之疼痛。

3. 桂枝汤证之汗出，是由风寒外袭，卫阳不固，营阴失守，津液外泄所致。故外邪不去，营卫不和，则汗不能止。桂枝汤虽

曰"发汗"，实寓解肌发表与调和营卫双重用意，外邪去而肌表固密，营卫和则津不外泄。故如法服用本方，于遍身微汗之后，则原证之汗出自止。

4. 桂枝汤主治外感风寒，营卫不和证。法当解肌发表，调和营卫。方以桂枝为君，助卫阳、通经络、解肌发表；芍药为臣，益阴敛营。桂芍等量合用，于本方寓意有三：一为针对卫强营弱，体现营卫同治，邪正兼顾；二为相辅相成，桂枝得芍药，使汗而有源，芍药得桂枝，则滋而能化；三为相制相成，散中有收，汗中寓补，为本方外可解肌发表，内调营卫、阴阳的基本结构。

5. 九味羌活汤为发汗祛湿，兼清里热之剂。方中配伍生地、黄芩清泄里热，并防诸辛温燥烈之品伤津，为佐药。

6. 九味羌活汤为张元素所制。其配伍特点有二：一是升散药和清热药的结合运用。正如《顾松园医镜》所说："以升散诸药而臣以寒凉，则升者不峻；以寒凉之药而君以升散，则寒者不滞。"二是体现了"分经论治"的学术思想。

7. 香苏散宜用于外感风寒而兼气滞的感冒。其辨证要点是恶寒发热，头痛无汗，胸脘痞闷，苔薄白，脉浮。

8. 小青龙汤主治外寒里饮证，治当解表化饮。然素有痰饮，纯用辛温发散，恐耗伤肺气，故佐用五味子敛肺止咳，芍药和营养血，二药与辛散之品相配，一散一收，既可增强止咳平喘之功，又可制约诸药辛散太过之性，且可防止温燥药物伤津。

9. 止嗽散具有宣利肺气，疏风止咳功用。其组方配伍的特点是温而不燥，润而不腻，散寒不助热，解表不伤正。正如《医学心悟》卷3所说："本方温润和平，不寒不热，既无攻击过当之虞，大有启门驱贼之势。是以客邪易散，肺气安宁。"

10. 银翘散所治之温病初起，以邪郁卫

表，邪热较重为特点。方中配伍辛温的荆芥、淡豆豉的意义有二：一是解表散邪，增强辛散透表之力；二是防银花、连翘寒凉太过，冰伏气血，不利祛邪。

11.《温病条辨》对银翘散的用法特别讲究，原书要求诸药"共杵为散，用鲜芦根汤煎，香气大出，即取服，勿过煎。"这是因为方中药物多为芳香轻宣之品，不宜久煎。久煎"则味厚入中焦"，其辛凉透表，芳香辟秽之功减弱。

12. 桑菊饮主治风温初起，邪犯肺络，肺失清肃之咳嗽。法当疏风清热，宣肺止咳。方中桑叶味甘苦性凉，疏散上焦风热，且善走肺络，能清宣肺热而止咳嗽；菊花味辛甘性寒，疏散风热，清利头目而肃肺。二药轻清灵动，直走上焦，协同为用，以疏散肺中风热见长，故共为君药。

13. 银翘散与桑菊饮都是治疗温病初起的辛凉解表方剂，组成中都有连翘、薄荷、桔梗、芦根、甘草五味药物，但前方有银花配荆芥、淡豆豉、牛蒡子、竹叶，则解表清热之力强；后方有桑叶、菊花配伍杏仁，则肃肺止咳之力大。

14. 麻杏甘石汤的君药是麻黄、石膏。方用麻黄宣肺平喘，解表散邪；石膏清泄肺热，解肌透邪。二药一辛温，一辛寒；一以宣肺为主，一以清肺为主，且俱能透邪于外，合用既消除致病之因，又调理肺的宣发功能，乃相反相成。石膏倍于麻黄，使本方不失为辛凉之剂。麻黄得石膏，宣肺平喘而不助热；石膏得麻黄，清解肺热而不凉遏，又是相制为用。

15. 柴葛解肌汤为陶华所制。该方证的病机为太阳风寒未解，郁而化热，渐次传入阳明，波及少阳。治宜辛凉解肌，兼清里热。

16. 败毒散所治证候系正气素虚，又感风寒湿邪。治当散寒祛湿，益气解表。方中佐用人参益气以扶其正，一则助正气以鼓邪外出，并寓防邪入里之义；二则令全方散中有补，不致耗伤真元。

17. 用败毒散治疗外邪陷里而成之痢疾，意即疏散表邪，表气疏通，里滞亦除，其痢自止。此种治法，称为"逆流挽舟"法。

18. 参苏饮主治气虚外感风寒，内有痰湿证。其组方配伍特点有二：一为散补并行，则散不伤正，补不留邪；二是气津并调，使气行痰消，津行气畅。

19. 麻黄细辛附子汤为"助阳解表"代表方、基础方。方以麻黄发汗解表，为君药；附子温肾助阳，为臣药；细辛性善走窜，通彻表里，既能祛风散寒，助麻黄解表，又可鼓动肾中真阳之气，协附子温里，为佐药。三药并用，补散兼施，为治表里俱寒的典型方剂。

20. 喉为肺系之门户，少阴肾经循喉咙，至舌根。暴哑之疾乃大寒直犯肺肾，上窒窍隧，下闭肾气所致。方中麻黄散寒宣肺；附子温壮肾阳；细辛协二药辛通上下。三药合用则具宣上温下，开窍启闭之功。

五、问答题

1. 麻黄汤与桂枝汤同属辛温解表之剂，都可用治外感风寒证，两方均用桂枝与甘草。但麻黄汤中麻、桂并用，佐以杏仁，发汗散寒力强，并能宣肺平喘，为辛温发汗之重剂；适用于外感风寒，肺气失宣之恶寒发热、头疼身痛、无汗而喘、舌苔薄白、脉浮紧之表实证。桂枝汤中桂、芍并用，佐以姜、枣，发汗解表之力逊于麻黄汤，但有调和营卫之功，为辛温解表之和剂；适用于外感风寒，营卫不和所致的恶风发热、汗出、头痛、鼻鸣干呕、苔白不渴、脉浮缓或浮弱之表虚证。

2. 桂枝汤功能解肌发表，调和营卫。

主治外感风寒，营卫不和证。方以桂枝为君，助卫阳、通经络、解肌发表；芍药为臣，益阴敛营。桂芍等量合用，于本方寓意有三：一为针对卫强营弱，体现营卫同治，邪正兼顾；二为相辅相成，桂枝得芍药使汗而有源，芍药得桂枝则滋而能化；三为相制相成，散中有收，汗中寓补。此为本方外可解肌发表，内调营卫阴阳的基本结构。生姜辛温，既助桂枝辛散表邪，又兼和胃止呕；大枣甘平，意在益气补中，且可滋脾生津。姜枣相配，是为补脾和胃、调和营卫的常用组合，共为佐药。炙甘草调和药性，合桂枝辛甘化阳以实卫，合芍药酸甘化阴以和营，功兼佐使之用。

3. 九味羌活汤的配伍特点体现了"分经论治"的学术思想。方中羌活散表寒，祛风湿，利关节，止痹痛，为治太阳风寒湿邪在表之要药；苍术功可发汗祛湿，为祛太阴寒湿的主要药物；细辛、白芷、川芎祛风散寒，宣痹止痛，其中细辛善止少阴头痛，白芷擅解阳明头痛，川芎长于止少阳、厥阴头痛，此3味与羌活、苍术合用，为本方"分经论治"的基本结构。故原书服法中强调："视其经络前后左右之不同，从其多少大小轻重之不一，增损用之。"

4. 小青龙汤主治外寒内饮之恶寒发热，无汗，胸痞喘咳，痰多而稀，苔白滑，脉浮等证。治当解表化饮。方中麻黄、桂枝相须为君，发汗散寒以解表邪，且麻黄又能宣肺气而平喘咳，桂枝温阳气以利化饮。干姜、细辛为臣，温肺化饮，兼助麻桂解表。佐用五味子敛肺平喘，白芍和营养血，半夏燥湿化痰。使以甘草调和药性。全方合用，使风寒解，营卫和，水饮去，宣降复，则诸症自平。综上所述，本方的配伍特点可归纳为：①以麻、桂解表散寒，配白芍酸寒敛阴，使散中有收。②姜、辛、夏温化痰饮，配五味子敛肺止咳，令开中有合，使之散不伤正，收不留邪。

5. 止嗽散主治外感咳嗽，经服解表宣肺药后咳仍不止者。治法重在理肺止咳，微加疏表之品。方中君药紫菀、百部，其性皆温而不热，润而不腻，功可止咳化痰。臣药桔梗、白前，其性皆平，功善宣降肺气，化痰止咳。佐药荆芥辛而微温，疏风解表；陈皮理气化痰。甘草调和诸药。综观全方，药虽7味，量极轻微，故具有温而不燥，润而不腻，散寒不助热，解表不伤正的特点。正如《医学心悟》卷3所说："本方温润和平，不寒不热，既无攻击过当之虞，大有启门驱贼之势。是以客邪易散，肺气安宁。"

6. 银翘散由银花、连翘、桔梗、薄荷、竹叶、荆芥、淡豆豉、牛蒡子、生甘草、芦根组成。方中银花、连翘能疏散风热，清热解毒，辟秽化浊，故重用为君药。薄荷、牛蒡子，疏散风热，清利头目，且可解毒利咽；荆芥穗、淡豆豉辛而微温，解表散邪，俱为臣药。芦根、竹叶清热生津；桔梗开宣肺气而止咳利咽，同为佐药。甘草既可调和药性，护胃安中，又合桔梗利咽止咳，是属佐使之用。诸药合用，共呈辛凉透表，清热解毒之功。适用于温病初起，邪在卫分所致之发热、微恶风寒、头痛、有汗或汗出不畅、口渴、咽痛、咳嗽、舌尖红、苔薄黄、脉浮数。

7. 麻杏甘石汤为治表邪入里化热，肺中热盛之喘咳的常用方。无论有汗、无汗，皆可用之加减治疗。这是因为有汗而喘，是热壅于肺，肺热内盛，热邪迫津外泄而汗出。若将方中麻黄与石膏的用量比例调为1：3，则石膏清泄肺热之功益著，热邪得清，津不外泄则汗止，故有汗可用。无汗而喘是表邪未尽，热壅于肺。表邪郁于卫分，肌表闭塞，毛窍不开，故汗不出。若将方中麻黄与石膏的用量比例调为3：5，则麻黄宣散之功较强，既可宣肺以平喘，又可发表以散邪，石膏清肺热，表解热清则无汗而喘可愈，故无汗亦可运用。

8. 桑菊饮与银翘散均用薄荷、连翘、桔梗、芦根、甘草，皆具疏风清热功用，均治外感风热证。但桑菊饮大多为辛凉之品，且以疏散风热，清宣肺热的桑叶、菊花为主要药物，并配伍肃降肺气的杏仁，故其肃肺止咳之力大，宜用治温病初起，表证较轻，邪热不甚，肺失清肃之咳嗽、身热不甚、口微渴、脉浮数；而银翘散有银花、竹叶，且银花、连翘用量较重，并配有荆芥、淡豆豉、牛蒡子等辛散透表之品，则解表清热之力强，宜于温病初起，邪热较甚，偏重于卫表之发热，微恶风寒，无汗或有汗不畅，头痛口渴，咳嗽咽痛，舌尖红，苔薄白或薄黄，脉浮数。

9. 气虚外感风寒，若单纯发汗解表，不仅使已虚之阳气再随汗泄而更虚，且因正虚不能抗邪外出而致邪恋不解。正如喻昌所谓："盖人受外感之邪，必先发汗以驱之。其发汗时，惟元气大旺者，外邪始乘药势而出；若元气素弱之人，药虽外行，气从中馁，轻者半出不出，留连为困，重者随元气缩入，发热无休，去生远矣。"恰当的治法是扶正祛邪，双管齐下，以解表药与益气的人参、黄芪等配伍构成益气解表方剂，此即"虚弱之体，必用人参三五七分，入表药中，少助元气，以为驱邪之主，使邪气得药，一涌而去"之意。

10. 治阳虚外感证，是因麻黄细辛附子汤中的麻黄能发汗解表；附子能温肾助阳；细辛通彻表里，既能祛风散寒，助麻黄解表，又可鼓动肾中真阳之气，协附子温里。三药并用，补散兼施，使外感风寒之邪得以表散，在里之阳气得以维护，则阳虚外感可愈。治大寒直犯肺肾之暴哑证，乃喉为肺系之门户，少阴肾经循喉咙，至舌根。暴哑系寒邪直犯肺肾，上塞窍隧，下闭肾气所致。

治当宣上温下，开窍启闭。方中麻黄散寒宣肺，附子温壮肾阳，细辛协二药辛通上下，三药合用则上下同治。

六、分析题

（一）病案分析题

1. 辨证：外感风寒，营卫不和。

治法：解肌发表，调和营卫。

处方：桂枝汤加半夏。

桂枝 9g　白芍 9g　炙甘草 6g　大枣 4枚　生姜 9g　半夏 6g　水煎服

方义分析：方以桂枝为君，助卫阳，通经络，解肌发表而祛在表之风邪；白芍为臣，益阴敛营，敛固外泄之营阴。两药等量合用，祛表邪，和营卫。生姜辛温，既助桂枝解肌，又能和胃止呕；大枣甘平，益气补中，且可滋脾生津；半夏燥湿和胃，共为佐药。炙甘草调和药性，合桂枝辛甘化阳以实卫，合白芍酸甘化阴以和营，功兼佐使之用。诸药合用，具有"滋阴和阳，调和营卫，解肌发汗"之功。

2. 辨证：外感风寒，寒饮内停。

治法：解表散寒，温肺化饮。

处方：小青龙汤加茯苓。

炙麻黄 6g　桂枝 9g　半夏 9g　干姜 6g　细辛 3g　茯苓 10g　五味子 3g　白芍 9g　炙甘草 3g　水煎服

方义分析：方用麻黄、桂枝散寒解表，且麻黄又能宣发肺气，桂枝兼能化气行水；干姜、细辛温肺化饮，并助麻、桂解表祛邪，为本方的主要部分。半夏燥湿化痰，茯苓健脾渗湿以化饮，两药助姜、辛除湿化饮。五味子敛肺止咳平喘；白芍养血益阴；炙甘草益气和中，调和药性，皆为辅佐部分。诸药配合，共成解表化饮之剂。

3. 辨证：热邪壅肺，肺失宣降。

治法：清宣肺热，止咳平喘。

处方：麻杏甘石汤加车前子、苇茎、鱼

35

腥草。

麻黄 5g　生石膏 15g　杏仁 6g　车前子 6g　萆茎 10g　鱼腥草 10g　炙甘草 3g　水煎服

方义分析：方中麻黄宣肺平喘，兼以散邪；石膏清透肺热，石膏用量三倍于麻黄，以制约麻黄的温性发汗作用，使之充分发挥宣肺之功。麻黄得石膏，宣肺平喘而不助热；石膏得麻黄，清解肺热而不凉遏，故共用为君。杏仁味苦，降利肺气而平喘咳；萆茎、鱼腥草苦寒，协石膏清肺热，为臣药。车前子清肺热、利小便，使热从小便而去，为佐药。炙甘草既能益气和中，又与石膏相合而生津止渴，更能调和于寒温宣降之间，为佐使药。诸药相配，共奏清肺止咳平喘之功。

4. 辨证：温病初起，邪在肺卫。

治法：辛凉透表，清热解毒。

处方：银翘散。

银花 12g　连翘 12g　桔梗 9g　竹叶 6g　薄荷 6g　荆芥穗 6g　淡豆豉 6g　牛蒡子 9g　生甘草 5g　芦根 6g　水煎服

方义分析：方以银花、连翘为君药，疏散风热，清热解毒。薄荷、牛蒡子疏散风热，清利头目，且可解毒利咽；荆芥穗、淡豆豉辛而微温，解表散邪，俱为臣药。芦根、竹叶清热生津；桔梗开宣肺气而止咳利咽，同为佐药。甘草既可调和药性，护胃安中，又合桔梗利咽止咳，是属佐使之用。

5. 辨证：外感风寒湿邪，兼痰湿阻滞。

治法：发汗祛湿，宣肺化痰。

处方：荆防败毒散。

羌活 10g　独活 10g　荆芥 6g　防风 9g　柴胡 9g　川芎 9g　前胡 9g　桔梗 9g　茯苓 6g　枳壳 9g　炙甘草 6g　水煎服

方义分析：方中羌活、独活发散风寒，除湿止痛；荆芥、防风祛风散寒除湿；川芎行气活血，并能祛风；柴胡解肌透邪，并能

行气，二药既可解表逐邪，又可行气活血以加强宣痹止痛之力，为本方的主要部分。桔梗宣肺利膈；枳壳理气宽中；前胡化痰以止咳；茯苓渗湿以消痰；甘草和中、调药，皆为辅佐部分。诸药合用，共成发汗解表，化痰止咳之功。

6. 辨证：气虚外感风寒，内有痰湿。

治法：益气解表，理气化痰。

处方：参苏饮。

党参 9g　苏叶 9g　干葛 12g　半夏 9g　前胡 6g　木香 6g　陈皮 6g　桔梗 6g　茯苓 9g　枳壳 6g　炙甘草 6g　生姜 3 片　大枣 1 枚　水煎服

方义分析：苏叶辛温功擅发散表邪，又能宣肺止咳，行气宽中，用为君药。葛根解肌发汗；人参益气健脾，为臣药。半夏、前胡、桔梗止咳化痰，宣降肺气；木香、枳壳、陈皮理气宽胸，醒脾畅中；茯苓健脾渗湿以助消痰，七药俱为佐药。甘草补气安中，兼和诸药，为佐使。煎服时，少加生姜、大枣，协苏、葛可解表，合参、苓、草能益脾。

（二）处方分析题

1. 本方系由大青龙汤加苍术而成，而大青龙汤则由麻黄汤加重麻黄用量再加石膏、姜、枣组成。故方用麻黄汤辛温解表以散寒邪，因方中倍用麻黄，故其发汗之力尤峻；石膏清里热；炙甘草偕姜、枣，既可助解表而调营卫，又可益脾胃以滋汗源；苍术燥湿运脾。诸药配伍，具有发汗解表，兼清热化湿的功能。主治外感风寒表实而兼里有郁热湿阻之证。其证候表现为恶寒发热，无汗，头身疼痛，烦躁，苔白腻，脉浮紧。

2. 本方是桂枝汤加葛根、杏仁、厚朴而组成，方用桂枝汤解肌发表，调和营卫；葛根升津舒经，且助解表；杏仁、厚朴肃肺止咳，燥湿化痰。全方合用，具有解表邪，和营卫，舒经脉，平喘咳之功。主治外感风

寒，营卫不和而兼经气不舒，肺失清肃之证。其证候表现为发热，汗出恶风，头痛，项背强而不舒，鼻塞，流涕，咳喘，吐痰色白，苔白，脉浮缓。

3．本方系止嗽散加防风、苏叶、生姜而成。方以紫菀、百部为君，止咳化痰。臣以桔梗、白前宣降肺气，化痰止咳；荆芥、防风祛风散寒。苏叶、生姜解表宣肺；陈皮理气化痰，共为佐药。甘草调和药性，合桔梗又有利咽止咳之功，为佐使。十药相合，共成宣肺止咳，解表散寒之功。主治外感风寒，肺气失宣之咳嗽。症见咳嗽，吐白色泡沫痰，头痛鼻塞，恶寒发热，无汗，咽痒，苔薄白，脉浮。

4．本方为桑菊饮加瓜蒌、浙贝母、桑白皮而成。方中桑叶疏散上焦风热，清宣肺热而止咳嗽；菊花疏散风热，清利头目而肃肺。二药协同为用，以疏散肺中风热见长，为君药。薄荷疏散风热；杏仁肃降肺气，桔梗开宣肺气，二药相须为用，一宣一降，以复肺脏宣降功能而止咳，三者共为臣药。连翘透邪解毒；芦根清热生津，为佐药。甘草调和诸药为使。加瓜蒌、浙贝母、桑白皮清热化痰。如此配伍，具有疏风清热，宣肺化痰之功。主治风温初起，邪犯肺络，肺失清肃证。其证候表现为咳嗽，咳痰黄稠，咯吐不爽，微渴，身热，苔薄黄，脉浮数。

第二章 泻 下 剂

习题

一、填空题

1. 泻下剂分为 _____、_____、_____、_____和攻补兼施五类。

2. 寒下剂,适用于 _____证。

3. 大承气汤用法:水煎,先煎_____、_____,后下_____,_____溶服。

4. 大黄牡丹汤的功用是 _____,_____。

5. 大黄牡丹汤主治_____,_____证。

6. 温脾汤的君药是_____、_____。

7. 十枣汤的君药是 _____,大枣为_____药。

8. 十枣汤为_____的代表方,又是治疗_____的常用方。

9. 大黄附子汤的君药是 _____、_____,臣药是_____。

10. 大黄附子汤功用为 _____,_____。主治_____。

11. 麻子仁丸由_____汤加麻子仁、_____、_____而成。

12. 麻子仁丸主治_____,_____证。

13. 黄龙汤的组成是_____、_____、_____、_____、_____、_____、_____、_____。

14. 黄龙汤中配_____开宣肺气,以利腑气之通降。

15. 济川煎具有_____,_____的配伍特点。

16. 温下法的代表方是_____。

17. 温脾汤主治_____。

18. 调胃承气汤由 _____、_____、_____组成。

二、选择题

(一) A1 型题

1. 具有峻下热结功用的方剂是( )
   A. 大黄牡丹汤
   B. 大承气汤
   C. 大柴胡汤
   D. 三物备急丸
   E. 黄龙汤

2. 枳实、厚朴并用的方剂是( )
   A. 调胃承气汤
   B. 大承气汤
   C. 大柴胡汤
   D. 枳实导滞丸
   E. 增液承气汤

3. 大承气汤的臣药是( )
   A. 大黄
   B. 芒硝
   C. 枳实
   D. 厚朴
   E. 枳实、厚朴

4. 患者下利清水,色纯青,腹中硬满而痛,口舌干燥,脉滑实。首选( )
   A. 大承气汤
   B. 小承气汤
   C. 调胃承气汤
   D. 葛根芩连汤
   E. 增液承气汤

5. 小承气汤变化为厚朴三物汤,属于( )
   A. 药味增减变化

B. 药量增减变化

C. 剂型更换变化

D. 随证加减变化

E. 以上都不是

6. 阳明腑实证，痞满而不燥者。当用（　　　）

A. 调胃承气汤

B. 大承气汤

C. 小承气汤

D. 增液承气汤

E. 复方大承气汤

7. 大黄牡丹汤的君药是（　　　）

A. 大黄、丹皮

B. 大黄、芒硝

C. 大黄、桃仁

D. 大黄、冬瓜子

E. 桃仁、丹皮

8. 大黄牡丹汤与复元活血汤中共有的药物是（　　　）

A. 丹皮、赤药

B. 大黄、桃仁

C. 冬瓜子、红花

D. 穿山甲、桃仁

E. 大黄、甘草

9. 患者发热恶寒，面红目赤，唇干舌燥，口渴欲饮，恶心呕吐，腹痛拒按，腹肌紧张，有反跳痛，大便秘结，舌质红，苔黄燥或黄腻，脉洪大滑数。当用何方治疗（　　　）

A. 大黄牡丹汤

B. 大承气汤

C. 五味消毒饮

D. 阑尾清解汤

E. 仙方活命饮

10. 温脾汤的辨证要点是（　　　）

A. 腹痛，便秘，手足不温，苔白，脉沉弦

B. 腹痛便秘，手足不温，苔白腻，

脉弦紧。

C. 腹痛拒按，便秘，舌燥，苔黄，脉沉有力

D. 腹痛便秘，手足厥冷，苔白，脉沉紧

E. 腹痛便秘，苔黄，脉实有力

11. 温脾汤的组成是由附子、干姜、甘草加下列哪组药物组成（　　　）

A. 人参、大黄、白术

B. 人参、大黄、当归

C. 人参、大黄、芒硝、当归

D. 人参、大黄、枳实

E. 人参、芒硝、厚朴

12. 温脾汤的功用是（　　　）

A. 攻下冷积，温补脾肾

B. 荡涤肠胃，温补脾阳

C. 攻下冷积，温脾暖胃

D. 攻下冷积，温肾暖脾

E. 攻下冷积，温补脾阳

13. 患者腹痛便秘，脐下绞结，绕脐不止，手足不温，苔白不渴，脉沉弦而迟。当用何方治疗（　　　）

A. 理中汤

B. 大建中汤

C. 大黄附子汤

D. 温脾汤

E. 小建中汤

14. 十枣汤的最佳服用时间是（　　　）

A. 饭后服

B. 饭前服

C. 睡前服

D. 不拘时服

E. 清晨空腹服

15. 下列证候中，哪一项不属十枣汤的主治（　　　）

A. 咳唾胸胁引痛

B. 日晡潮热

C. 心下痞硬

D. 干呕短气

E. 头痛目眩

16. 下列哪一项不是十枣汤中大枣的作用( )

A. 益气护胃

B. 缓和峻毒

C. 培土制水

D. 补中益气

E. 使下不伤正

17. 十枣汤的辨证要点是( )

A. 咳唾胸胁引痛，二便不利

B. 一身悉肿，尤以身半以下为重

C. 心下痞硬胀满，干呕短气，头痛目眩

D. 咳唾胸胁引痛，或水肿腹胀，二便不利，脉沉弦

E. 咳唾胸胁引痛，或胸背掣痛不得息，舌苔滑，脉沉弦

18. 十枣汤的君药是( )

A. 大枣

B. 大戟

C. 甘遂

D. 芫花

E. 牵牛

19. 症见腹痛便秘，胁下偏痛，发热，手足厥冷，舌苔白腻，脉弦紧。宜选用( )

A. 大承气汤

B. 大陷胸汤

C. 大黄附子汤

D. 温脾汤

E. 三物备急丸

20. 下列除哪项外，均属泻下剂的适应范围( )

A. 胃肠积滞

B. 实热内结

C. 大便不通

D. 寒积蓄水

E. 饮食停滞轻证

21. 具有温里散寒，通便止痛功用的方剂是( )

A. 厚朴温中汤

B. 理中丸

C. 大黄附子汤

D. 三物备急丸

E. 济川煎

22. 下列方剂均属泻下剂，其中不用大黄的方剂是( )

A. 大陷胸汤

B. 温脾汤

C. 麻子仁丸

D. 黄龙汤

E. 济川煎

23. 具有润肠泄热，行气通便功用的方剂是( )

A. 五仁丸

B. 济川煎

C. 增液承气汤

D. 麻子仁丸

E. 调胃承气汤

24. 下列哪一项不属于麻子仁丸的配伍特点( )

A. 下不伤正

B. 润而不腻

C. 攻润相合

D. 寒热并用

E. 补中有泻

25. 以大便秘结，小便频数，舌苔微黄为辨证要点的方剂是( )

A. 黄龙汤

B. 济川煎

C. 麻子仁丸

D. 增液承气汤

E. 五仁丸

26. 下列哪一项不属于新加黄龙汤的组成( )

A. 增液汤

B. 调胃承气汤

C. 人参、海参

D. 当归、姜汁

E. 沙参、大枣

27. 济川煎的主治病证是( )

    A. 大便秘结，小便清长，腰膝酸软，头目眩晕

    B. 大便不通，小便短少，头晕目眩，腰酸背冷

    C. 大便秘结，小便短少，头晕目眩，脘腹冷痛

    D. 大便不通，小便清长，头晕目眩，少腹冷痛

    E. 大便秘结，小便短少，头晕目眩，腰膝酸软

28. 济川煎中配伍当归的意义是( )

    A. 补血活血

    B. 补血润肠

    C. 补血调经

    D. 补血益肝

    E. 引血归经

（二）B1 型题

    A. 轻下热结

    B. 缓下热结

    C. 峻下热结

    D. 通里攻下，行气活血

    E. 泻热破瘀，散结消肿

1. 大承气汤的功用是( )

2. 大黄牡丹汤的功用是( )

    A. 大承气汤

    B. 凉膈散

    C. 调胃承气汤

    D. 大黄牡丹汤

    E. 黄龙汤

3. 患者下利清水，色纯青，其气臭秽，脐腹疼痛，按之坚硬有块，口舌干燥，脉滑实。治当首选( )

4. 患者右少腹疼痛拒按，按之其痛如淋，甚则局部肿痞，或右足屈而不伸，伸则痛剧，小便自调，或时时发热，自汗恶寒，舌苔薄腻而黄，脉滑数。治当首选( )

    A. 桃仁

    B. 厚朴

    C. 甘草

    D. 甘遂

    E. 木香

5. 大黄牡丹汤的组成中含有( )

6. 大承气汤的组成中含有( )

    A. 阳明腑实便秘证

    B. 胃热脾约便秘证

    C. 脾阳不足，冷积便秘证

    D. 津枯肠燥便秘证

    E. 肾虚气弱便秘证

7. 麻子仁丸主治( )

8. 温脾汤主治( )

    A. 大戟

    B. 芒硝

    C. 细辛

    D. 枳实

    E. 当归

9. 大黄附子汤的组成中含有( )

10. 十枣汤的组成中含有( )

    A. 大便秘结，小便频数，舌苔微黄

    B. 大便秘结，小便清长，腰膝酸软

    C. 咳唾胸胁引痛，或水肿腹胀，二便不利，脉沉弦

    D. 大便秘结，或自利清水，脘腹胀满，身热口渴，神倦少气，舌苔焦黄或黑，脉虚

    E. 腹痛，便秘，手足不温，苔白，脉沉弦

11. 十枣汤的辨证要点是( )

12. 黄龙汤的辨证要点是( )

    A. 攻下通便，补气养血

    B. 温肾益精，润肠通便

C. 润肠泄热，行气通便

D. 润肠通便

E. 泻热破瘀，散结消肿

13. 济川煎的功用是( )

14. 麻子仁丸的功用是( )

（三）X 型题

1. 大承气汤主治( )

    A. 气分实热证

    B. 阳明腑实证

    C. 寒积便秘证

    D. 热结旁流证

    E. 热厥、痉病或发狂

2. 大承气汤的辨证要点包括( )

    A. 痞、满、燥、实四症

    B. 舌红

    C. 苔黄

    D. 脉沉实

    E. 恶寒发热

3. 复方大承气汤的组成( )

    A. 厚朴、枳壳

    B. 桃仁、赤芍

    C. 冬瓜仁、麻子仁

    D. 炒莱菔子

    E. 大黄、芒硝

4. 大黄牡丹汤的配伍中，体现了下列哪些治法( )

    A. 温通

    B. 行气

    C. 泻下

    D. 清利

    E. 破瘀

5. 组成中含调胃承气汤的方剂有( )

    A. 凉膈散

    B. 麻子仁丸

    C. 桃核承气汤

    D. 增液承气汤

    E. 温脾汤

6. 原方中大黄不用后下的方剂是( )

    A. 大承气汤

    B. 小承气汤

    C. 调胃承气汤

    D. 新加黄龙汤

    E. 大黄附子汤

7. 大枣在十枣汤中的意义是( )

    A. 顾护胃气

    B. 缓和逐水药的峻烈之性

    C. 减少药后反应

    D. 使逐水而不伤正

    E. 培土制水，邪正兼顾

8. 使用十枣汤应注意( )

    A. 三药为散，大枣煎汤送服

    B. 清晨空腹服用，从小量开始，以免量大下多伤正，如服后下少，明日加量

    C. 服药得快利后，宜食糜粥以保养脾胃

    D. 年老体弱者慎用，孕妇忌服

    E. 每服 0.5 ~ 1g

9. 温脾汤的组成中有( )

    A. 当归

    B. 白芍

    C. 干姜

    D. 附子

    E. 厚朴

10. 慎用或禁用泻下剂的指征有( )

    A. 年老体弱

    B. 孕妇

    C. 病后伤津或亡血者

    D. 产后

    E. 正值经期

11. 大黄附子汤辨证要点包括( )

    A. 腹痛便秘

    B. 胁下偏痛

    C. 手足不温

D. 苔白腻

E. 脉弦紧

12. 麻子仁丸的臣药是( )

A. 麻子仁

B. 大黄

C. 杏仁

D. 芍药

E. 枳实、厚朴

13. 黄龙汤由大承气汤加生姜、大枣及下列哪些药物组成( )

A. 桔梗

B. 当归

C. 人参

D. 海参

E. 甘草

14. 温脾汤集以下哪些治法为一方( )

A. 泻热

B. 泻下

C. 逐水

D. 温通

E. 补益

三、改错题

1. 大承气汤的煎法是：水煎，先煎大黄、厚朴、枳实，芒硝溶服。

2. 大黄牡丹汤的功用是泻下热结，散结消肿。

3. 温脾汤主治脾约便秘证。

4. 十枣汤的君药是大枣。

5. 济川煎主治热秘。

四、简答题

1. 简述大承气汤的煎法。

2. 使用泻下剂应注意哪些问题？

3. 简要比较三承气汤（大、小、调胃承气汤）在功用、主治、用法方面的区别。

4. 简述大承气汤的主治证。

5. 使用大承气汤应注意哪些问题？

6. 简述大枣在十枣汤中的配伍意义。

7. 简述十枣汤的用法。

8. 简述大黄与附子在温脾汤中的配伍意义。

9. 简述大黄牡丹汤的辨证要点及使用注意。

10. 简述大黄在大黄附子汤中的配伍意义。

11. 简述麻子仁丸的配伍特点。

12. 简述桔梗在黄龙汤中的配伍意义。

13. 简述济川煎的配伍特点。

14. 大承气汤、济川煎、温脾汤、黄龙汤皆可治大便秘结，其病机有何不同？

五、问答题

1. 大黄附子汤、温脾汤同属温下剂，其组成、功用、主治及药物配伍关系有何不同？

2. 试述寒下剂与温下剂的主要配伍方法，并举例说明之。

3. 攻补兼施剂的一般组方规律与适应证如何？并举例说明之。

4. 试述十枣汤的配伍意义。

5. 试分析大黄在大承气汤、大黄牡丹汤、大黄附子汤中的配伍意义。

6. 试述泻下剂的含义、适应范围、分类及使用注意事项。

六、分析题

（一）病案分析题

要求：分析下列病例，作出中医证的诊断，拟定治法，开出处方，并分析方义。

1. 王某，男，18 岁。

主诉：腹痛，时时下痢，下恶臭清水 1 周。患者因幼年丧父，家境贫寒，靠穿街走巷，贩卖爆米花度日。时值新年，尤为辛苦，经常饮食失时，饥餐冷饮，更受风寒，遂以致病。又初因劳碌，未能及时就医，十余日后，病情加剧，始来求诊。就诊时症见脘腹痞满，疼痛拒按，时时下痢，色纯青，气甚臭，口渴，舌红苔黄厚，脉滑而实。

2. 刘某，女，32岁。

主诉：右下腹疼痛，伴发热2天。患者乃某公司打字员，平素不喜欢饮水，也较少参加体育活动，有习惯性便秘和腹痛病史。近来正值中秋节，患者食过多月饼及油腻之品，加上劳累过度，以致腹痛加剧，遂来就诊。就诊时见患者发热，体温38℃，右下腹疼痛拒按，右足喜屈而不喜伸，伸则痛甚，大便干结，苔黄腻，脉滑数。

3. 患者，女，56岁。

自述前3天因气候炎热，贪凉饮冷，后感腹中不适，继而便秘难解，腹中冷痛不止，脐下绞结，绕脐不止，手足欠温，苔白不渴，脉沉弦而迟。

4. 患者，男，76岁。

数日大便秘结难解，自觉腰膝酸软，手足不温，头晕目眩，神疲少气，小便清长，舌淡苔白，脉沉迟。

（二）处方分析题

要求：简要分析下列方剂的方义，并说明功用、主治病证及其证候。

1. 大黄10g（后下）　厚朴12g　枳实12g　石膏30g　芒硝10g（溶服）　水煎服

2. 大黄9g　炮附子9g　细辛3g　干姜9g　人参6g　水煎服

参考答案

一、填空题

1. 寒下　温下　润下　逐水
2. 里热积滞实
3. 厚朴　枳实　大黄　芒硝
4. 泻热破瘀　散结消肿
5. 肠痈初起　湿热壅滞
6. 附子　大黄
7. 甘遂　佐
8. 泻下逐水　悬饮及阳水实证
9. 附子　大黄　细辛
10. 温里散寒　通便止痛　寒积里实证
11. 小承气　杏仁　芍药　白蜜
12. 胃肠燥热　脾约便秘证
13. 大黄　芒硝　枳实　厚朴　当归　人参　桔梗　甘草
14. 桔梗
15. 寓通于补之中　寄降于升之内
16. 温脾汤
17. 阳虚寒积证
18. 大黄　芒硝　甘草

二、选择题

（一）A1型题

1. B。答案分析：大承气汤以大黄苦寒泻热，荡涤肠胃邪热积滞为君药；配芒硝咸寒泻热，软坚润燥通便为臣药；更配枳实、厚朴行气导滞，消痞除满为佐药。故功能峻下热结。

2. B。答案分析：大承气汤的组成是大黄、芒硝、枳实、厚朴。

3. B。答案分析：大承气汤主治"痞、满、燥、实"的阳明腑实证。大黄荡涤实热，泻热通便，以泻其"实"为君，芒硝咸寒润降，软坚以润其"燥"为臣。

4. A。答案分析：此为热结旁流证。是因"旁流"是现象，燥屎坚结才是本质，故用大承气汤峻下热结，"旁流"可止。

5. B。答案分析：小承气汤与厚朴三物汤均由大黄、厚朴、枳实组成，只因两方中各药的用量不同而致各方的君、佐药发生改变，主治证亦不同。

6. C。答案分析：此为阳明腑实轻证，故当用小承气汤。

7. A。答案分析：大黄牡丹汤所治之

肠痈，多由肠中湿热郁蒸、气血凝聚所致。大黄泻热逐瘀，荡涤肠中湿热瘀结之毒；丹皮清热凉血，活血散瘀。两药合用，泻热破瘀，当为君药。

8．B。答案分析：大黄牡丹汤的组成是大黄、牡丹、桃仁、冬瓜仁、芒硝；复元活血汤的组成是柴胡、瓜蒌根、当归、红花、甘草、穿山甲、大黄、桃仁。

9．D。答案分析：此证为急性阑尾炎热毒期，当用阑尾清解汤清热解毒、攻下散结、行气活血。

10．A。答案分析：温脾汤功能攻下冷积、温补脾阳，为治疗脾阳不足、冷积中阻的常用方。其辨证要点当为腹痛，便秘，手足不温，苔白，脉沉弦。

11．C。答案分析：温脾汤的组成是大黄、当归、干姜、附子、人参、芒硝、甘草。

12．E。答案分析：温脾汤以大黄攻下冷积为君，配附子、干姜、芒硝温通为臣，人参、当归补益为佐，甘草为使。功能攻下冷积，温补脾阳。

13．D。答案分析：此为脾阳不足，中气虚寒，冷积内停之寒积里实证。证属虚中夹实，故当用攻下冷积、温补脾阳的温脾汤治疗。

14．E。答案分析：清晨空腹温服，便于药物吸收，便于及时观察药效、毒性反应和副作用，并可及时处理。

15．B。答案分析：日晡潮热为阳明里实之常见热型，患者多兼大便不通、腹痛拒按、按之坚硬等症，非水饮所致的十枣汤证候。

16．D。答案分析：十枣汤为攻逐水饮之峻剂，方中逐水药多有毒性，故用大枣护胃气，缓峻毒，使下不伤正，"益土所以胜水"也，因非为中气不足而设，故 D 是不妥当的。

17．D。答案分析：十枣汤功能攻逐水饮，是治疗悬饮及阳水实证的常用方。其辨证要点当为咳唾胸胁引痛，或水肿腹胀，二便不利，脉沉弦。

18．C。答案分析：十枣汤主治悬饮和水肿，为水饮壅盛之实证，治宜攻逐水饮，使水邪速溃下行。甘遂善行经隧水湿，故为君药。

19．C。答案分析：此为寒积里实证。大黄附子汤功能温里散寒、通便止痛，为治疗冷积便秘实证的常用方。

20．E。答案分析：饮食停滞轻证应以消食剂治疗。

21．C。答案分析：大黄附子汤以辛热之附子温里散寒，苦寒之大黄泻下通便，荡涤积滞共为君药；配细辛助附子温里散寒。故功能温里散寒，通便止痛。

22．E。答案分析：济川煎的组成是当归、牛膝、肉苁蓉、泽泻、升麻、枳壳。

23．D。答案分析：麻子仁丸以麻子仁润肠通便为君，杏仁、白芍润肠敛阴为臣，小承气汤轻下热结为佐。功能润肠泄热，行气通便。

24．D。答案分析：麻子仁丸由小承气汤加益阴增液润肠的麻仁、杏仁、芍药、白蜜组成，故具有下不伤正、润而不腻、攻润相合、补中有泻的特点，以达润肠、通便、缓下之功。

25．C。答案分析：麻子仁丸功能润肠泄热，行气通便。是治疗胃肠燥热，脾津不足之"脾约"证的常用方。故其辨证要点当为大便秘结，小便频数，舌苔微黄。

26．E。答案分析：新加黄龙汤的组成是细生地、生甘草、人参、生大黄、芒硝、玄参、麦冬、当归、海参、姜汁。

27．A。答案分析：此为肾阳虚衰，阴津不足证。济川煎功能温肾益精，润肠通便，为治疗肾虚便秘的常用方。

28．B。答案分析：济川煎为温润通便，治疗肾虚便秘的常用方。方中当归补血润燥，润肠通便。

（二）B1型题

1．C。答案分析：大承气汤是由大黄、厚朴、枳实、芒硝组成，功能峻下热结。

2．E。答案分析：大黄牡丹汤由大黄、丹皮、桃仁、冬瓜仁、芒硝组成，故功能泻热破瘀，散结消肿。

3．A。答案分析：此为热结旁流证，当用大承气汤治疗。

4．D。答案分析：此为肠痈初起，湿热瘀滞证，当用大黄牡丹汤治疗。

5．A。答案分析：大黄牡丹汤由大黄、丹皮、桃仁、冬瓜仁、芒硝组成。

6．B。答案分析：大承气汤由大黄、芒硝、厚朴、枳实组成。

7．B。答案分析：麻子仁丸功能润肠泄热，行气通便。主治胃肠燥热，脾约便秘证。

8．C。答案分析：温脾汤功能攻下冷积，温补脾阳。主治脾阳不足，冷积中阻便秘证。

9．C。答案分析：大黄附子汤由大黄、附子、细辛组成。

10．A。答案分析：十枣汤由芫花、甘遂、大戟、大枣组成。

11．C。答案分析：十枣汤功能攻逐水饮，主治悬饮和水肿。临床以咳唾胸胁引痛，或水肿腹胀，二便不利，脉沉弦为辨证要点。

12．D。答案分析：黄龙汤功能攻下通便，补气养血。主治阳明腑实，气血不足证。临床以大便秘结，或自利清水，脘腹胀满，身热口渴，神倦少气，舌苔焦黄或黑，脉虚为辨证要点。

13．B。答案分析：济川煎是由当归、牛膝、肉苁蓉、泽泻、升麻、枳壳组成。功能温肾益精，润肠通便。

14．C。答案分析：麻子仁丸是由麻子仁、芍药、枳实、大黄、厚朴、杏仁、白蜜组成。功能润肠泄热，行气通便。

（三）X型题

1．BDE。答案分析：阳明腑实证、热结旁流证、热厥、痉病或发狂等病证的表现虽然各异，然其病机相同，皆为实热内结，法当峻下热结，急下存阴，釜底抽薪，皆用大承气汤治疗。

2．ABCD。答案分析：大承气汤功能峻下热结，主治阳明腑实证，故其辨证要点应包括痞、满、燥、实四症及舌红苔黄、脉沉实。

3．ABDE。答案分析：复方大承气汤由厚朴、炒莱菔子、枳壳、桃仁、赤芍、大黄、芒硝组成。功能通里攻下，行气活血。

4．CDE。答案分析：大黄牡丹汤中大黄、丹皮合用，泻热破瘀为君药；芒硝泻热导滞、软坚散结，桃仁活血破瘀，共为臣药；冬瓜仁清肠利湿，引湿热从小便而去为佐药。综观全方，合泻下、清利、破瘀于一方。

5．ACE。答案分析：凉膈散由调胃承气汤加栀子仁、薄荷、黄芩、连翘组成；桃核承气汤由调胃承气汤加桃仁、桂枝组成；温脾汤由调胃承气汤加当归、干姜、附子、人参组成。

6．BCDE。答案分析：大承气汤主治痞、满、燥、实四症俱备的阳明腑实证，因大黄生用、后下则泻下之力峻，故大承气汤功能峻下热结。其余各方均不要求大黄后下。

7．ABCDE。答案分析：十枣汤中芫花、甘遂、大戟三药峻猛有毒，易伤正气，故以大枣10枚煎汤送服。其寓意是：缓和诸药毒性；益气护胃，减少药后反应；培土制水，使逐水而不伤正，邪正兼顾。

8. ABCDE。答案分析：甘遂、大戟、芫花三药峻猛有毒，虽用大枣煎汤送服，然药力仍峻，故应清晨空服，从小剂量开始，服药得快利后，宜食糜粥养脾胃，以固后天，且年老体弱者慎用，孕妇忌服。

9. ACD。答案分析：温脾汤的组成是大黄、当归、干姜、附子、人参、芒硝、甘草。

10. ABCDE。答案分析：泻下剂为里实证而设。对年老体弱、孕妇、产后或正值经期、病后伤津或亡血等正虚者，虽有里实，也应慎用或禁用。

11. ACDE。答案分析：大黄附子汤功能温里散寒、通便止痛，主治寒积里实证。故其辨证要点应包括腹痛便秘，手足不温，苔白腻，脉弦紧。

12. CD。答案分析：麻子仁丸功能润肠泄热，行气通便。主治胃肠燥热，脾约便秘证。治当润肠泻实。方中麻子仁性味甘平，质润多脂，功能润肠通便为君药。杏仁上肃肺气，下润大肠；白芍养血敛阴，缓急止痛共为臣药。

13. ABCE。答案分析：黄龙汤的组成是大黄、芒硝、枳实、厚朴、当归、人参、甘草、生姜、大枣、桔梗。

14. BDE。答案分析：温脾汤中大黄、芒硝泻下；附子、干姜温中助阳散寒；人参、当归、甘草益气养血。诸药合用，温通、泻下与补益三法兼备。

三、改错题

1. "先煎大黄、厚朴、枳实"改为"先煎厚朴、枳实，后下大黄"。答案分析：因大黄生用、后下则泻下之力峻，久煎则泻下之力缓，故大承气汤功能峻下热结，主治痞、满、燥、实四症俱备的阳明腑实证。

2. "泻下热结"改为"泻热破瘀"。答案分析：大黄牡丹汤由大黄、丹皮、桃仁、冬瓜仁、芒硝组成。功用当为泻热破瘀，散结消肿。

3. "脾约便秘证"改为"阳虚寒积证"。答案分析：温脾汤中大黄、芒硝泻下；附子、干姜温中助阳散寒；人参、当归、甘草益气养血。故主治脾阳不足，阴寒内盛，寒积中阻之阳虚寒积证。

4. "大枣"改为"甘遂"。答案分析：十枣汤主治悬饮及阳水实证，故用甘遂为君药善行经隧水湿。

5. "热秘"改为"虚秘（肾虚便秘）"。答案分析：济川煎由温肾益精、补血润肠的肉苁蓉、当归与补益肝肾、壮腰膝的牛膝，以及下气宽肠通便的枳壳相配，更用渗利的泽泻和升清阳的升麻相反相成。既可温肾益精治其本，又能润肠通便以治标，故主治肾虚便秘（虚秘）。

四、简答题

1. 水煎，先煮枳实、厚朴，后下大黄，去滓，内芒硝，更上微火一二沸（或芒硝溶服）。

2. 泻下剂是为里实证而设，临证使用时，应注意以下几点：①必待表邪已解，里实已成。若表证未解，里实已成，则应视表里证的轻重，先表后里，或表里双解；②对年老体弱、孕妇、产后或正值经期、病后伤津或亡血者，均应慎用或禁用泻下剂，必要时宜配伍补益扶正之品。③泻下剂大都易伤胃气，应得效即止，慎勿过剂。④服药期间应注意调理饮食，少食或忌食油腻或不易消化的食物，以免重伤胃气。

3. 三个承气汤均用大黄以荡涤胃肠积热。大承气汤硝黄并用，大黄后下，且加枳、朴，故攻下之力颇峻，为"峻下剂"，主治痞、满、燥、实四症俱全之阳明热结重证；小承气汤不用芒硝，且三味同煎，枳朴用量亦减，故攻下之力较轻，称为"轻下剂"，主治痞、满、实而燥不明显之阳明热结轻证；调胃承气汤不用枳、朴，虽后纳芒硝，但大黄与甘草同煎，故泻下之力较前两方缓和，称为"缓下剂"，主治阳明燥热内结，有燥、实而无痞、满之证。

4. 大承气汤主治：①阳明腑实证。大便不通，频转矢气，脘腹痞满，腹痛拒按，按之则硬，甚或潮热谵语，手足濈然汗出，舌苔黄燥起刺，或焦黑燥裂，脉沉实。②热结旁流证。下利清水，色纯青，其气臭秽，脐腹疼痛，按之坚硬有块，口舌干燥，脉滑实。③里热实证之热厥、痉病或发狂等。

5. 大承气汤为泻下峻剂，凡气虚阴亏，燥结不甚者，以及年老、体弱等均慎用；孕妇禁用；注意中病即止，以免损耗正气。

6. 大枣在十枣汤中的作用有三：缓和诸药毒性；益气护胃，减少药后反应；培土制水，邪正兼顾。

7. 十枣汤的用法：芫花、甘遂、大戟三药等分为末，或装入胶囊，每服 0.5 ～ 1g，每日 1 次，以大枣 10 枚煎汤送服，清晨空腹服。得快利后，糜粥自养。

8. 大黄泻下，攻逐积滞；附子温壮脾阳，解散寒凝；大黄性虽苦寒，但与辛热之附子相配，去性存用，而具有温下之功，攻逐寒积，共为君药。

9. 大黄牡丹汤为治疗湿热血瘀肠痈的常用方。临床应用以右下腹疼痛拒按，舌苔黄腻，脉滑数为辨证要点。凡肠痈溃后以及老人、孕妇、产后或体质过于虚弱者均应慎用或忌用。

10. 大黄附子汤中重用辛热之附子温里散寒，以苦寒泻下之大黄泻下通便，荡涤积滞，共为君药。大黄性味虽属苦寒，但配伍附子、细辛之辛散大热之品，则寒性被制而泻下之功犹存，为去性取用之法。

11. 麻子仁丸重用麻子仁滋脾润肠，配伍大黄、枳实、厚朴泄热导滞。杏仁、芍药、白蜜，一则益阴增液以润肠通便，使腑气通，津液行；二则甘润减缓小承气攻下之力。具有下不伤正，润而不腻，攻润相合的特点。

12. 因肺与大肠相表里，欲通胃肠，必先开宣肺气，故黄龙汤配桔梗开肺气以利大肠，以助通腑之大黄，上宣下通，以降为主。

13. 济川煎诸药合用，既可温肾益精治其本，又能润肠通便以治标。用药灵巧，补中有泻，降中有升，具有"寓通于补之中，寄降于升之内"的配伍特点。

14. ①大承气汤证的病机是阳明热结，腑气不通；②济川煎证的病机是肾虚开合失司。③温脾汤证的病机是脾阳不足，阴寒内盛，寒积中阻。④黄龙汤证的病机是热结里实，气阴不足。

五、问答题

1. 大黄附子汤、温脾汤同属温下剂，均有温阳泻下之功，均治里寒积滞之腹痛便秘之证，均有附子、大黄两药。但大黄附子汤因寒邪与积滞互结于肠道所致，为寒积里实证，证实无虚，故配伍细辛辛温宣通，助附子散寒止痛，而成温散寒凝、苦辛通降之剂，合成温下之功。温脾汤是由脾阳不足，中气虚寒而致冷积内停，证属虚中夹实，故方中配以干姜、人参、甘草以顾护中阳，寓温补于攻下之中，具有温阳以祛寒、攻下不伤正之特点。

2. 寒下剂常用寒下药，如大黄、芒硝等为主组方。里热积滞实证，往往影响气机的升降通畅或气血的流通，故常配伍行气药与活血药，如枳实、厚朴、桃仁、丹皮之类。代表方如大承气汤（大黄、芒硝与厚朴、枳实配伍）、大黄牡丹汤（大黄、芒硝与桃仁、牡丹皮配伍）。温下剂，常用泻下药大黄配伍温里药附子、干姜等，或以温下药巴豆之类为主组方。里寒积滞实证容易伤及脾胃阳气，故常配伍温阳健脾益气之品，如人参、干姜、甘草等。代表方如温脾汤（大黄、芒硝与附子、干姜、人参、甘草配伍）、三物备急丸（巴豆与大黄、干姜配伍）。

3. 攻补兼施剂，适用于里实正虚之大便秘结证。若不攻则里实不去，只下则正气更伤；不补则正虚无救，纯补则里实愈坚。故唯有攻补兼施，邪正兼顾，方可两全。常用大黄、芒硝等攻下药与人参、当归、生地、玄参、麦冬等补益药配伍组成方剂。如黄龙汤是由大承气汤攻下热结配伍人参、当归、甘草、桔梗、生姜、大枣补益气血，使祛邪不伤正，扶正不碍邪。主治阳明腑实，气血不足证。

4. 方中甘遂苦寒有毒，善行经隧络脉之水湿；大戟苦寒有毒，善泻脏腑之水邪；芫花辛温有毒，善消胸胁伏饮痰癖。三药峻烈，各有专功，合而用之，攻逐水饮之功甚著。用大枣 10 枚煎汤送服更具意义，取其益脾缓中，益气护胃，减少药后反应；缓和诸药毒性；培土制水，邪正兼顾。

5. 大承气汤中大黄苦寒通降，泻热通便，荡涤胃肠实热积滞为君药，且大黄生用，后下则泻下之力更峻。大黄牡丹汤中大黄苦寒攻下，泻热逐瘀，荡涤肠中湿热瘀结之毒，配丹皮苦辛微寒，清热凉血，活血散瘀，共为君药。大黄附子汤中大黄苦寒泻下通便，荡涤积滞，但方中重用辛热之附子温里散寒，且配细辛辛温宣通，散寒止痛，故大黄之寒性被辛散大热之附子、细辛所制而泻下之功犹存，为去性取用之法。

6. 凡以泻下药为主组成，具有通导大便，排除胃肠积滞，荡涤实热，或攻逐水饮、寒积等作用，以治里实证的方剂，统称泻下剂。

泻下剂适用于里热积滞实证、里寒积滞实证、肠燥津亏之大便秘结证、水饮壅盛于里的实证及里实正虚之大便秘结证。因热结者，宜寒下；因寒结者，宜温下；因燥结者，宜润下；因水结者，宜逐水；邪实而正虚者，当攻补兼施。因而泻下剂相应地分为寒下、温下、润下、逐水和攻补兼施五类。

泻下剂是为里实证而设，临证使用时，应注意以下几点：①必待表邪已解，里实已成。若表证未解，里实已成，则应视表里证的轻重先表后里，或表里双解；②对年老体弱、孕妇、产后或正值经期、病后伤津或亡血者，均应慎用或禁用泻下剂，必要时宜配伍补益扶正之品。③泻下剂大都易伤胃气，应得效即止，慎勿过剂。④服药期间应注意调理饮食，少食或忌食油腻或不易消化的食物，以免重伤胃气。

六、分析题

（一）病案分析题

1. 辨证：阳明腑实，热结旁流。

治法：峻下热结。

处方：大承气汤。

大黄 12g（后下）　芒硝 9g（溶化）厚朴 24g　枳实 12g　水煎服

方义分析：方以大黄苦寒通降，泻热通便，荡涤胃肠实热积滞为君药。芒硝咸寒润降，泻热通便，软坚润燥，以除燥坚，用以为臣。硝、黄配合，相须为用，泻下热结之功益峻。实热内阻，腑气不行，故佐以厚朴下气除满，枳实行气消痞。合而用之，既能消痞除满，又使胃肠气机通降下行以助泻下通便。四药合用，共奏峻下热结之功。

2. 辨证：肠痈初起，湿热瘀滞。

治法：泻热破瘀，散结消肿。

处方：大黄牡丹汤加蒲公英、银花。

大黄 12g　牡丹皮 9g　桃仁 12g　冬瓜仁 30g　芒硝 9g（溶化）　蒲公英 10g　银花 10g　水煎服

方义分析：方中大黄苦寒攻下，泻热逐瘀，荡涤肠中湿热瘀结之毒；丹皮苦辛微寒，能清热凉血，活血散瘀。两药合用，泻热破瘀，共为君药。芒硝咸寒，泻热导滞，软坚散结，助大黄荡涤实热，使之速下；桃仁活血破瘀，合丹皮散瘀消肿，共为臣药。冬瓜仁甘寒滑利，清肠利湿，引湿热从小便而去，并能排脓消痈，为治内痈要药；蒲公英、银花泻火清解热毒，共为佐药。综观全方，合泻下、清利、破瘀于一方，使湿热得清，瘀滞得散，肠腑得通，则痈消而痛止。

3. 辨证：阳虚寒积。

治法：攻下寒积，温补脾阳。

处方：温脾汤加肉桂、吴茱萸。

大黄 15g　当归 12g　干姜 10g　附子 12g　人参 6g　芒硝 10g　甘草 6g　肉桂 10g
吴茱萸 10g　水煎服

方义分析：方以附子温补脾阳，祛除寒邪；大黄泻下，攻逐积滞，大黄性虽苦寒，但与辛热之附子相配，有温下之功以攻逐寒积，共为君药。芒硝润肠软坚，助大黄泻下攻积；干姜温中助阳；肉桂、吴茱萸温中回阳，共助附子温中祛寒，均为臣药。人参、当归益气养血，使下不伤正为佐。甘草既助人参益气，又可调和诸药为使。诸药协力，使寒邪去，积滞行，脾阳复。

4. 辨证：肾阳虚衰，精津不足。

治法：温肾益精，润肠通便。

处方：济川煎加人参。

当归 15g　牛膝 10g　肉苁蓉 10g　泽泻 10g　升麻 6g　枳壳 10g　人参 6g　水煎服

方义分析：方以肉苁蓉温肾益精，暖腰润肠，为君药。当归补血润燥，润肠通便；人参益气健脾；牛膝补益肝肾，壮腰膝，性善下行，共为臣药。枳壳下气宽肠而助通便；泽泻渗利小便而泄肾浊；妙用升麻以升清阳，清阳升则浊阴自降，相反相成，以助通便之效，以上共为佐药。诸药合用，温肾益精治其本，润肠通便以治标。

（二）处方分析题

1. 本方由大承气汤加石膏而成。方中大黄苦寒泻热，祛瘀通便，荡涤肠胃邪热积滞为君药。芒硝咸寒泻热，软坚润燥通便为臣药。石膏辛甘大寒，清泄肺胃，除烦热，与大黄相配，以清泄阳明之邪热。厚朴苦温下气，除满消胀；枳实苦辛破结，导滞消痞。二药相须为用，行气导滞，消痞除满，助大黄、芒硝推荡积滞，攻下热结。诸药合用，泻下、清热、行气并用，共奏峻下热结之功。主治阳明腑实热盛证。其证候表现为大便不通，频转矢气，脘腹胀满，腹痛拒按，按之则硬，发热汗出，舌苔黄燥，脉沉实而数等。

2. 本方由大黄附子汤加干姜、人参组成。方中以附子温里散寒止腹痛为君药。大黄泻下通便，荡涤里实积滞为臣药。大黄性虽苦寒，但得附子之辛热，则苦寒之性被制，而泻下之力犹存，具有温下之功。细辛辛温宣通、散寒止痛，干姜温阳散寒，二药相配，助附子温里散寒止痛；人参益气，与附子配伍，共成益气助阳散寒之功，共为佐药。诸药合用，共奏温里散寒，通便止痛之功。主治里寒积滞内结，阳气不运之寒积腹痛。其证候表现为便秘腹痛，手足不温，神疲乏力，苔白不渴，脉沉弦。

第三章 和 解 剂

一、填空题

1. 和解剂通常分为＿＿＿＿＿、＿＿＿＿＿、＿＿＿＿＿三类。

2. 小柴胡汤因方中柴胡升散，芩、夏性燥，故对＿＿＿＿＿者禁用。

3. 大柴胡汤是由＿＿＿＿＿与＿＿＿＿＿两方加减而成。

4. ＿＿＿＿＿主治少阳阳明合病。

5. 少阳湿热证，应选用＿＿＿＿＿治之。

6. 蒿芩清胆汤具有＿＿＿＿＿，＿＿＿＿＿之功，宜于少阳胆热偏重，兼有湿热痰浊内阻者。

7. 主治阳郁厥逆证的方剂是＿＿＿＿＿。

8. 逍遥散为＿＿＿＿＿的代表方，又是＿＿＿＿＿的常用方。

9. 痛泻要方的君药是＿＿＿＿＿，在方中的作用是＿＿＿＿＿。

10. 具有透邪解郁，疏肝理脾功用的方剂是＿＿＿＿＿。

11. 半夏泻心汤主治＿＿＿＿＿之痞证。

12. 具有疏肝解郁，养血健脾功用的方剂是＿＿＿＿＿。

二、选择题

（一）A1 型题

1. 小柴胡汤出自（　　　）
    A. 《伤寒论》
    B. 《千金方》
    C. 《和剂局方》
    D. 《医方集解》
    E. 《医学心悟》

2. 下列除哪项外均是小柴胡汤的主治病证（　　　）
    A. 伤寒少阳证
    B. 黄疸见少阳证
    C. 热入血室证
    D. 疟疾见少阳证
    E. 瘟疫邪伏膜原

3. 下列除哪项外，均属小柴胡汤的组成（　　　）
    A. 柴胡、黄芩
    B. 半夏、生姜
    C. 人参、大枣
    D. 白芍
    E. 甘草

4. 患者往来寒热，胸胁苦满，默默不欲饮食，心烦喜呕，口苦，咽干，目眩，苔薄白，脉弦。治当首选（　　　）
    A. 蒿芩清胆汤
    B. 小柴胡汤
    C. 大柴胡汤
    D. 柴胡枳桔汤
    E. 逍遥散

5. 妇人伤寒，热入血室，以及疟疾、黄疸等病而见少阳证者，应以何方治之（　　　）
    A. 四逆散
    B. 丹栀逍遥散
    C. 小柴胡汤
    D. 大柴胡汤
    E. 蒿芩清胆汤

6. 下列除哪项外均属小柴胡汤的配伍意义（　　　）

A. 柴胡透邪并疏畅气机

B. 黄芩清少阳胆热

C. 炙甘草助参、枣扶正，并能调和诸药

D. 半夏配以生姜化痰以消痞

E. 人参、大枣益胃气，扶正以助祛邪

7. 大柴胡汤的功用是(　　)

A. 透邪解郁，疏肝理脾

B. 和解少阳，内泻热结

C. 和解少阳

D. 疏肝理气，活血止痛

E. 解肌发表，调和营卫

8. 大柴胡汤的主治证候中有(　　)

A. 呕不止

B. 喜呕

C. 干呕

D. 呃逆

E. 嗳气

9. 大柴胡汤重用生姜，是由于症见(　　)

A. 往来寒热

B. 胸胁苦满

C. 郁郁微烦

D. 心下痞硬

E. 呕不止

10. 小柴胡汤与大柴胡汤的煎法原方均为(　　)

A. 水煎

B. 水煎，去滓，再煎

C. 酒煎

D. 酒水各半煎

E. 甘澜水煎

11. 下列除哪项外均是蒿芩清胆汤的组成药物(　　)

A. 猪苓、枳实

B. 青蒿、黄芩

C. 竹茹、半夏

D. 枳壳、赤茯苓

E. 陈皮、碧玉散

12. 症见寒热如疟，寒轻热重，口苦膈闷，吐酸苦水，或呕黄涎而粘，舌红苔白腻，脉弦滑数。治疗应首选(　　)

A. 小柴胡汤

B. 大柴胡汤

C. 逍遥散

D. 蒿芩清胆汤

E. 半夏泻心汤

13. 四逆散的组成是(　　)

A. 柴胡、赤芍、枳实、甘草

B. 柴胡、芍药、枳壳、甘草

C. 柴胡、干姜、芍药、甘草

D. 柴胡、枳实、炙甘草、芍药

E. 附子、炙甘草、干姜

14. 四逆散中一升一降配伍的药物是(　　)

A. 柴胡配芍药

B. 柴胡配甘草

C. 柴胡配枳实

D. 芍药配甘草

E. 枳实配芍药

15. 四逆散的功用是(　　)

A. 透邪解郁，疏肝理脾

B. 透解郁热，理气止痛

C. 疏肝理气，活血止痛

D. 疏肝解郁，健脾养血

E. 疏肝理脾，活血通络

16. 四逆散主治手足不温的病机是(　　)

A. 肾阳衰微，阴寒内盛

B. 热结于里，热深厥深

C. 气机阻滞，阳气不布

D. 大汗亡阳

E. 血虚寒客经脉

17. 逍遥散的组成中有(　　)

A. 当归、川芎

B. 白芍、茯苓

C. 白术、半夏

D. 薄荷、防风

E. 香附、陈皮

18. 逍遥散的组成中不含有（ ）

A. 白芍

B. 薄荷

C. 柴胡

D. 枳壳

E. 当归

19. 逍遥散中姜的用法是（ ）

A. 鲜生姜

B. 生姜汁

C. 煨生姜

D. 生姜皮

E. 炮姜

20. 患者，女，29岁，数月来两胁隐痛，口燥咽干，精神不振，不思饮食，月经后期，乳房作胀，脉弦而虚。治疗应首选（ ）

A. 丹栀逍遥散

B. 柴胡疏肝散

C. 逍遥散

D. 四物汤

E. 左金丸

21. 下列除哪项外均是逍遥散的配伍意义（ ）

A. 柴胡疏肝解郁

B. 白术、茯苓、甘草益气健脾

C. 薄荷疏散郁遏之气

D. 生姜汁降逆止呕

E. 当归养血和血，白芍养血柔肝

22. 下列除哪项外不属于痛泻要方的组成（ ）

A. 炒陈皮

B. 黄连

C. 炒白术

D. 炒白芍

E. 防风

23. 药物组成中没有半夏、黄芩的方剂是（ ）

A. 蒿芩清胆汤

B. 大柴胡汤

C. 痛泻要方

D. 半夏泻心汤

E. 小柴胡汤

24. 下列除哪项外均属于痛泻要方的主治证（ ）

A. 肠鸣腹痛

B. 大便泄泻

C. 泻必腹痛

D. 气逆干呕

E. 舌苔薄白

25. 治疗肠鸣腹痛，大便泄泻，泻必腹痛，舌苔薄白，脉两关不调，弦而缓者。应首选（ ）

A. 痛泻要方

B. 四逆散

C. 败毒散

D. 半夏泻心汤

E. 白头翁汤

26. 半夏泻心汤的组成，除半夏、人参外，尚有（ ）

A. 黄芩、黄柏、柴胡、甘草、大枣

B. 黄芩、栀子、生姜、甘草、大枣

C. 黄芩、黄连、附子、甘草、大枣

D. 黄芩、黄连、干姜、甘草、大枣

E. 黄芩、黄芪、炮姜、甘草、大枣

27. 半夏泻心汤与小柴胡汤两方相同的药物是（ ）

A. 人参、黄芩、半夏、干姜、甘草

B. 人参、生姜、半夏、甘草、大枣

C. 半夏、黄芩、人参、甘草、大枣

D. 柴胡、人参、黄芩、甘草、生姜

E. 半夏、黄连、黄芩、甘草、大枣

28. 半夏泻心汤的功用是（ ）

A. 和胃消痞，散结除水

53

B. 益气和胃，消痞止呕

C. 寒热平调，消痞散结

D. 平调寒热，理气和胃

E. 泻火解毒，燥湿消痞

29. 症见心下痞，但满而不痛，或呕吐，肠鸣下利，舌苔薄黄而腻。治疗应首选（　　）

A. 生姜泻心汤

B. 甘草泻心汤

C. 黄连汤

D. 半夏泻心汤

E. 泻心汤

（二）B1 型题

A. 四逆散

B. 逍遥散

C. 大柴胡汤

D. 防风通圣散

E. 小柴胡汤

1. 和解少阳的代表方剂是（　　）

2. 和解少阳，内泻热结的代表方剂是（　　）

A. 加味逍遥散

B. 半夏泻心汤

C. 逍遥散

D. 四逆散

E. 四逆汤

3. 阳气内郁，手足不温，治宜选用（　　）

4. 肝郁血虚脾弱，两胁作痛，神疲食少，月经不调。治宜选用（　　）

A. 半夏、生姜

B. 黄连、干姜

C. 柴胡、黄连

D. 人参、枳实

E. 大枣、陈皮

5. 半夏泻心汤的组成中有（　　）

6. 小柴胡汤的组成中有（　　）

A. 肝脾气郁证

B. 气血郁滞证

C. 肝郁血虚脾弱证

D. 六郁证

E. 肝肾阴虚，肝气不舒证

7. 四逆散主治（　　）

8. 逍遥散主治（　　）

（三）X 型题

1. 以下药物中属于小柴胡汤组成的是（　　）

A. 生姜

B. 大枣

C. 半夏

D. 陈皮

E. 茯苓

2. 小柴胡汤主治证候包括（　　）

A. 往来寒热

B. 心烦喜呕

C. 舌红绛

D. 口苦咽干

E. 胸胁苦满

3. 蒿芩清胆汤组成中含有的基础方是（　　）

A. 四君子汤

B. 温胆汤

C. 小陷胸汤

D. 导赤散

E. 碧玉散

4. 逍遥散主治证的病机是（　　）

A. 肝郁

B. 血瘀

C. 脾热

D. 血虚

E. 脾弱

5. 痛泻要方中防风的作用是（　　）

A. 祛风

B. 散寒

C. 散肝

D. 燥湿

54

E. 舒脾

6. 组成中有柴胡、黄芩的方剂是
（　　）

　　A. 蒿芩清胆汤
　　B. 大柴胡汤
　　C. 小柴胡汤
　　D. 逍遥散
　　E. 痛泻要方

7. 大柴胡汤的主治除少阳病证外，还
有（　　）

　　A. 心下痞硬
　　B. 心下满痛
　　C. 大便不解
　　D. 语言无力
　　E. 舌苔黄

8. 半夏泻心汤的配伍特点是（　　）

　　A. 寒热并用
　　B. 表里同治
　　C. 辛开苦降
　　D. 标本兼顾
　　E. 补泻兼顾

三、改错题

1. 小柴胡汤由柴胡、人参、黄芩、竹茹、甘草、生姜、陈皮组成。

2. 大柴胡汤是小柴胡汤去人参、生姜，加厚朴、大黄、芍药组成。

3. 四逆散主治阳虚厥逆证，症见手足不温，或腹痛，或泄利下重，脉微。

4. 半夏泻心汤主治寒热互结之痞证，对因气滞或食积所致的心下痞满，亦宜使用。

四、简答题

1. 小柴胡汤为什么配伍人参？
2. 大柴胡汤为什么重用生姜？
3. 逍遥散的主治病证及临床表现有哪些？

4. 蒿芩清胆汤为什么选用青蒿而不用柴胡？

5. 四逆散以何药为君？何药为臣？其配伍意义是什么？

6. 半夏泻心汤证的病因病机是什么？

7. 半夏泻心汤证的配伍特点是什么？

8. 大柴胡汤的主治病证及临床表现有哪些？

9. 痛泻要方配伍防风的意义是什么？

五、问答题

1. 试述逍遥散的配伍特点。

2. 通过分析半夏泻心汤的配伍意义，归纳其配伍特点。

3. 试述芍药在四逆散、逍遥散、痛泻要方中的配伍意义。

4. 试述大柴胡汤与小柴胡汤主治病证、功用、主要药物配伍有何异同？

5. 试述柴胡在小柴胡汤、逍遥散、四逆散中的配伍意义。

六、分析题

（一）病案分析题

要求：分析下列病案，作出中医证的诊断，拟定治法，开出处方，并分析方义。

1. 刘某，女，28岁。第1胎足月分娩。产后第7天，体温突然上升到39.6℃，恶露无臭气。

曾用抗生素治疗3天无效，症见恶露虽少，未净，腹不胀痛，寒热往来，口苦，咽干，呕恶，胸胁胀痛，时太息，纳差，二便正常，舌淡红，苔薄黄，脉弦数。

2. 罗某，男，36岁，工人。感冒5天，呕而发热，间有恶寒，大便3日未解，以为热结，于是予调胃承气汤，药后发热未退，心下痞满难受，呕吐加剧，大便稀溏，1日3次，舌淡苔黄腻，脉滑数。

3. 李某，男，30岁，干部。因肝区隐

痛，形体渐瘦，时愈时发1年有余而住院治疗，西医诊断为迁延型肝炎，经保肝治疗3个月，疗效不显，特请中医会诊。诉仍有右胁胀痛，纳呆，肠鸣，矢气，大便溏，精神疲倦，形瘦，苔薄白，脉弦细。

（二）处方分析题

要求：分析下列方剂的方义，并说明功用、主治病证及其证候。

1. 柴胡15g　黄芩15g　芍药15g　半夏15g　生姜15g　枳实10g　大黄10g　大枣4枚　水煎服

2. 当归15g　柴胡15g　白芍15g　白术15g　茯苓15g　甘草8g　香附15g　陈皮15g　水煎服

参考答案

一、填空题

1. 和解少阳　调和肝脾　调和肠胃
2. 阴虚血少
3. 小柴胡汤　小承气汤
4. 大柴胡汤
5. 蒿芩清胆汤
6. 清胆利湿　和胃化痰
7. 四逆散
8. 疏肝健脾　妇科调经
9. 白术　补脾燥湿
10. 四逆散
11. 寒热互结
12. 逍遥散

二、选择题

（一）A1型题

1. A。答案分析：小柴胡汤出自《伤寒论》。

2. E。答案分析：小柴胡汤主治：①伤寒少阳证。往来寒热，胸胁苦满，默默不欲饮食，心烦喜呕，口苦，咽干，目眩，苔薄白，脉弦。②热入血室证。妇人伤寒，经水适断，寒热发作有时。③疟疾、黄疸等病而见少阳证者。故应排除"瘟疫邪伏膜原"一项。

3. D。答案分析：小柴胡汤由柴胡、黄芩、半夏、人参、甘草、生姜、大枣组成。

4. B。答案分析：小柴胡汤主治往来寒热，胸胁苦满，默默不欲饮食，心烦喜呕，口苦，咽干，目眩，苔薄白，脉弦。

5. C。答案分析：小柴胡汤用治妇人伤寒，热入血室以及疟疾、黄疸等病而见少阳证者，故应以小柴胡汤治疗。

6. D。答案分析：小柴胡汤用半夏、生姜旨在和胃降逆止呕。

7. B。答案分析：大柴胡汤的功用是和解少阳，内泻热结。

8. A。答案分析：大柴胡汤的主治证候中有"呕不止"一症。

9. E。答案分析：大柴胡汤配伍大量生姜，以治呕逆不止。

10. B。答案分析：小柴胡汤与大柴胡汤的煎法均为"去滓再煎"，使药性更为醇和，药汤之量更少，减少了汤液对胃的刺激，避免停饮致呕。

11. A。答案分析：蒿芩清胆汤的组成是青蒿、黄芩、陈皮、枳壳、半夏、赤茯苓、碧玉散、竹茹。

12. D。答案分析：寒热如疟，寒轻热重，口苦膈闷，吐酸苦水，或呕黄涎而粘，舌红苔白腻，脉弦数。这是蒿芩清胆汤的主治证候。

13. D。答案分析：四逆散的组成是柴胡、枳实、炙甘草、芍药。

14. C。答案分析：柴胡升发阳气、疏肝解郁、透邪外出，配枳实理气解郁、泄热破结，一升一降，加强舒畅气机之功，并奏升清降浊之效。

15．A。答案分析：四逆散的功用是透邪解郁，疏肝理脾。

16．C。答案分析：四逆散所治手足不温，其证缘于外邪传经入里，气机为之郁遏，不得疏泄，导致阳气内郁，不能达于四末。

17．B。答案分析：逍遥散的组成是柴胡、当归、白芍、薄荷、煨姜、白术、茯苓、炙甘草。

18．D。答案分析：逍遥散的组成是柴胡、当归、白芍、薄荷、煨姜、白术、茯苓、炙甘草。

19．C。答案分析：逍遥散中用烧生姜（即煨生姜）温运和中，且能辛散达郁。

20．C。答案分析："两胁隐痛，口燥咽干，精神不振，不思饮食，月经后期，乳房作胀，脉弦而虚"为肝郁血虚脾弱之见症，故应首选逍遥散治疗。

21．D。答案分析：逍遥散中用烧生姜，旨在温运和中，且辛散达郁。

22．B。答案分析：痛泻要方的组成是炒白术、炒白芍、防风、炒陈皮。

23．C。答案分析：痛泻要方的组成中无柴胡、黄芩。

24．D。答案分析：痛泻要方主治脾虚肝旺之肠鸣腹痛，大便泄泻，泻必腹痛，泻后痛缓，舌苔薄白，脉两关不调，左弦而右缓者。

25．A。答案分析："肠鸣腹痛，大便泄泻，泻必腹痛，舌苔薄白，脉两关不调，左弦而右缓者"乃土虚木乘，肝脾不和，脾运失常所致，故应首选痛泻要方治疗。

26．D。答案分析：半夏泻心汤由半夏、黄芩、干姜、人参、黄连、大枣、甘草组成。

27．C。答案分析：小柴胡汤由柴胡、黄芩、半夏、人参、甘草、生姜、大枣组成；半夏泻心汤由半夏、黄芩、干姜、人参、黄连、大枣、甘草组成。故两方共有的药物是半夏、黄芩、人参、甘草、大枣。

28．C。答案分析：半夏泻心汤的功用是寒热平调，消痞散结。

29．D。答案分析："心下痞，但满而不痛，或呕吐，肠鸣下利，舌苔薄黄而腻"乃中气虚弱，寒热互结，升降失常，肠胃不和之见症，故应首选半夏泻心汤治疗。

（二）B1 型题

1．E。答案分析：小柴胡汤是由柴胡、黄芩、半夏、人参、甘草、生姜、大枣组成，功能和解少阳，为和解少阳的代表方剂。

2．C。答案分析：大柴胡汤是由柴胡、黄芩、半夏、生姜、枳实、大枣、芍药、大黄组成，功能和解少阳、内泻热结，为和解少阳、内泻热结的代表方剂。

3．D。答案分析：四逆散的组成是柴胡、枳实、炙甘草、芍药，功能透邪解郁，疏肝理脾。治疗阳气内郁，手足不温。

4．C。答案分析：逍遥散是由柴胡、当归、白芍、薄荷、煨姜、白术、茯苓、炙甘草组成，功能疏肝解郁、养血健脾。治疗肝郁血虚脾弱，两胁作痛，神疲食少，月经不调者。

5．B。答案分析：半夏泻心汤的组成是半夏、黄芩、干姜、人参、黄连、大枣、甘草。

6．A。答案分析：小柴胡汤的组成是柴胡、黄芩、半夏、人参、甘草、生姜、大枣。

7．A。答案分析：四逆散由柴胡、枳实、炙甘草、芍药组成，功能透邪解郁、疏肝理脾。治疗肝脾气郁证。

8．C。答案分析：逍遥散由柴胡、当归、白芍、薄荷、煨姜、白术、茯苓、炙甘草组成，功能疏肝解郁、养血健脾。治疗肝郁血虚脾虚证。

（三）X型题

1．ABC。答案分析：小柴胡汤的组成是柴胡、黄芩、半夏、人参、甘草、生姜、大枣。

2．ABDE。答案分析：小柴胡汤主治证候包括往来寒热，胸胁苦满，默默不欲饮食，心烦喜呕，口苦，咽干，目眩，苔薄白，脉弦。

3．BE。答案分析：蒿芩清胆汤的组成是青蒿、黄芩、陈皮、枳壳、半夏、赤茯苓、碧玉散、竹茹。

4．ADE。答案分析：逍遥散主治证的病机是肝郁血虚脾弱。

5．CDE。答案分析：痛泻要方中防风辛温升散，辛能散肝郁，香能舒脾气，且燥湿以助止泻之功，又为脾经引经之药。

6．BC。答案分析：小柴胡汤的组成是柴胡、黄芩、半夏、人参、甘草、生姜、大枣；大柴胡汤的组成是柴胡、黄芩、半夏、生姜、枳实、大枣、芍药、大黄。两方均有柴胡、黄芩。

7．ABCE。答案分析：大柴胡汤主治少阳阳明合病。除少阳病证外，还有心下痞硬，或心下满痛，大便不解或下利，舌苔黄，脉弦数有力。

8．ACE。答案分析：半夏泻心汤由半夏、黄芩、干姜、人参、黄连、大枣、甘草组成。全方寒热互用以和其阴阳，苦辛并进以调其升降，补泻兼施以顾其虚实，是为本方的配伍特点。

三、改错题

1．"竹茹"改为"半夏"，"陈皮"改为"大枣"。答案分析：小柴胡汤的组成是柴胡、黄芩、半夏、人参、甘草、生姜、大枣。

2．"生姜"改为"甘草"，"厚朴"改为"枳实"。答案分析：大柴胡汤的组成是柴胡、黄芩、半夏、生姜、枳实、大枣、芍药、大黄。

3．"阳虚厥逆"改为"阳郁厥逆"，"脉微"改为"脉弦"。答案分析：四逆散主治阳郁厥逆证。症见手足不温，或腹痛，或泄利下重，脉弦。

4．"亦宜使用"改为"不宜使用"。答案分析：半夏泻心汤用治寒热互结之痞证，以心下痞满、呕吐泻利、苔腻微黄为辨证要点。因气滞或食积所致的心下痞满，非其所宜。

四、简答题

1．小柴胡汤主治伤寒少阳证。邪从太阳传入少阳，是由于正气不足，故方中配伍人参益气扶正，既扶正驱邪外出，又益气御邪内传。

2．大柴胡汤主治少阳阳明合病，因症见呕不止，故重用生姜降逆和胃止呕，且又可协柴胡解散半表之邪，如《医宗金鉴》所云："柴胡得生姜之倍，解半表之功捷"。

3．逍遥散主治肝郁脾弱血虚证。症状表现为两胁作痛，头痛目眩，口燥咽干，神疲食少，或月经不调，乳房胀痛，脉弦而虚。

4．蒿芩清胆汤主治少阳湿热证。青蒿苦寒芳香，既清透少阳之邪热，又芳香化湿。虽疏达腠理之功较柴胡为缓，而辟秽宣络之功较柴胡尤胜，况柴胡不具化湿之功，故该方用青蒿而不用柴胡。

5．四逆散以柴胡为君，白芍为臣。柴胡升发阳气，疏肝解郁，透邪外出；白芍敛阴，养血柔肝。君臣相伍，使阳气升发，而无耗伤阴血之弊。

6．半夏泻心汤原在《伤寒论》中治小柴胡汤证误下，损伤脾胃之气，少阳邪热乘虚内陷，寒热互结于中焦，致使脾胃升降失常，而成心下痞证。

7. 半夏泻心汤的配伍特点是寒热并用，辛开苦降，补泻兼施。

8. 大柴胡汤主治少阳阳明合病。临床表现为往来寒热，胸胁苦满，呕不止，郁郁微烦，心下痞硬，或心下满痛，大便不解或下利，舌苔黄，脉弦数有力。

9. 痛泻要方配伍防风，取其防风辛温升散，辛能散肝郁，香能舒脾气，且燥湿以助止泻之功，又为脾经引经之药。

五、问答题

1. 逍遥散的配伍特点是：①体用结合：方以白芍、当归滋阴养血以补肝体，柴胡、薄荷疏肝解郁以调肝用，合用则肝体肝用并治。②肝脾同治：柴胡、薄荷、白芍、当归疏肝柔肝养肝，白术、茯苓、煨姜、甘草益气健脾和中，合而用之，则调肝补脾。

2. 半夏泻心汤主治寒热互结之痞证，故方中用半夏散结除痞、降逆止呕，干姜温中散寒，黄芩、黄连泄热开痞，四药相伍，辛开苦降，寒热平调，散结除痞。人参、大枣、甘草甘温益气，补脾和中。诸药配伍，使本方具有辛开苦降，寒热并用，补泻兼施之特点。

3. 芍药在四逆散中敛阴养血柔肝，与柴胡相伍，补肝体而调肝用；在逍遥散中养血敛阴，柔肝缓急，与柴胡同用，补肝体而助肝用；在痛泻要方中柔肝缓急止痛，与白术相配，扶土抑木。

4. 两方均治少阳病，皆有何解少阳之功用，都用柴胡、黄芩、半夏、生姜、大枣。不同的是：小柴胡汤治少阳病，症见往来寒热、胸胁苦满、默默不欲饮食、心烦喜呕、口苦咽干、目眩、舌苔薄白、脉弦，功用为和解少阳。方中用柴胡、黄芩和解少阳；半夏、生姜降逆和胃止呕；人参、大枣、甘草益气扶正，健脾和中。大柴胡汤治少阳阳明合病，症见往来寒热、胸胁苦满、呕不止、郁郁微烦、心下满痛或心下痞硬、大便不解或协热下利、舌苔黄、脉弦数有力。功用不仅和解少阳，且能内泻阳明热结。方中柴胡与黄芩和解少阳；大黄与枳实泻阳明热结，且行气消痞；芍药缓急止痛；半夏、生姜降逆止呕；因有阳明热结，不用参、草之甘壅留邪，而用大枣调和诸药。

5. 柴胡在小柴胡汤中透泄少阳之邪，并疏畅气机，合黄芩和解少阳。在四逆散中升阳透邪，疏肝解郁，配芍药敛阴养血柔肝，且使柴胡升散而无耗散阴血之弊；配枳实升清降浊，调畅气机。在逍遥散中疏肝解郁，配当归、芍药养血柔肝，补肝体而助肝用。

六、分析题

(一) 病案分析题

1. 辨证：热入血室，肝胆经气不利。

治法：和解少阳，兼以调血。

处方：小柴胡汤加当归、丹参、益母草。

柴胡12g　黄芩9g　半夏9g　人参6g
大枣4枚　炙甘草4g　当归9g　丹参9g
益母草9g　生姜9g　水煎服

方义分析：热入血室，正邪纷争，欲借少阳为出路而有寒热往来，治当因势利导，主用小柴胡汤，借和解少阳之枢机，使邪从外解，邪气去则血结亦散。故方用柴胡轻清透散，透解外邪，疏畅气机；黄芩苦寒清泄，祛除少阳胆腑之热。二药相配，清透结合，和里祛邪，共解血室、少阳之邪，为本方的主要部分。半夏、生姜和胃降逆，运脾输津；当归、丹参、益母草行血和血，以治血结。邪气之所以入于血室，乃产后气血虚弱而致，故用人参、大枣、炙甘草、当归益气养血，扶正祛邪，皆为辅佐部分。甘草兼能调和诸药为使。如此配合，使血室之邪外透而解，气血畅则津液行，自然诸症悉除。

2. 辨证：寒热互结，气机阻滞，脾胃不和。

治法：平调寒热，消痞散结。

处方：半夏泻心汤。

半夏12g　干姜9g　黄连6g　黄芩9g　人参6g　大枣4枚　炙甘草6g　水煎服

方义分析：方以半夏和胃燥湿，散结消痞，干姜温运脾阳，黄芩、黄连泻热燥湿。姜、夏性温，芩、连性寒，二组合用，调和寒热，以解寒热之互结；姜、夏味辛，芩、连味苦，合而用之，辛开苦降，宣通气机，宣散湿邪，协调升降，以解痞、呕、利诸症。人参、大枣、甘草甘温益气，补益脾胃，兼顾误下伤中。七味配伍，寒热并用，苦辛并进，补泻同施，使邪去正复，气得升降，诸症悉平。

3. 辨证：肝郁血虚，脾失健运。

治法：疏肝解郁，健脾养血。

处方：逍遥散加减。

柴胡10g　当归10g　白芍15g　白术10g　茯苓10g　炙甘草6g　陈皮10g　广木香9g　鸡内金10g　水煎服

方义分析：方以柴胡疏肝气，解肝郁以顺肝性；当归、白芍养肝血，柔肝体以助肝用。两组药物相配，可使肝气得舒，肝血得充，气血调和。白术、茯苓、甘草健脾气，除湿浊以助运化。三药益脾之功，既可使脾气健旺而不受肝侮，又可使脾气散精于肝而肝得滋养。加陈皮、木香健脾燥湿，行肠胃气滞；鸡内金健脾消食。如此配伍，补肝体，助肝用，气血兼顾，肝脾并治。

（二）处方分析题

1. 此方为大柴胡汤。方以柴胡为君，透邪疏肝。黄芩为臣，清解胆热，君臣相伍，和解少阳；大黄与枳实内泻阳明热结，行气消痞，亦为臣药。芍药柔肝缓急止痛；半夏、生姜降逆和胃止呕，共为佐药。大枣为使，调和诸药。诸药合用，共奏和解少阳，内泻热结之效。主治少阳阳明合病，往来寒热，胸胁苦满，呕不止，郁郁微烦，心下痞硬，或心下满痛，大便不解或下利，舌苔黄，脉弦数有力。

2. 此方为逍遥散去薄荷、煨姜，加香附、陈皮而成。方以柴胡为君，疏肝解郁。白芍养血柔肝缓急，当归养血和血，共为臣药。君臣相伍，补肝体助肝用。香附、陈皮助柴胡理气解郁；白术、茯苓、甘草健脾益气，既助生化之源，又培土抑木为佐。甘草亦为使药，调和诸药。诸药合用，共奏疏肝养血健脾之功。主治肝郁血虚脾弱之证，症见胁肋疼痛、头痛目眩、口燥咽干、神疲食少，或月经不调、乳房胀痛、脉弦而虚。

第四章 清 热 剂

习题

一、填空题

1. 清热剂具有 _____、_____、_____、_____等作用。

2. 清热剂分为 _____、_____、_____、_____、_____等五类。

3. _____方原为治阳明经证的主方，后世温病学家又以此为治_____的代表方。

4. 竹叶石膏汤是白虎汤去_____，加_____、_____、_____、_____而成。

5. 清营凉血方证中由于入营邪热由气分传来，故应采用_____之法。

6. 犀角地黄汤由水牛角、生地黄、_____、_____组成。

7. 犀角地黄汤组方中以凉血与活血散瘀并用，使热清血宁而无_____之虑，凉血止血又无_____之弊。

8. 清热解毒剂适用于_____、_____、_____及_____等证。

9. 普济消毒饮的功用是_____，_____。

10. 普济消毒饮中有"火郁发之"之义的药物是_____、_____。

11. 仙方活命饮中的_____被前人称之谓"疮疡圣药"。

12. 导赤散主治_____证。

13. 龙胆泻肝汤主治_____、_____证。

14. 左金丸的功用是_____，_____。

15. 苇茎汤是治疗_____的常用方剂。

16. 泻白散的功用是_____，_____。

17. 清胃散的功用是_____，主治_____。

18. 玉女煎的辨证要点是_____、_____、_____。

19. 葛根芩连汤的功用是_____，主治_____。

20. 芍药汤的功用是_____，_____。

21. 青蒿鳖甲汤主治_____证。

22. 后世以_____五字概括导赤散主治证病机较为贴切。

23. 龙胆泻肝汤中甘草为佐使，一可_____；二可_____。

24. 仙方活命饮若用之得当，则"脓未成者即_____，已成者即_____。"

二、选择题

（一）A1 型题

1. 以"清心与养阴两顾，利水并导热下行"为特点的方剂是（ ）
   A. 八正散
   B. 小蓟饮子
   C. 龙胆泻肝汤
   D. 导赤散
   E. 五苓散

2. 患者咳嗽气急欲喘，皮肤蒸热，日晡尤甚，舌红苔黄，脉细数。治当首选（ ）
   A. 麻杏甘石汤
   B. 泻白散
   C. 清气化痰丸
   D. 定喘汤
   E. 三拗汤

3. 清胃散中升麻与下列何药相伍，使

上炎之火得散，内郁之热得降(　　)

　　A. 生地

　　B. 丹皮

　　C. 黄连

　　D. 生地、丹皮

　　E. 大黄

4. 导赤散的君药是(　　)

　　A. 生地黄、木通

　　B. 竹叶

　　C. 木通

　　D. 生甘草

　　E. 木通、竹叶

5. 龙胆泻肝汤中清利湿热的药物是
(　　)

　　A. 泽泻、车前子、茯苓

　　B. 茯苓、车前子、木通

　　C. 泽泻、车前子、木通

　　D. 猪苓、茯苓、木通

　　E. 茯苓、泽泻、猪苓

6. 龙胆泻肝汤中多用苦燥渗利伤阴之
品，为使祛邪不伤正，故方中伍用(　　)

　　A. 熟地、麦冬

　　B. 熟地、当归

　　C. 生地、麦冬

　　D. 生地、当归

　　E. 熟地、生地

7. 左金丸原方中黄连与吴茱萸的用量
比例为(　　)

　　A. 1：1

　　B. 2：1

　　C. 3：1

　　D. 6：1

　　E. 4：1

8. 功用为清肝泻火，降逆止呕的方剂
是(　　)

　　A. 吴茱萸汤

　　B. 泻青丸

　　C. 龙胆泻肝汤

D. 左金丸

E. 当归龙荟丸

9. 功用为清泻肺热，止咳平喘的方剂
是(　　)

　　A. 止嗽散

　　B. 泻黄散

　　C. 泻白散

　　D. 定喘汤

　　E. 麻黄汤

10. 泻白散的君药是(　　)

　　A. 桑白皮

　　B. 地骨皮

　　C. 粳米

　　D. 桑白皮和地骨皮

　　E. 甘草

11. 苇茎汤的主治病证为(　　)

　　A. 肠痈

　　B. 肺痈

　　C. 脱疽

　　D. 大头瘟

　　E. 鹤膝风

12. 患者咳吐腥臭脓血，胸中隐隐作
痛，身有微热，咳嗽痰多，舌红，苔黄腻，
脉滑数。治宜选用(　　)

　　A. 苇茎汤

　　B. 四妙勇安汤

　　C. 麻杏甘石汤

　　D. 定喘汤

　　E. 泻白散

13. 患者牙痛牵引头疼，面颊发热，其
齿喜冷恶热，口气热臭，口干舌燥，舌红苔
黄，脉滑数。治宜选用(　　)

　　A. 玉女煎

　　B. 清胃散

　　C. 竹叶石膏汤

　　D. 黄连解毒汤

　　E. 泻黄散

14. 以牙痛齿松，烦热干渴，舌红苔黄

而干为辨证要点的方剂是(　　)

    A. 清胃散

    B. 泻黄散

    C. 泻白散

    D. 玉女煎

    E. 竹叶石膏汤

15. 芍药汤主治(　　)

    A. 疫毒痢

    B. 湿热痢

    C. 虚寒痢

    D. 寒湿痢

    E. 休息痢

16. 立法用药体现"行血则便脓自愈，调气则后重自除"的方剂是(　　)

    A. 败毒散

    B. 芍药汤

    C. 白头翁汤

    D. 黄芩汤

    E. 葛根芩连汤

17. 患者腹痛，便脓血，赤白相兼，里急后重，肛门灼热，小便短赤，舌苔黄腻，脉弦数。治宜选用(　　)

    A. 葛根芩连汤

    B. 桃花汤

    C. 真人养脏汤

    D. 芍药汤

    E. 白头翁汤

18. 芍药汤中用量最大的药物是(　　)

    A. 大黄

    B. 木香

    C. 黄芩

    D. 芍药

    E. 黄连

19. 白头翁汤主治(　　)

    A. 湿热痢

    B. 寒湿痢

    C. 噤口痢

    D. 热毒痢

    E. 阴虚痢

20. 组成中生地、熟地同用的方剂是(　　)

    A. 天王补心丹

    B. 血府逐瘀汤

    C. 当归六黄汤

    D. 炙甘草汤

    E. 大补阴丸

21. 症见发热盗汗，面赤心烦，口干唇燥，大便干结，小便黄赤，舌红苔黄，脉数者。宜用何方(　　)

    A. 大补阴丸

    B. 知柏地黄丸

    C. 清骨散

    D. 滋水清肝饮

    E. 当归六黄汤

22. 青蒿鳖甲汤的组成中含有(　　)

    A. 知母、石膏

    B. 石膏、丹皮

    C. 丹皮、生地

    D. 生地、当归

    E. 当归、芍药

23. 芍药汤中清热燥湿而解肠中热毒的药物是(　　)

    A. 黄芩、黄连、黄柏

    B. 黄芩、黄连、山栀

    C. 黄芩、黄连、大黄

    D. 黄芩、大黄、山栀

    E. 山栀、黄连、大黄

24. 玉女煎的君药是(　　)

    A. 石膏

    B. 牛膝

    C. 熟地

    D. 麦冬

    E. 知母

25. 下列除哪项外，均为龙胆泻肝汤的主治(　　)

    A. 心胸烦热、渴欲饮冷

B. 胁痛、头痛

C. 口苦目赤、耳聋耳肿

D. 阴痒阴肿、妇人带下

E. 小便淋浊

26. 具有清热燥湿，调气和血功用的方剂是( )

A. 犀角地黄汤

B. 芍药汤

C. 白头翁汤

D. 当归补血汤

E. 八珍汤

27. 清胃散中应以何药为君( )

A. 生地养阴凉血

B. 升麻散火解毒

C. 黄连清胃泻火

D. 丹皮凉血清热

E. 以上都不是

28. 主治三焦火毒证的代表方是( )

A. 普济消毒饮

B. 清瘟败毒饮

C. 黄连解毒汤

D. 五味消毒饮

E. 泻心汤

29. 普济消毒饮具有疏风散邪，清热解毒之功，主治( )

A. 阳明气分热盛

B. 邪热传营

C. 一切实热火毒，三焦热盛之证

D. 瘟疫热毒，充斥内外，气血两燔

E. 大头瘟

30. 功能清热解毒，凉血泻火的方剂是( )

A. 清营汤

B. 犀角地黄汤

C. 黄连解毒汤

D. 清瘟败毒饮

E. 神犀丹

31. 功用为泻火解毒的方剂是( )

A. 黄连解毒汤

B. 普济消毒饮

C. 凉膈散

D. 仙方活命饮

E. 五味消毒饮

32. 功用为清热解毒，疏风散邪的方剂是( )

A. 桑菊饮

B. 银翘散

C. 白虎汤

D. 普济消毒饮

E. 四妙勇安汤

33. 症见恶寒发热，头面红肿焮痛，目不能开，咽喉不利，舌燥口渴，舌红苔白兼黄，脉浮数有力。宜选用( )

A. 麻杏甘石汤

B. 银翘散

C. 黄连解毒汤

D. 白虎汤

E. 普济消毒饮

34. 凉膈散的组成中含有( )

A. 小承气汤

B. 大承气汤

C. 调胃承气汤

D. 泻心汤

E. 增液汤

35. 功用为泻火通便，清上泄下的方剂是( )

A. 竹叶石膏汤

B. 凉膈散

C. 黄连解毒汤

D. 甘露消毒丹

E. 大承气汤

36. 体现"以泻代清"配伍特点的代表方是( )

A. 大承气汤

B. 小承气汤

C. 调胃承气汤

D. 凉膈散

E. 导赤散

37. 凉膈散的君药是（　　）

A. 大黄

B. 芒硝

C. 山栀

D. 黄芩

E. 连翘

38. 凉膈散中用量最重的药物是（　　）

A. 大黄

B. 芒硝

C. 山栀

D. 黄芩

E. 连翘

39. 症见疮疡肿毒初起，红肿焮痛，身热凛寒，苔薄白，脉数有力。宜选用（　　）

A. 五味消毒饮

B. 仙方活命饮

C. 黄连解毒汤

D. 四妙勇安汤

E. 透脓散

40. 仙方活命饮的君药是（　　）

A. 赤芍

B. 白芷

C. 金银花

D. 乳香

E. 皂角刺

41. 凉膈散中配用黄芩的目的是（　　）

A. 清肺热

B. 清热燥湿

C. 清胸膈郁热

D. 清少阳经热

E. 清中焦之热

42. 普济消毒饮中配用升麻、柴胡的目的是（　　）

A. 疏散风热，引药上行

B. 疏肝解郁

C. 透疹解毒

D. 升举清阳

E. 升提中气

43. 黄连解毒汤的组成中除黄连外，尚有（　　）

A. 栀子、黄芩、黄柏、知母

B. 栀子、黄芩、黄柏、茵陈

C. 栀子、黄芩、黄柏

D. 栀子、黄芩、黄柏、大黄

E. 栀子、大黄、黄柏

44. 仙方活命饮与普济消毒饮两方共同的药物是（　　）

A. 贝母

B. 连翘

C. 金银花

D. 陈皮

E. 乳香

45. 患者壮热面赤，烦渴引饮，汗出恶热，脉洪而有力。治宜选用（　　）

A. 白虎汤

B. 竹叶石膏汤

C. 白虎加人参汤

D. 白虎加桂枝汤

E. 芍药汤

46. 清营汤中体现"入营犹可透热转气"治则的一组药物是（　　）

A. 丹参、麦冬

B. 水牛角、生地黄

C. 丹皮、莲子心

D. 银花、连翘、竹叶

E. 丹参、玄参

47. 遵《素问·至真要大论》"热淫于内，治以咸寒，佐以甘苦"之旨的方剂是（　　）

A. 犀角地黄汤

B. 白虎汤

C. 黄连解毒汤

D. 清营汤

E. 龙胆泻肝汤

48. 体现 "入血就恐耗血动血，直须凉血散血" 治则的方剂是(   )
    A. 清营汤
    B. 化斑汤
    C. 清瘟败毒饮
    D. 普济消毒饮
    E. 犀角地黄汤

49. 组成中没有知母的方剂是(   )
    A. 白虎汤
    B. 化斑汤
    C. 竹叶石膏汤
    D. 玉女煎
    E. 清瘟败毒饮

50. 竹叶石膏汤出自(   )
    A. 《温病条辨》
    B. 《内经》
    C. 《伤寒论》
    D. 《伤寒直格》
    E. 《伤寒来苏集》

51. 白虎汤主治(   )
    A. 阳明气分热盛
    B. 暑病余热未清，气津两伤
    C. 三焦火毒炽热
    D. 热毒充斥，气血两燔
    E. 以上都不是

52. 白虎汤中的君药(   )
    A. 生石膏
    B. 煅石膏
    C. 知母
    D. 生石膏和知母
    E. 煅石膏和知母

53. 犀角地黄汤的组成含有(   )
    A. 芍药、丹参
    B. 生地、丹参
    C. 芍药、丹皮
    D. 熟地、丹皮
    E. 熟地、丹参

54. 竹叶石膏汤的功用是(   )

A. 清热解毒，养阴生津
B. 清热养阴，利水通淋
C. 清热生津，益气和胃
D. 辛凉宣泄，清肺平喘
E. 清热生津，益气通络

55. 热入营分，身热夜甚，神烦少寐，时有谵语，斑疹隐隐，舌绛而干，脉细数。宜选用(   )
    A. 安宫牛黄丸
    B. 犀角地黄汤
    C. 清营汤
    D. 黄连解毒汤
    E. 清瘟败毒饮

56. 清营汤中的君药是(   )
    A. 生地黄
    B. 水牛角
    C. 玄参
    D. 生地、水牛角
    E. 玄参、水牛角

57. 体现 "透热转气" 治法的代表方是(   )
    A. 银翘散
    B. 桑菊饮
    C. 白虎汤
    D. 清营汤
    E. 犀角地黄汤

58. 清营汤中所包含的方剂是(   )
    A. 泻心汤
    B. 六一散
    C. 增液汤
    D. 导赤散
    E. 生脉散

59. 犀角地黄汤主治(   )
    A. 外感热病，热入血分证
    B. 热毒炽盛，充斥三焦证
    C. 上中二焦火热证
    D. 阳明气分热盛证
    E. 温病热邪，传入营分证

60. 犀角地黄汤的功用是（   ）
   A. 清热解毒，清化湿热
   B. 凉血止血，活血化瘀
   C. 清热生津，和胃降逆
   D. 清热解毒，透热养阴
   E. 清热解毒，凉血散瘀

61. 竹叶石膏汤中的君药是（   ）
   A. 竹叶
   B. 石膏
   C. 竹叶和石膏
   D. 麦冬
   E. 人参

62. 竹叶石膏汤主治证的病机是（   ）
   A. 阳明气分热盛
   B. 热病之后，余热未清，气津两伤
   C. 少阴不足，阳明有余
   D. 三焦热盛
   E. 温病后期，邪伏阴分

63. 以身热多汗，气逆欲呕，口干喜饮，舌红少苔，脉虚数为辨证要点的方剂是（   ）
   A. 清骨散
   B. 青蒿鳖甲汤
   C. 当归六黄汤
   D. 生脉散
   E. 竹叶石膏汤

64. 《医宗金鉴》说："以大寒之剂易为清补之方" 的方剂是（   ）
   A. 麦门冬汤
   B. 白虎加人参汤
   C. 生脉散
   D. 竹叶石膏汤
   E. 玉女煎

65. 白虎汤出自（   ）
   A.《素问》
   B.《内经》
   C.《伤寒论》
   D.《温病条辨》

E.《伤寒直格》

66. 白虎汤的主治证候不包括（   ）
   A. 烦渴引饮
   B. 肌热面赤
   C. 汗出恶热
   D. 脉洪大有力
   E. 壮热面赤

67. 清营汤主治证中身热的特点是（   ）
   A. 午后身热
   B. 身热夜甚
   C. 夜热早凉
   D. 入暮发热
   E. 身热烦扰

68. 竹叶石膏汤中的臣药是（   ）
   A. 竹叶
   B. 人参
   C. 麦冬
   D. 人参和麦冬
   E. 麦冬和石膏

69. 热入血分证的临床表现不包括（   ）
   A. 发斑
   B. 昏狂
   C. 舌绛起刺
   D. 脉数
   E. 舌红苔黄腻

（二）B1 型题
   A. 温里散寒止痛
   B. 散沉寒，通血脉
   C. 防呕逆拒药，加强行血
   D. 温肾暖脾，补火生土
   E. 温阳化气

1. 芍药汤中肉桂的作用是（   ）

2. 真人养脏汤中肉桂的作用是（   ）
   A. 麻杏甘石汤
   B. 泻白散
   C. 十枣汤

67

D. 葶苈大枣泻肺汤

E. 苇茎汤

3. 功用为清泻肺热，止咳平喘的方剂
是（　　）

4. 功用为清肺化痰，逐瘀排脓的方剂
是（　　）

    A. 泻黄散

    B. 玉女煎

    C. 竹叶石膏汤

    D. 清胃散

    E. 黄连解毒汤

5. 主治胃火牙痛的方剂是（　　）

6. 主治胃热阴虚牙痛的方剂是（　　）

    A. 芍药、当归

    B. 当归、生地

    C. 生地、木通

    D. 黄芩、木通

    E. 黄芩、栀子

7. 清胃散的组成中含有（　　）

8. 导赤散的组成中含有（　　）

    A. 黄芩、黄连、黄柏

    B. 黄芩、黄连、栀子

    C. 黄芩、连翘、甘草

    D. 黄芩、黄柏、栀子

    E. 黄芩、栀子、连翘

9. 黄连解毒汤含有的药物是（　　）

10. 凉膈散中含有的药物是（　　）

    A. 普济消毒饮

    B. 仙方活命饮

    C. 凉膈散

    D. 黄连解毒汤

    E. 犀角地黄汤

11. 主治三焦火毒的方剂是（　　）

12. 主治上焦热盛的方剂是（　　）

    A. 黄连解毒汤

    B. 四妙勇安汤

    C. 仙方活命饮

    D. 大黄牡丹汤

    E. 普济消毒饮

13. 主治阳证痈疡肿毒初起的代表方是
（　　）

14. 主治热毒炽盛之脱疽的代表方是
（　　）

    A. 泻火解毒

    B. 泻火消痞

    C. 清热解毒，凉血泻火

    D. 泻火通便，清上泄下

    E. 清热解毒，疏风散邪

15. 凉膈散的功用是（　　）

16. 清瘟败毒饮的功用是（　　）

    A. 清热生津

    B. 清热生津，益气和胃

    C. 泻火通便，清上泄下

    D. 泻火解毒

    E. 祛暑利湿

17. 白虎汤的功用（　　）

18. 竹叶石膏汤的功用（　　）

    A. 水牛角（犀角）

    B. 丹参

    C. 生地黄

    D. 牡丹皮

    E. 黄连

19. 清营汤中的君药（　　）

20. 犀角地黄汤中的君药（　　）

    A. 清营解毒，透热养阴

    B. 清热解毒，凉血散瘀

    C. 清热解毒，凉血泻火

    D. 清热开窍，凉血解毒

    E. 清热解毒，养阴生津

21. 清营汤的功用（　　）

22. 犀角地黄汤的功用（　　）

    A. 石膏、知母

    B. 石膏、半夏

    C. 知母、半夏

    D. 麦门冬、生地

    E. 竹叶、生地

23. 白虎汤的组成中含有( )
24. 竹叶石膏汤的组成中含有( )
　　A. 清营汤
　　B. 犀角地黄汤
　　C. 芍药汤
　　D. 导赤散
　　E. 白虎汤
25. 热入营分证的代表方( )
26. 热入血分证的代表方( )

(三) X 型题
1. 下列方中石膏、知母同用的方剂是( )
　　A. 白虎汤
　　B. 竹叶石膏汤
　　C. 玉女煎
　　D. 清暑益气汤
　　E. 清骨散
2. 白虎汤的辨证要点是( )
　　A. 身大热
　　B. 汗大出
　　C. 烦躁
　　D. 口大渴
　　E. 脉洪大
3. 犀角地黄汤在凉血之中配散血之品的意义( )
　　A. 有离经之血残留
　　B. 发散外邪
　　C. 散血分余热
　　D. 热与血结成瘀
　　E. 辛散走窍
4. 在清营汤中体现"入营犹可透热转气"的药物是( )
　　A. 银花
　　B. 生地
　　C. 连翘
　　D. 竹叶
　　E. 水牛角
5. 具有清热解毒功用的方剂是( )

　　A. 犀角地黄汤
　　B. 普济消毒饮
　　C. 仙方活命饮
　　D. 白头翁汤
　　E. 黄连解毒汤
6. 普济消毒饮的组成中含有( )
　　A. 黄芩、甘草、玄参
　　B. 黄连、陈皮、柴胡
　　C. 桔梗、连翘、板蓝根
　　D. 马勃、升麻、牛蒡子
　　E. 薄荷、僵蚕
7. 黄连解毒汤的主治证候包括( )
　　A. 大热烦躁
　　B. 热病吐衄
　　C. 湿热黄疸
　　D. 热毒疮疡
　　E. 舌绛少苔
8. 黄芩、黄连、黄柏同用的方剂有( )
　　A. 普济消毒饮
　　B. 黄连解毒汤
　　C. 芍药汤
　　D. 泻青丸
　　E. 当归六黄汤
9. 体现"火郁发之"的方剂有( )
　　A. 清胃散
　　B. 泻白散
　　C. 普济消毒饮
　　D. 仙方活命饮
　　E. 凉膈散
10. 普济消毒饮中配升麻、柴胡的作用( )
　　A. 发散郁火
　　B. 解肌发表
　　C. 疏散风热
　　D. 引药上达
　　E. 疏肝理气
11. 白头翁汤的辨证要点是( )

A. 下痢赤多白少
B. 腹痛
C. 虚坐努责
D. 脉弦数
E. 舌红苔黄

12. 泻白散的组成中含有（　　　）
A. 甘草
B. 桑白皮
C. 地骨皮
D. 粳米
E. 石膏

13. 下列方中甘草、粳米同用的方剂是（　　　）
A. 白虎汤
B. 竹叶石膏汤
C. 玉女煎
D. 泻白散
E. 麦门冬汤

14. 左金丸的立法依据有（　　　）
A. 实则泻其子、辛开苦降、寒热并用
B. 诸逆冲上，皆属于火
C. 泻肝火以和肝胃
D. 胃中寒热夹杂
E. 清上泻下

15. 青蒿鳖甲汤中鳖甲的作用是（　　　）
A. 入络搜邪
B. 引邪外出
C. 滋阴退热
D. 清热透络
E. 滋阴潜阳

16. 组成中含有当归的方剂有（　　　）
A. 泻青丸
B. 芍药汤
C. 清胃散
D. 龙胆泻肝汤
E. 玉女煎

17. 玉女煎中配伍牛膝的意义是（　　　）
A. 引热下行

B. 引药下行
C. 助石膏清胃热
D. 滋补肾水
E. 清火除烦

18. 芍药汤的配伍特点是（　　　）
A. 气血并治
B. 通因通用
C. 清热燥湿
D. 辛开苦降
E. 表里双解

19. 导赤散与龙胆泻肝汤共有的药物有（　　　）
A. 竹叶
B. 生地
C. 栀子
D. 木通
E. 甘草

三、改错题

1. 在肺痈的治疗中苇茎汤只能用于肺痈之将成。

2. 痢疾初起有表证，也可用芍药汤。

3. 凉膈散的运用，必须以大便秘结为辨证要点。

4. 阳证疮疡脓未成时，可选用仙方活命饮；若脓已成，则不可用。

5. 运用清热剂应注意：一是要辨别热证所在部位，二是要辨别热证真假，三是要辨别热证轻重。

6. 犀角地黄汤证是热毒深陷血分所致，治疗以清热解毒、凉血止血为法。

7. 白虎汤主治阳明气分热盛证。表现为壮热面赤，烦渴引饮，汗出恶风，脉洪大有力。

8. 清营汤中体现"入营犹可透热转气"意义的药物是丹皮、银花。

70

四、简答题

1. 石膏和知母在白虎汤中的配伍意义是什么?

2. 为什么说竹叶石膏汤是"大寒之剂,易为清补之方"?方中配伍半夏的意义何在?

3. 简述运用白虎汤的辨证要点和注意事项。

4. 清营汤中配伍丹参的意义是什么?

5. 犀角地黄汤中配伍芍药、丹皮的意义何在?

6. 清热解毒类方剂适用于何证?临床表现有哪些?

7. 何谓"以泻代清"?试举例说明之。

8. 龙胆泻肝汤为什么要配伍当归、生地?

9. 左金丸中用吴茱萸有何意义?

10. 清胃散中黄连与升麻配伍的作用是什么?

11. 泻白散主治何证?有何特点?

12. 石膏和熟地在玉女煎中的配伍意义是什么?方中配伍牛膝又有何意?

13. 芍药汤中为何配伍大黄?体现了什么治疗法则?方中官桂的作用是什么?

14. 钱氏创制导赤散是根据小儿何种体质特点而立?

15. 举方说明何谓"先入后出之妙"?

16. 青蒿鳖甲汤与清骨散的功用、主治有何异同?

17. 仙方活命饮主治何证?辨证要点是什么?方中防风、白芷的作用是什么?

18. 柴胡在龙胆泻肝汤和普济清毒饮中各有何意义?

19. 黄连解毒汤主治什么证?其辨证要点是什么?

20. 清热剂分哪几类?各适用于何种热证?试各举一方剂为例。

五、问答题

1. 普济消毒饮、清胃散、泻黄散的组成配伍都以"火郁发之"为原则,但在具体用药中又各不相同,其区别何在?为什么?

2. 试述龙胆泻肝汤的配伍特点。

3. 试比较白虎汤与竹叶石膏汤在组成、功用、主治等方面的异同。

4. 结合清营汤方证说明"透热转气"的机理。

5. 试比较白虎加人参汤与清暑益气汤的组成、功用及主治证的异同点。

6. 对比说明清胃散与泻黄散在组成、功用、主治上的相同点和不同点。

7. 运用清热剂应注意些什么?

8. 试述清营汤与犀角地黄汤在组成、功用、主治及药物配伍方面的异同。

9. 试比较清胃散与玉女煎在主治病证、临床表现、功用及主要药物配伍方面的异同。

10. 试比较芍药汤与白头翁汤在主治病证、临床表现、功用及用药配伍方面的异同。

六、分析题

(一)病案分析题

要求:分析下列病例,作出中医证的诊断,拟定治法,开出处方,并分析方义。

1. 患者,女,45岁,半月前因受凉,发热恶寒,咳嗽,吐痰腥臭带血,用抗生素治疗无效。今仍胸闷痛,咳嗽,咯脓血痰,量多腥臭,舌红苔黄腻,脉滑数,体温39.5℃。

2. 患者,男,55岁。3天前因饮食不洁而开始腹痛,继而便脓血、赤白相兼、日行数次,伴里急后重、肛门灼热、小便短赤,舌苔黄腻,脉滑数。

3. 患者,男,49岁。1周前右眼开始发红、瘙痒,用氯霉素眼药水滴眼治疗5天无效。现见右眼睑红肿,白睛发红、发痒,分泌物增多，畏光，伴右侧头胀痛，舌红苔黄，脉弦数有力。

4. 患者，男，29岁。4天前头部起一疖肿，有轻微胀痛，逐渐增大，因胀痛日渐剧烈而前来就诊。现发热口干，小便短赤，大便稍干，舌红苔黄，脉弦数。检查：体温38.5℃，右侧头部后上方有一约3cm×3cm的疖肿，灼热发红，有压痛，拒按，质硬，无波动感。

5. 患者，女，28岁。经常鼻孔出血，全身皮肤可散见出血点及紫斑，午后身热，口干咽燥，溲黄，舌红绛少津，脉沉细数。

（二）处方分析题

要求：简要分析下列方剂的方义，并说明其功用、主治病证及其证候。

1. 石膏30g 半夏9g 麦门冬15g 人参6g 竹叶15g 甘草3g 粳米15g 黄连15g 水煎服

2. 黄芩15g 黄连15g 陈皮6g 甘草6g 玄参6g 柴胡6g 桔梗6g 连翘3g 板蓝根3g 马勃3g 牛蒡子3g 薄荷3g 僵蚕2g 升麻2g 大黄6g 芒硝3g（冲）水煎服

3. 白头翁15g 甘草6g 阿胶6g 秦皮9g 黄连9g 黄柏9g 水煎服

4. 生地12g 黄连6g 木通6g 竹叶5g 甘草梢5 水煎服

5. 青蒿6g 鳖甲15g 生地12g 知母6g 丹皮6g 地骨皮6g 白薇6g 银柴胡6g 水煎服

📖 **参考答案**

一、填空题

1. 清热 泻火 凉血 解毒
2. 清气分热 清营凉血 清热解毒 清脏腑热 清虚热
3. 白虎汤 气分热盛

4. 知母 人参 麦冬 竹叶 半夏
5. 清营透热
6. 芍药 丹皮
7. 耗血动血 冰伏留瘀
8. 温疫 温毒 火毒 疮疡疔毒
9. 清热解毒 疏风散邪
10. 升麻 柴胡
11. 银花
12. 心经火热
13. 肝经实火上炎证 肝经湿热下注
14. 清泻肝火 降逆止呕
15. 肺痈
16. 清泻肺热 平喘止咳
17. 清胃凉血 胃火牙痛
18. 牙痛齿松 烦热干渴 舌红苔黄而干
19. 解表清里 协热下利
20. 清热燥湿，调气和血
21. 温病后期，邪伏阴分证
22. 水虚火不实
23. 护胃安中 调和诸药
24. 消 溃

二、选择题

（一）A1 型题

1. D。答案分析：导赤散主治心经火热证，乃由心经蕴热或移于小肠所致。故本方是以清心与养阴两顾，利水并导热下行为特点。

2. B。答案分析：本方主治肺热喘咳证。为肺有伏火郁热，以致气逆不降而为喘咳；伏热伤及阴分，故热以午后为甚。

3. C。答案分析：方中升麻清热解毒，升而能散，可宣达郁遏之伏火，有"火郁发之"之意。与黄连相配伍，则泻火而无凉遏之弊；升麻得黄连，则散火而无升焰之虞。

4. A。答案分析：方中木通清心降火、利水通淋，生地清心热而凉血滋阴，二药共为君药。

5. C。答案分析：湿热壅滞下焦，故用渗湿泄热之车前子、木通、泽泻导热下行，从水道而去，使邪有出路。

6. D。答案分析：因为肝为藏血之脏，肝经实火，易伤阴血，所用诸药又属苦燥渗利伤阴之品，故用生地养阴、当归补血，使祛邪而不伤正。

7. D。答案分析：方中重用黄连，并清肝、胃、心之火，但纯用苦寒又恐郁结不开，故又少佐辛热疏利之吴茱萸，取其下气之用，可助黄连和胃降逆。其用药比例为6：1。

8. D。答案分析：本方主治肝火犯胃证，是由肝经火旺、横逆犯胃所致。故其功用为清肝泻火，降逆止呕。

9. C。答案分析：泻白散主治肺热喘咳证。功用清泻肺热，止咳平喘。

10. A。答案分析：方中桑白皮主入肺经，清泻肺热，止咳平喘，为君药。

11. B。答案分析：清胃散主治证候为身有微热，咳嗽痰多，甚则咳吐腥臭脓血，胸中隐隐作痛，舌红苔黄腻，脉滑数。此为肺痈的主要症状。

12. A。答案分析：本题题解参考11题。

13. B。答案分析：清热散主治胃火牙痛，为胃有积热，热循足阳明经脉上攻所致。牙痛牵引头痛，面颊发热，唇舌颊腮肿痛，牙龈溃烂，胃热每致血分亦热，故易患牙宣出血等症。

14. D。答案分析：本方主治胃热阴虚证。本方治证乃少阴不足，阳明有余所致。阳明有余，胃火上攻，故头痛牙痛；热迫血溢，则牙龈出血；烦热干渴、舌红苔干，皆热盛伤阴之象。

15. B。答案分析：本题题解参考18题。

16. B。答案分析：芍药汤主治湿热壅滞肠中，兼气血瘀滞之湿热痢，故宜调和气血与清热燥湿并进，以使"行血则便脓自愈，调气则后重自除。"

17. D。答案分析：题干中的症状即为湿热痢的主证，故应选用芍药汤。

18. D。答案分析：方中重用白芍养血和营、缓急止痛。

19. D。答案分析：本方治证为热毒深陷血分之下痢，属热毒痢。

20. C。答案分析：当归六黄汤的组成是黄芪、生地、熟地、黄连、黄芩、黄柏、当归。

21. E。答案分析：当归六黄汤主治阴虚火旺盗汗，故出现一派阴虚之证。

22. C。答案分析：本方中用生地滋阴凉血，佐以丹皮泻血中伏火，使火退而阴生。

23. C。答案分析：方中黄连、黄芩苦寒，清热燥湿，而解胸中热毒，以治湿热成痢之本；大黄苦寒，泻热祛积破瘀，使积滞除，瘀血去，则下痢可止。

24. A。答案分析：本方主治胃热阴虚，方中石膏清胃火之有余为君药。

25. A。答案分析：本方主治肝胆实火上炎证与肝经湿热下注证，只有A不属于本方的主治。

26. B。答案分析：芍药汤主治湿热痢疾，故其功用为清热燥湿，调气和血。

27. C。答案分析：方中苦寒之黄连为君，直折胃府之火。

28. C。答案分析：黄连解毒汤用黄连、黄芩、黄柏、栀子泻火解毒力强，直折亢盛之火，三焦气血均治，为"通泻三焦火热之峻剂"。

29. E。答案分析：普济消毒饮为治疗大头瘟的常用方。

30. D。答案分析：清瘟败毒饮重用石

膏大清阳明经热为君，配以芩、连泻火，犀、地凉血解毒，故可清热解毒、凉血泻火。

31．A。答案分析：黄连解毒汤以黄连为君，并与黄芩、黄柏、栀子相配，是泻火解毒的基础方。

32．D。答案分析：此方芩、连苦寒，泻心肺之热，橘红、甘草泻火补气，连翘、薄荷、板蓝根、马勃、僵蚕消肿散毒，升麻、柴胡疏散风热以防凉遏，陈皮理气以疏散壅滞。共收清热解毒、疏风散邪之功。

33．E。答案分析：此为大头瘟之证，普济消毒饮功能清热解毒、疏风散邪，为主治大头瘟的常用方。

34．C。答案分析：凉膈散由调胃承气汤合黄芩、栀子、连翘、薄荷、竹叶、蜂蜜组成。

35．B。答案分析：凉膈散主治上中二焦邪热壅盛之证，其配伍特点为清上与泻下并行，共成泻火通便、清上泄下之功。

36．D。答案分析：凉膈散清上与泻下并行，但泻下是为清泄胸膈郁热所设，即所谓"以泻代清"。

37．E。答案分析：凉膈散主治上中二焦邪郁生热之证。连翘轻清透散，长于清热解毒，透散上焦之热，故本方用以为君药。

38．E。答案分析：方中连翘清热解毒，透散上焦之热为君，故于本方大剂量运用。

39．B。答案分析：此为阳证痈疡肿毒初起之证，仙方活命饮为"疡门开手攻毒之第一方"，凡痈肿初起属于阳证者均可应用。

40．C。答案分析：仙方活命饮主治阳证痈疡肿毒初起，金银花为疮疡圣药，故用以为君。

41．C。答案分析：凉膈散主治上中二焦邪郁生热之热聚胸膈证，故配黄芩以清胸膈郁热。

42．A。答案分析：方中用升麻、柴胡疏散风热，并引诸药上达头面，且寓"火郁发之"之意。

43．C。答案分析：此方由黄连、黄芩、黄柏、栀子组成。

44．D。答案分析：仙方活命饮中用陈皮以行气疏滞，普济消毒饮中用陈皮理气疏散壅滞。

45．A。答案分析：白虎汤的辨证要点为身大热，汗大出，口大渴，脉洪大。

46．D。答案分析：温邪初入营分，故用银花、连翘、竹叶清热解毒，轻清透泄。

47．D。答案分析：清营汤治热入营分证，治宜咸寒清营解毒为主，辅以透热养阴。

48．E。答案分析：犀角地黄汤治热入血分，热伤血络。治宜清热解毒，凉血散瘀。

49．C。答案分析：竹叶石膏汤组成为竹叶、石膏、半夏、麦门冬、人参、甘草、粳米。

50．C。答案分析：竹叶石膏汤出自《伤寒论》。

51．A。答案分析：白虎汤是治阳明经证的主方，后世温病学家又以此为治气分热盛的代表方剂。

52．A。答案分析：生石膏辛甘大寒，入肺胃二经，功善清解，透热出表，以除阳明气分之热，为君。

53．C。答案分析：犀角地黄汤组成为水牛角、生地黄、芍药、丹皮。

54．C。答案分析：气分余热宜清，气津两伤宜补。本方具有清热生津，益气和胃作用。

55．C。答案分析：清营汤主治热入营分证。

56．B。答案分析：清营汤主治热入营分证，治宜咸寒清营解毒为主，故用咸寒之水牛角清解营分热毒为君药。

57．D。答案分析：清营汤的配伍特点是以清营解毒为主，配以养阴生津和"透热转气"。

58．C。答案分析：增液汤的组成为玄参、生地、麦冬，包含在清营汤中。

59．A。答案分析：犀角地黄汤治证由热毒炽盛于血分所致。

60．E。答案分析：犀角地黄汤治证由热毒炽盛于血分所致。治宜清热解毒，凉血散瘀。

61．C。答案分析：竹叶石膏汤治证为热病后期，余热未清，气津两伤，胃气不和。故以竹叶配石膏清透气分余热，除烦止渴为君。

62．B。答案分析：竹叶石膏汤主治伤寒、温病、暑病余热未清，气津两伤证。

63．E。答案分析：热病后期，高热虽除，但余热留恋气分，胃气不和，故身热多汗、气逆欲呕等系竹叶石膏汤之辨证要点。

64．D。答案分析：竹叶石膏汤的配伍特点是清热与益气养阴并用，为清补之方。

65．C。答案分析：白虎汤出自张仲景的《伤寒论》。

66．B。答案分析：白虎汤治证的表现为壮热面赤，烦渴引饮，汗出恶热，脉洪大有力。

67．B。答案分析：邪热传营，伏于阴分，入夜阳气内归营阴，与热相合，故身热夜甚。

68．D。答案分析：人参配麦冬补气养阴生津，针对气津两伤之证。

69．E。答案分析：舌红苔黄腻是湿热证的常见舌象。

（二）B1 型题

1．C。答案分析：芍药汤中的肉桂为反佐药，既可防呕逆拒药，又可加强行血。

2．D。答案分析：真人养脏汤主治久泻久痢。方中用肉桂温肾暖脾。

3．B。答案分析：泻白散主治肺热喘咳证。

4．E。答案分析：苇茎汤主治肺痈。

5．D。答案分析：清胃散亦主治胃火牙痛，因胃有积热，并循阳明经脉上攻所致。

6．B。答案分析：玉女煎主治胃热阴虚证。阳明有余，胃火上攻，故牙痛。

7．B。答案分析：清胃散由升麻、黄连、当归、生地、丹皮组成。

8．C。答案分析：导赤散由生地、木通、竹叶、生甘草梢组成。

9．B。答案分析：黄连解毒汤由黄柏、黄芩、黄连、栀子组成。

10．C。答案分析：凉膈散由连翘、黄芩、栀子、竹叶、薄荷合调胃承气汤组成。

11．D。答案分析：黄连解毒汤主治三焦实热火毒证。

12．A。答案分析：普济消毒饮主治大头瘟，乃感受风热疫毒之邪，壅于上焦，发于头面所致。

13．C。答案分析：仙方活命饮主治阳证痈疡肿毒初起之证。

14．B。答案分析：四妙勇安汤清热解毒、活血止痛，主治热毒炽盛之脱疽。

15．D。答案分析：凉膈散由连翘、黄芩、栀子、竹叶、薄荷合调胃承气汤组成，功能泻火通便、清上泄下。

16．C。答案分析：清瘟败毒饮用石膏、知母，加泻火之黄芩、黄连，凉血之水牛角、生地，共奏清热解毒、凉血泻火之效。

17．A。答案分析：气分热盛，但未致阳明腑实，故不宜攻下；热盛津伤又不能苦寒直折。故清热生津法最宜。

18．B。答案分析：气分余热宜清，气津两伤宜补，治当清热生津、益气和胃。

19．A。答案分析：热入营分，治宜咸寒清营解毒为主，辅以透热养阴。故用苦咸寒之水牛角清营分之热为君药。

20．A。答案分析：热入血分，治宜清热解毒，凉血散瘀。故用苦咸寒之水牛角为君。

21．A。答案分析：邪热内传营分，耗伤营阴。治宜清热解毒，透热养阴。

22．B。答案分析：热毒炽盛于血分所致。治宜清热解毒，凉血散瘀。

23．A。答案分析：白虎汤组成为石膏、知母、粳米、甘草。

24．B。答案分析：竹叶石膏汤组成为竹叶、石膏、半夏、麦冬、人参、甘草、粳米。

25．A。答案分析：清营汤主治热入营分证。

26．B。答案分析：犀角地黄汤主治热入血分，损伤血络证。

（三）X型题

1．AC。答案分析：白虎汤组成为石膏、知母、甘草、粳米；玉女煎组成为石膏、熟地、麦冬、知母、牛膝。两方均有石膏、知母。

2．ABDE。答案分析：本方为治阳明气分热盛证的基础方。临床应用以身大热，汗大出，口大渴，脉洪大为辨证要点。

3．AD。答案分析：由于本方治证由热毒炽盛于血分，热与血结，热邪迫血妄行所致，故用散血之品凉血散血。

4．ACD。答案分析：本方治证乃邪热内传营分，耗伤营阴之候。温邪初入营分，故用银花、连翘、竹叶清热解毒，轻清透泄，使营分热邪有外达之机，促其透出气分而解，此即"入营犹可透热转气"之具体应用。

5．ABCDE。答案分析：此五方均有清热解毒之功用。

6．ABCDE。答案分析：普济消毒饮组成为黄芩、黄连、陈皮、玄参、柴胡、桔梗、连翘、板蓝根、马勃、牛蒡子、薄荷、僵蚕、升麻、甘草。

7．ABCD。答案分析：本方泻火解毒，治三焦实热火毒证。

8．BE。答案分析：黄连解毒汤组成为黄连、黄芩、黄柏、栀子；当归六黄汤组成为当归、生地黄、黄芩、黄柏、黄连、熟地黄、黄芪。

9．ACE。答案分析：清胃散中升麻轻清升散透发，可宣达郁遏之火；普济消毒饮中升麻、柴胡疏散风热，引药上达；凉膈散中薄荷、竹叶轻清疏散解热，均体现"火郁发之"之意。

10．ACD。答案分析：普济消毒饮中升麻、柴胡疏散风热，并引诸药上达头面。

11．ABDE。答案分析：白头翁汤以下痢赤多白少，腹痛，里急后重，舌红苔黄，脉弦数为辨证要点。

12．ABCD。答案分析：泻白散的药物组成为地骨皮、桑白皮、甘草、粳米。

13．ABDE。答案分析：玉女煎组成为石膏、熟地、麦冬、知母、牛膝。

14．ABC。答案分析：本方治肝郁化火，横逆犯胃，肝胃不和之胁肋疼痛、嘈杂吞酸、呕吐口苦之肝火犯胃之证。

15．AC。答案分析：青蒿鳖甲汤中鳖甲功用为滋阴退热，入络搜邪。

16．ABCD。答案分析：玉女煎组成为石膏、熟地、麦冬、知母、牛膝，方中无当归，其余方剂均有。

17．AD。答案分析：玉女煎中配牛膝用以导热引血下行，且补肾水。

18．ABC。答案分析：本方配伍特点是清热燥湿与调和气血并用，并兼以"通因通用"及反佐之法。

19．BDE。答案分析：导赤散组成为生地黄、木通、生甘草、竹叶；龙胆泻肝汤组成为龙胆草、黄芩、栀子、泽泻、木通、当归、生地黄、柴胡、生甘草、车前子。

三、改错题

1. "肺痈之将成"改为"肺痈之将成或已成"。答案分析：苇茎汤为治肺痈的有效方剂，不论肺痈之将成或已成均可使用。

2. "也可用芍药汤"改为"禁用芍药汤"。答案分析：本方为治疗湿热痢的常用方剂，以痢下赤白、腹痛里急、苔腻微黄为辨证要点。痢疾初起有表证者忌用。

3. "必须以大便秘结"改为"不在于大便秘结"。答案分析：本方虽清上与泻下并行，但泻下是为清泄胸膈郁热而设，并不在热结便秘。

4. "脓已成，则不可用"改为"若脓已成，亦可选用"。答案分析：此方用于阳证而体实的各类疮疡肿毒，若用之得当，则"脓未成者即消，已成者即溃"。

5. "轻重"改为"虚实"。答案分析：热有虚热和实热之分，虚实不同，用药各异。

6. "凉血止血"改为"凉血散瘀"。答案分析：血分热毒耗伤血中津液，血因津少而浓稠，运行涩滞，渐聚成瘀，不散则瘀不去，故应凉血散瘀。

7. "汗出恶风"改为"汗出恶热"。答案分析：里热蒸腾，逼津外泄，所以应为汗出恶热。

8. "丹皮"改为"连翘"。答案分析：温邪初入营分，故用银花、连翘、竹叶清热解毒，轻清透泄，而不用丹皮。

四、简答题

1. 白虎汤中的生石膏辛甘大寒，入肺胃二经，功善清解，透热出表而除阳明气分之热，并除烦止渴，为君药；知母苦寒质润，寒助石膏清肺胃之热，润助石膏救已伤之阴津。二药相须为用，可增强清热生津之功。

2. 竹叶石膏汤是由大寒的白虎汤衍化而来，即白虎汤去知母，加人参、麦冬益气生津，竹叶除烦，半夏和胃。方中半夏虽温，但配伍于清热生津药中，其温燥之性去而降逆之用存，且有助于输转津液，使人参、麦冬补而不滞。全方清热与益气养阴并用，祛邪扶正兼顾，清而不寒，补而不滞，实为一首清补两顾之剂。故《医宗金鉴》言："以大寒之剂，易为清补之方。"

3. 白虎汤主治阳明气分热盛证，以大热、大汗、大渴、脉洪大有力为辨证要点。但在使用本方时应注意：一是表证未解的无汗发热，口不渴；二是脉见浮细或沉者；三是血虚发热，脉洪不胜重按；四是真寒假热的阴盛格阳证等不可误投。

4. 清营汤配伍丹参清心，又能凉血活血，不仅助君药以清热凉血，且可防热与血结。

5. 犀角地黄汤以苦微寒之赤芍与辛苦微寒之丹皮共为佐药，清热凉血，活血散瘀，与水牛角、生地相配，凉血与散瘀并用，使凉血止血而无冰伏留瘀之弊。

6. 清热解毒剂，适用于温疫、温毒、火毒及疮疡疔毒等证。若温疫热毒充斥内外，症见大热渴饮、谵语神昏、吐衄发斑、舌绛唇焦等症；温毒上攻头面，气血壅滞，症见头面红肿热痛、咽喉肿痛、舌苔黄燥等；三焦火毒炽盛，症见烦热错语、吐衄发斑及外科的热毒痈疡等；热毒聚于胸膈，可见身热面赤、胸膈烦热、口舌生疮、便秘溲赤等证。

7. 指采用泻下通便药物荡热于中，使之从下而泄，以达清泄胸膈郁热之目的，即为"以泻代清"。凉膈散主治上中二焦邪郁生热证。方中大黄、芒硝泻火通便，荡涤中焦内结之燥热，使上焦之热得以清解，中焦之实由下而去，其泻下是为清泄胸膈郁热而设，此即"以泻代清"。

8. 龙胆泻肝汤主治肝胆实火上炎，或肝经湿热下注证。肝乃藏血之脏，体阴而用阳，实火伤之，阴血亦随之消耗，且方中诸药以苦燥渗利伤阴之品居多，故用当归、生地养血滋阴，使邪去而阴血不伤。

9. 左金丸以苦寒之黄连为君，少佐辛热之吴茱萸：一者疏肝解郁，以使肝气条达，郁结得开；一者反佐以制黄连之寒，使泻火而无凉遏之弊；一者取其下气之用，可助黄连和胃降逆；一者可引领黄连入肝经，一味而功兼四用，以为佐药。

10. 清胃散以苦寒泻火之黄连为君，直折胃腑之热；甘辛微寒之升麻为臣，清热解毒，升而能散，可宣达郁遏之伏火，有"火郁发之"之意。黄连得升麻，降中寓升，则泻火而无凉遏之弊；升麻得黄连，则散火而无升焰之虞。

11. 泻白散主治小儿肺有伏火郁热证。本方之特点是清中有润，泻中有补，既不是清透肺中实热以治其标，也不是滋阴润肺以治其本，而是清泻肺中伏火以消郁热，对小儿"稚阴"之体具有标本兼顾之功，与肺为娇脏，不耐寒热之生理特点亦相吻合。

12. 玉女煎以石膏为君药，用以清阳明有余之火；熟地为臣药，以滋肾水之不足。君臣相伍，清火壮水，虚实兼顾。方中牛膝导热引血下行，且补肾水，以降上炎之火，止上溢之血，为佐使药。

13. 芍药汤主治湿热痢。大黄苦寒沉降，泻热祛积破瘀，使积滞除，瘀血去，则下痢可止，体现了"通因通用"的治疗法则。方中以辛热温通之肉桂既可配活血药以助行血之力，又可防呕逆拒药，属佐助兼反佐之用。

14. 钱氏之导赤散是根据小儿稚阴稚阳、易寒易热、易虚易实、病变快速的特点，治实证当防其虚、治虚证当防其实的用

药原则而创制。

15. 青蒿鳖甲汤主治温病后期，邪伏阴分证。方中鳖甲咸寒，直入阴分，滋阴退热，入络搜邪；青蒿芳香，清热透络，引邪外出。两药相合，谓先入后出之妙。

16. 青蒿鳖甲汤养阴透热，主治温病后期、阴液耗伤、邪伏阴分证，症见夜热早凉、热退无汗、舌红少苔、脉象细数；清骨散以内清骨蒸之热为主，兼以滋阴透热，主治肝肾阴虚、虚火内扰证，症见骨蒸潮热、或低热日久不退、形体消瘦、唇红颧赤、困倦盗汗、舌红少苔、脉细数等。

17. 仙方活命饮主治阳证痈疡肿毒初起。以局部红肿焮痛，甚则伴有身热凛寒，脉数有力为辨证要点。疮疡初起，其邪多羁留于肌肤腠理之间，故用辛散的白芷、防风相配，通滞而散其结，使热毒从外透解。

18. 柴胡在龙胆泻肝汤中疏畅肝胆以防肝气被郁，并引诸药归于肝胆之经；在普济消毒饮中合升麻疏散风热，并协助诸药上达头面，使之有"火郁发之"之义。

19. 黄连解毒汤主治三焦火毒证。以大热烦躁，口燥咽干，舌红苔黄，脉数有力为辨证要点。

20. 清热剂按治法分为清气分热、清营凉血、清热解毒、清脏腑热、清虚热等五类。分别适用于热在气分证；邪热传营，或热入血分诸证；温疫、温毒、火毒及疮疡疔毒等证；邪热偏盛某一脏腑所产生的火热证候和阴虚发热证。各以白虎汤、清营汤、黄连解毒汤、导赤散、青蒿鳖甲汤为代表方剂。

五、问答题

1. 普济消毒饮、清胃散、泻黄散通过不同用药体现了"火郁发之"的原则。普济消毒饮中用升麻、柴胡，清胃散中用升麻，泻黄散中重用防风。

普济消毒饮主治大头瘟证，是风热疫毒之邪发于头面壅于上焦而成，故以清热解毒、疏风散邪为用。方中以黄连、黄芩为君药，清泄上焦热毒；然本方证风热疫毒，壅于上焦，攻冲头面，故用升麻、柴胡，取其升散上行，引苦降之品上达头面而泻上焦火热毒邪，同时"火郁发之"有利于热毒之邪宣散透发。升麻、柴胡得芩、连之苦不致发散太过，芩、连得升麻、柴胡之升散则泻火而无寒凉遏邪之弊。全方得升、柴之引经，直达病所，共奏清热解毒、疏散风邪之效。

清胃散主治胃有积热，热邪循足阳明经脉上攻所致胃火牙痛，故以清胃泻火、凉血养阴为法。方中以黄连为君，清泄胃火，直折火势；然而寒凉清泄太过，亦可损伤中气，甚至导致脾阳下陷，故用升麻，既取其清热解毒为助，又取其升阳散火，引药入阳明经，有"欲降先升"之妙。黄连得升麻，清中有散，降中有升，清泄而无凉遏之弊，散火而无升阳之虑。

泻黄散主治口疮口臭，以及小儿弄舌等脾胃伏火之证，治宜泻脾胃伏火。方中以石膏辛寒清热，山栀苦寒泻火；由于脾气主升，火性炎上，症状表现多在上部，故重用防风辛散升发，一可升散脾经伏火，一可避免骤用大剂寒凉之品，冰伏郁结于上的邪火，使清降与升发并用，既不因清降而伤中阳，又不因升散而助伏火。

2. 龙胆泻肝汤主治肝胆实火，下焦湿热之证。方中以苦寒清热燥湿药为主，如龙胆草、黄芩、栀子、木通、车前子等；恐其大量苦寒燥湿之品，再度劫灼肝阴，故用当归、生地补血养肝，以和肝用；用柴胡疏达肝气，引诸药入肝胆以顺肝气条达之性。全方泻中有补，利中有滋，降中有升，祛邪而不伤正，泻火而不伐胃，诚为泻肝之良方。

3. 白虎汤与竹叶石膏汤组成上都有石膏、粳米、甘草，但白虎汤配伍知母，竹叶石膏汤配伍竹叶、人参、麦冬、半夏。在功用方面都可清热生津，但白虎汤清热之力较强，是大寒之剂，竹叶石膏汤清热之力较弱，益气养阴作用较佳，是清补之方。二者主治均可用于阳明气分邪热伤津，但白虎汤偏于气分热盛、大热、大汗出、大渴、脉洪大之证，竹叶石膏汤偏于余热未清、气阴两伤、身热多汗、口干喜饮、气逆欲呕、舌红少苔、脉虚数之证。

4. 透热转气是叶天士提出的营分热证的治则，指出了初入营分的热邪尚有向外透达，转出气分，从外而解的可能，所以要抓紧时机，清营解毒，透热转气，以免邪热内陷。清营汤主热入营分证，由于营血属阴，营气通心，故热入营分，伤耗营阴，扰及心神，甚至迫血妄行，溢于肌肤，而见身热夜甚、舌绛而干、神烦少寐、时有谵语或斑疹隐隐之证。然可见口渴或不渴，热盛于里，理当口渴，今反不渴者，乃营分热邪蒸腾营阴，上潮于口之故。如气分热邪犹盛灼伤阴津或热邪未尽，则必见口渴、苔黄燥，故此处口渴或不渴，为邪偏于气分或偏于营分的鉴别之处，说明热邪乃初入营分，此时尚可向外透达，转出气分，从外而解，故方中佐以银花、连翘使邪热转出气分而解。另外方中竹叶清香入心，气轻入肺，既清心营，又清气分，皆体现了透热转气的作用。

5. 白虎加人参汤与清暑益气汤，方中均用知母、粳米、甘草，均可清热、益气、养阴，皆可用于暑伤气阴之证。然白虎加人参汤以石膏配人参为主以清暑益气，清解暑热之力强。宜用于暑热偏盛，伤及气阴之证。而清暑益气汤则以西洋参配麦冬、石斛以补益气阴，用西瓜翠衣、荷梗、黄连、竹叶清泄暑热，益气养阴之力强，宜用于暑热不盛、气阴损伤较重之证。

6. 泻黄散与清胃散在组成上都有清泻胃火之品（石膏或黄连），但泻黄散配伍石膏、山栀仁、防风、藿香、甘草，清胃散则配伍升麻、生地、丹皮、当归。在功用上均可清胃热，但泻黄散还有泻脾胃伏火与升发作用，而清胃散则有清胃凉血兼升散解毒功用。二方均主治胃热证，但泻黄散主治脾胃伏火之口疮口臭、烦渴易饥、舌红脉数之证，清胃散主治胃有积热循经上炎之牙痛、口气热臭、牙宣出血、舌红苔黄、脉滑数之证。

7. 使用清热剂，首先要辨清里热的部位和程度，掌握好使用的时机，一般在表证已解，里热正盛，尚未结实时使用。邪热在表，当先解表，里热结实，则应攻下；表证未解，里热已炽，可酌情表里双解。至于在脏在腑，在气在血，更应辨查明细。其次要辨清热证的虚实、真假，勿犯虚虚实实之戒。第三，清热药一般具有苦寒之性，有伤阳之弊，要注意用量不宜过大，服药时间不宜过长，以免诛伐太过，成为"始为热中，继为寒中"之证；治疗阴虚热证，常用滋阴药，而滋阴药多滋腻碍胃，应配些醒脾和胃药，最后热盛而拒药不纳者，可稍加反佐药，剂量宜轻。

8. 清营汤与犀角地黄汤组成上都有水牛角、生地，但清营汤配伍玄参、麦冬、银花、连翘、竹叶、黄连、丹参，而犀角地黄汤则配伍芍药、丹皮。在功用方面都可清热解毒，但清营汤重在清营透热养阴，犀角地黄汤重在凉血散瘀。主治上都可用于温热邪毒深入营血，但清营汤偏于热入营分，尚未动血，症见身热夜甚、神烦不寐、舌绛而干、脉数等，犀角地黄汤则偏于血分、已经动血，症见神昏、紫斑、舌绛起刺、脉数等。

9. 清胃散与玉女煎组成上都有清泻胃火之品（黄连或石膏等），但清胃散配伍生地、当归、丹皮、黄连、升麻，而玉女煎则配伍石膏、熟地、麦冬、知母、牛膝。在功用方面都可清胃热，但清胃散重在凉血，玉女煎重在滋阴。主治方面都可用于胃热炽盛证，但清胃散偏于胃经炽热，循经上炎，引起胃及血分之牙痛、口气热臭、舌红苔黄之证，而玉女煎偏于胃火有余，肾阴不足之牙痛、烦热干渴、舌红苔黄且干之证。

10. 芍药汤和白头翁汤组成上都有黄连，但芍药汤配伍黄芩、大黄、芍药、当归、木香、槟榔、肉桂、甘草，白头翁汤则配伍白头翁、黄柏、秦皮。在功用上均可清肠道之热，但芍药汤清热燥湿，调和气血，于通调中有清化之特长，而白头翁汤则有清热解毒，凉血止痢，以清解中兼有涩止特长。二方均主治热壅于肠之痢疾，但芍药汤主治湿热蓄积肠中，气血失调之湿热痢，症见下痢赤白相杂、腹痛里急后重、舌苔黄腻、脉弦数等；而白头翁汤主治热毒深陷血分之热毒痢，症见下痢赤多白少、肛门灼热、烦渴欲饮、舌红苔黄脉数之证。

六、分析题

（一）病案分析题

1. 辨证：热毒壅肺，痰瘀互结。
治法：清热解毒，祛痰排脓。
处方：苇茎汤加味。

苇茎20g　冬瓜仁20g　鱼腥草15g　生苡仁30g　桔梗12g　金银花15g　甘草6g　水煎服

方义分析：苇茎、银花、鱼腥草清肺热以消肺痈；冬瓜仁、桔梗清热化痰，利湿排脓；苡仁上清肺热而排脓，下利肠胃而渗湿。

2. 辨证：湿热壅滞，气血失调。
治法：清热燥湿，调气和血。
处方：芍药汤加味。

白芍30g　当归6g　黄连15g　黄芩15g　官桂3g　槟榔10g　木香10g　甘草6g　山楂10g　神曲10g　大黄10g　水煎服

方义分析：黄芩、黄连清热燥湿，大黄泻热导滞，白芍、当归调血和血，木香、槟榔行气导滞，山楂、神曲消食导滞，肉桂防诸药苦寒伤阳并助调理气血，甘草调和诸药，并和芍药缓急止痛。

3. 辨证：肝胆实火上炎。

治法：清泻肝胆实火。

处方：龙胆泻肝汤加味。

龙胆草6g　黄连6g　柴胡6g　生甘草6g　生地10g　黄芩10g　栀子10g　泽泻10g　当归3g　野菊花10g　决明子6g　水煎服

方义分析：龙胆草、黄连、黄芩、栀子清泻肝胆实火，当归、生地补血养肝，柴胡疏达肝气，泽泻通利水道，使邪从下焦而解，野菊花、决明子清肝明目，生甘草调和诸药，兼以泻火。

4. 辨证：热毒内壅，气血瘀滞。

治法：清热解毒，消肿溃坚，活血止痛。

处方：仙方活命饮加减。

金银花15g　蒲公英15g　归尾10g　陈皮10g　白芷12g　花粉12g　穿山甲9g　皂角刺9g　大黄6g　桔梗6g　生甘草6g。

水煎服。

方义分析：重用银花、蒲公英清热解毒，归尾、陈皮理气活血化滞，花粉清热化痰排脓，穿山甲、皂角刺消肿软坚透脓，白芷疏风解表、散结消肿，大黄泻热通便，桔梗载药上行，使诸药直达病所，生甘草清热解毒并调和诸药。

5. 辨证：血分热盛证。

治法：清热凉血滋阴。

处方：犀角地黄汤加味。

水牛角30g　生地30g　丹皮10g　赤芍10g　紫草10g　玄参10g　大青叶10g　水煎服

方义分析：水牛角、生地、大青叶清热凉血，玄参滋阴凉血，丹皮、赤芍、紫草凉血散瘀。

（二）处方分析题

1. 本方系由竹叶石膏汤加黄连而成，竹叶石膏汤乃白虎汤之变方，系由白虎汤去知母，加竹叶、人参、麦冬、半夏而成。方中以竹叶、石膏为君清解气分邪热，以人参、麦冬为臣益气养阴，佐以半夏和胃降逆，甘草、粳米为使益胃护津，可使胃得和降，呕逆得止，寒凉清泄不致伤中。黄连加强清热之力，全方具有清热生津、益气和胃之效。主治热病之后，余热未清，气阴两伤之证。其证候表现为身热多汗，心胸烦闷，气逆欲呕，口干喜饮，或虚烦不寐，脉虚数，舌红苔少。

2. 本方乃普济消毒饮加大黄、芒硝而成，方中以黄芩、黄连为君，清泄上焦热毒；以薄荷、连翘、僵蚕疏散风热，散结滞；以马勃、板蓝根、桔梗、甘草、玄参清热解毒，清利咽喉；柴胡、升麻疏散风热，发散郁火，有利于风热疫毒迅速消散；陈皮理气行滞，加强解毒散结作用；大黄、芒硝泻热通便。全方具有疏散风邪、清热解毒作用，主治大头瘟。其证候表现是头面红肿燔痛，目不能开，咽喉不利，大便秘结，舌燥口渴，舌红苔黄，脉数有力。

3. 本方系白头翁加甘草、阿胶。方中白头翁清热解毒，凉血止痢；以黄连、黄柏燥湿解毒止痢；秦皮收涩止痢；更用阿胶、甘草养血滋阴。全方具有清热解毒，凉血止痢，养血滋阴的功能。主治热毒痢而阴血耗伤较明显者。其证候表现为腹痛，肛门灼热，里急后重，下痢脓血，赤多白少，渴欲饮水，舌红苔黄，脉弦数。

4. 本方系由导赤散加黄连而成，即黄连导赤散。方中以生地滋阴凉血，壮水以制火；木通清心利水，导热下行；竹叶清心除烦，利水导热；加黄连增强清心泻火之力，甘草梢泻火解毒。本方具有清心养阴、利水通淋的功能，主治心经火热证。其证候表现为心胸烦热，口渴面赤，意欲饮冷，口舌生疮；心热移于小肠而见小便赤涩刺痛，舌红，脉数。

5. 本方系青蒿鳖甲汤加白薇、地骨皮、银柴胡而成。方中用青蒿芳香清热透络，鳖甲滋阴退热，"入络搜邪"，滋阴透邪并进；用生地、知母滋阴清热泻火；更用白薇、地骨皮、银柴胡加强清退虚热的功用；用丹皮配青蒿，内清血中伏热，外透伏阴之邪。综合全方，既可滋肝肾之阴以治本，又可清热透邪以治标，且清热而无苦燥之弊，滋阴而无恋邪之患，故全方具有养阴透热的功能。主治温病后期，阴液耗伤，热伤阴分之证。其证候表现为夜热早凉，热退无汗，颧赤唇红，形体消瘦，舌红少苔，脉细数。

第五章 祛暑剂

习题

一、填空题

1. 暑为火热之邪，故_____是暑病最基本的治法。

2. 香薷散由香薷、_____、_____组成。

二、选择题

(一) A1 型题

1. 碧玉散的组成是（　　）
   A. 六一散加辰砂
   B. 六一散加薄荷
   C. 六一散加竹叶
   D. 六一散加灯心草
   E. 六一散加青黛

2. 香薷散的功用是（　　）
   A. 解表散寒，温肺化饮
   B. 解表散寒，化湿和中
   C. 祛暑解表，化湿和中
   D. 发汗祛湿，兼清里热
   E. 以上都不是

3. 患者身热汗多，口渴心烦，小便短赤，体倦少气，精神不振，脉虚数。宜用（　　）
   A. 清暑益气汤
   B. 竹叶石膏汤
   C. 清络饮
   D. 桂苓甘露饮
   E. 六一散

4. 体现辛温复辛凉治法的方剂是（　　）

   A. 香薷散
   B. 新加香薷饮
   C. 清暑益气汤
   D. 桂苓甘露饮
   E. 竹叶石膏汤

5. 清暑益气汤的君药是（　　）
   A. 西洋参
   B. 石斛
   C. 麦冬
   D. 西瓜翠衣和西洋参
   E. 麦冬和西洋参

(二) B1 型题

   A. 清暑益气汤
   B. 生脉散
   C. 清络饮
   D. 白虎加人参汤
   E. 香薷散

1. 患者身热汗出，心烦口渴，体倦少气，小便短赤，脉虚数。治宜选用（　　）

2. 患者恶寒发热，头重身疼，无汗，腹痛吐泻，胸脘痞闷，舌苔白腻，脉浮。治宜选用（　　）
   A. 香薷散
   B. 新加香薷饮
   C. 小青龙汤
   D. 银翘散
   E. 桂苓甘露散

3. 暑温夹湿，复感于寒宜选用（　　）

4. 暑令感寒夹湿之证宜选用（　　）

(三) X 型题

清暑益气汤的组成中含有（　　）
   A. 知母
   B. 黄连

83

C. 人参

D. 西洋参

E. 荷梗

三、改错题

1. 暑病气津两伤，身热汗多，口渴心烦，小便短赤，体倦少气，精神不振，脉虚数者。宜用竹叶石膏汤。

2. 六一散中甘草与滑石用量之比为6：1。

四、简答题

试述清暑益气汤的组成意义、功用与辨证要点。

五、问答题

暑为阳邪，为何用香薷？临证应用时应如何辨证？

📖 **参考答案**

一、填空题

1. 清暑泄热

2. 白扁豆　厚朴

二、选择题

（一）A1 型题

1. E。答案分析：碧玉散的组成为滑石、甘草、青黛。

2. C。答案分析：香薷散用香薷为君，配以厚朴、白扁豆，共奏祛暑解表、化湿和中之效。

3. A。答案分析：此系暑热气津两伤所致，清暑益气汤功能清暑益气、养阴生津。

4. B。答案分析：本方用辛温之香薷、厚朴，又加金银花、连翘、鲜扁豆花等辛凉之品，意在内清暑热，充分体现辛温复辛凉

之法。

5. D。答案分析：清暑益气汤主治暑热气津两伤之证，治当"清暑热而益元气"，故用西瓜翠衣、西洋参为君。

（二）B1 型题

1. A。答案分析：此为暑热气津两伤证。清暑益气汤功用清暑益气，养阴生津，主治暑热气津两伤之证。

2. E。答案分析：此为阴暑。香薷散功能祛暑解表、化湿和中，为主治该证的常用方。

3. B。答案分析：新加香薷饮不仅用辛温之香薷、厚朴，且用金银花、鲜扁豆花、连翘等药性偏凉之品，故治暑温夹湿、复感于寒证。

4. A。答案分析：香薷散仅用辛温之香薷、厚朴，而无辛凉之药，故治暑令感寒夹湿证。

（三）X 型题

ABCE。答案分析：清暑益气汤由西洋参、石斛、麦冬、黄连、竹叶、荷梗、知母、甘草、粳米、西瓜翠衣组成。

三、改错题

1. "竹叶石膏汤"改为"清暑益气汤"。答案分析：竹叶石膏汤主治热病之后，余热未清，气阴耗伤，胃气上逆之证；此处属暑病气津两伤之证，当用清暑益气汤。

2. "6：1"改为"1：6"。答案分析：六一散为清暑利湿之剂，故重用滑石清解暑热，通利水道，合臣药甘草清热泻火，益气和中，使利水而不伤阴。

四、简答题

清暑益气汤以西瓜翠衣、知母、荷梗、竹叶、黄连清热涤暑；以西洋参、麦冬、石斛、甘草、粳米益气生津。体现了祛邪扶

正，以扶正为主的组方原则。全方功用清暑益气，养阴生津。临床以体倦少气，口渴汗多，脉虚数为辨证要点。

五、问答题

暑为阳邪，其性属热，使人腠理开泄。然夏日酷暑多湿，湿热交蒸，暑易夹湿，而因夏日酷暑，贪凉露卧，不避风寒，又易感受表邪，故暑病常夹湿，兼表邪，症见恶寒发热、心烦口渴，治宜祛暑解表。暑为阳邪，宜辛凉宣透；风寒为阴邪，则宜辛温宣透，故辛温辛凉并用为其原则。香薷辛温芳香为"夏日之麻黄"，既可发汗解表，开腠理而除寒热，又能祛暑化湿，故暑病兼表邪，多用香薷祛暑解表。苔白腻为湿伤脾胃，乃暑令感寒夹湿之证，寒湿较重，当以香薷配厚朴、扁豆花解表散寒化湿，如香薷散药性偏温；而恶寒发热、无汗、口渴面赤、胸闷不舒、苔腻脉数，为暑温兼寒之证，寒轻兼湿热，应以香薷配银花、连翘、厚朴、茯苓以解表清热化湿，如新加香薷饮药性偏凉。

第六章 温 里 剂

![习题]

一、填空题

1. 温里剂通常分为 _____、_____、_____ 三类。

2. 理中丸的功用是 _____、_____。

3. 小建中汤是由桂枝汤倍 _____ 加饴糖组成。

4. 吴茱萸汤是由吴茱萸、_____、_____、_____ 组成。

5. 四逆汤主治 _____ 证。

6. 当归四逆汤是由桂枝汤去生姜，加 _____、_____、_____ 组成。

7. 阳和汤由熟地、肉桂、鹿角胶、白芥子、生甘草、_____、_____ 组成。

8. 理中丸证的病机是 _____。

9. 小建中汤中桂枝与芍药的用量比例是 _____。

10. 治疗阴疽的代表方剂是 _____。

11. 阳和汤用量最大的药物是 _____。

二、选择题

（一）A1 型题

1. 治疗肝胃虚寒，浊阴上逆证的常用方剂是（　　）
   A. 小建中汤
   B. 吴茱萸汤
   C. 理中丸
   D. 香砂六君子汤
   E. 温脾汤

2. 吴茱萸汤的组成是（　　）
   A. 吴茱萸、人参、干姜、大枣
   B. 吴茱萸、人参、生姜、大枣
   C. 吴茱萸、白术、生姜、大枣
   D. 吴茱萸、白术、生姜、甘草
   E. 吴茱萸、人参、半夏、甘草

3. 吴茱萸汤的功用是（　　）
   A. 温中祛寒，益气健脾
   B. 温中补虚，降逆止呕
   C. 益气健脾，温化痰饮
   D. 温中补虚，养血通脉
   E. 补气健脾，渗湿止泻

4. 吴茱萸汤与理中丸中相同的药物是（　　）
   A. 大枣
   B. 干姜
   C. 甘草
   D. 人参
   E. 生姜

5. 下列哪项不属于理中丸的主治证候（　　）
   A. 脘腹绵绵作痛
   B. 畏寒肢冷
   C. 大便溏泻
   D. 恶心呕吐
   E. 脉弦数

6. 患者脘腹绵绵作痛，喜温喜按，呕吐便溏，脘痞食少，畏寒肢冷，口不渴，舌淡苔白润，脉沉细。治宜选用（　　）
   A. 小建中汤
   B. 吴茱萸汤
   C. 理中丸
   D. 补中益气汤
   E. 参苓白术散

7. 理中丸的君药是（　　）

A. 人参

B. 干姜

C. 白术

D. 人参与干姜

E. 人参与白术

8. 理中丸与四君子汤中相同的药物是（　　）

A. 人参、白术、茯苓

B. 人参、白术、甘草

C. 人参、茯苓、甘草

D. 人参、干姜、甘草

E. 人参、茯苓、干姜

9. 既能温中补虚，和里缓急；又可以调和阴阳，柔肝理脾的方剂是（　　）

A. 理中丸

B. 小建中汤

C. 逍遥散

D. 一贯煎

E. 柴胡疏肝散

10. 小建中汤中桂枝与芍药的用量比例是（　　）

A. 1：1

B. 1：2

C. 1：3

D. 2：1

E. 3：1

11. 桂枝汤、小建中汤、当归四逆汤中相同的药物是（　　）

A. 桂枝、芍药、甘草、大枣

B. 桂枝、芍药、甘草、生姜

C. 桂枝、芍药、生姜、大枣

D. 芍药、甘草、生姜、大枣

E. 桂枝、甘草、生姜、大枣

12. 小建中汤中的君药是（　　）

A. 桂枝

B. 饴糖

C. 芍药

D. 桂枝与饴糖

E. 饴糖与芍药

13. 治疗心肾阳虚寒厥证的代表方剂是（　　）

A. 四逆汤

B. 四逆散

C. 真武汤

D. 当归四逆汤

E. 理中丸

14. 四逆汤主治证的病机是（　　）

A. 心肾阳虚，阴寒内盛

B. 脾肾阳虚，水湿内停

C. 心肾阳虚，水湿内停

D. 心阳不足，瘀血阻滞

E. 肾阳不足，精亏血少

15. 患者四肢厥冷，恶寒蜷卧，神衰欲寐，面色苍白，腹痛下利，呕吐不渴，舌苔白滑，脉微细。治宜选用（　　）

A. 四逆散

B. 四逆汤

C. 当归四逆汤

D. 理中丸

E. 真武汤

16. 药物组成中不含有干姜的方剂是（　　）

A. 四逆汤

B. 吴茱萸汤

C. 理中丸

D. 回阳救急汤

E. 半夏泻心汤

17. 四逆汤与通脉四逆汤组成完全相同，其区别是（　　）

A. 通脉四逆汤重用干姜

B. 通脉四逆汤重用甘草

C. 通脉四逆汤重用附子

D. 通脉四逆汤重用干姜、甘草

E. 通脉四逆汤重用干姜、附子

18. 当归四逆汤的功用是（　　）

A. 温经散寒，养血通脉

B. 活血化瘀，温经止痛

C. 养血益气，温经化瘀

D. 温经散寒，除湿止痛

E. 化痰祛瘀，温经止痛

19. 当归四逆汤中通草的作用是(　　)

　　A. 通经脉，畅血行

　　B. 利水渗湿

　　C. 活血利水

　　D. 散寒通络

　　E. 清热利水

20. 阳和汤的组成不包括下列哪味药物(　　)

　　A. 麻黄

　　B. 白芥子

　　C. 桂枝

　　D. 炮姜炭

　　E. 生甘草

21. 阴疽见患处漫肿无头，皮色不变，酸痛无热，口中不渴，舌淡苔白，脉沉细。治疗宜选用(　　)

　　A. 仙方活命饮

　　B. 普济消毒饮

　　C. 阳和汤

　　D. 大黄牡丹汤

　　E. 小金丹

22. 阳和汤中可达皮里膜外，具有温化寒痰、通络散结作用的药物是(　　)

　　A. 麻黄

　　B. 白芥子

　　C. 肉桂

　　D. 炮姜炭

　　E. 鹿角胶

23. 下列何方的组成中不含有桂枝(　　)

　　A. 当归四逆汤

　　B. 小建中汤

　　C. 阳和汤

　　D. 肾气丸

E. 温经汤

24. 阳和汤的主治病证不包括(　　)

　　A. 贴骨疽

　　B. 流注

　　C. 鹤膝风

　　D. 大头瘟

　　E. 痰核

（二）B1 型题

　　A. 小建中汤

　　B. 理中丸

　　C. 补中益气汤

　　D. 归脾汤

　　E. 吴茱萸汤

1. 具有温中祛寒，补气健脾作用的方剂是(　　)

2. 具有补中益气，升阳举陷作用的方剂是(　　)

　　A. 助卫阳，通经络，解肌发表

　　B. 温通胸阳，通行血脉

　　C. 温中阳，祛寒邪

　　D. 温阳化气行水

　　E. 温经散寒，温通血脉

3. 桂枝在小建中汤中的作用是(　　)

4. 桂枝在当归四逆汤中的作用是(　　)

　　A. 温里散寒，发散水气

　　B. 解肌发表，调和营卫

　　C. 温胃散寒，降逆止呕

　　D. 发散风寒，和胃止呕

　　E. 解毒

5. 生姜在吴茱萸汤中的作用是(　　)

6. 生姜在桂枝汤中的作用是(　　)

　　A. 温中与降逆并施，寓补益于温降之中

　　B. 温补并用，以温为主

　　C. 温阳与散寒并用，养血与通脉兼施

　　D. 温清消补并用，但以温经化瘀为主

　　E. 温补脾阳与攻下寒积并用

88

7. 理中丸的配伍特点（ ）

8. 当归四逆汤的配伍特点（ ）

    A. 四逆汤

    B. 理中丸

    C. 当归四逆汤

    D. 四君子汤

    E. 肾气丸

9. 附子与干姜并用的方剂是（ ）

10. 人参与干姜并用的方剂是（ ）

（三）X 型题

1. 理中丸主治（ ）

    A. 脾胃虚寒证

    B. 中焦虚寒，肝脾失和证

    C. 脾胃气虚证

    D. 脾虚夹湿证

    E. 脾阳虚失血证

2. 理中丸的辨证要点有（ ）

    A. 脘腹绵绵作痛

    B. 呕吐

    C. 口渴欲饮

    D. 畏寒肢冷

    E. 大便溏泻

3. 芍药、甘草同用的方剂是（ ）

    A. 小建中汤

    B. 痛泻要方

    C. 桂枝汤

    D. 芍药汤

    E. 四逆散

4. 主治证候中可以见到手足厥冷的方剂是（ ）

    A. 四逆汤

    B. 四逆散

    C. 乌梅丸

    D. 当归四逆汤

    E. 大承气汤

5. 组成中含有吴茱萸的方剂是（ ）

    A. 左金丸

    B. 温经汤

    C. 四神丸

    D. 吴茱萸汤

    E. 天台乌药散

6. 当归四逆汤证的病机是（ ）

    A. 营血虚弱

    B. 阴血亏虚

    C. 寒凝经脉

    D. 血行不利

    E. 痰浊内阻

7. 阳和汤主治证候中包括（ ）

    A. 漫肿无头

    B. 皮色不变

    C. 酸热无痛

    D. 口渴欲饮

    E. 舌淡苔白

8. 组成中含有干姜的方剂是（ ）

    A. 四逆汤

    B. 回阳救急汤

    C. 吴茱萸汤

    D. 理中丸

    E. 半夏泻心汤

9. 四逆汤配伍甘草的意义是（ ）

    A. 益气补中

    B. 润肺止咳

    C. 缓解姜、附峻烈之性

    D. 止咳化痰

    E. 调和药性，并使药力作用持久

10. 小建中汤的主治证候包括（ ）

    A. 腹中拘急疼痛，喜温喜按

    B. 心中悸动

    C. 手足烦热

    D. 咽干口燥

    E. 脉细弦

三、改错题

1. 小建中汤主治中焦虚寒，浊阴上逆证。

2. 理中丸是治疗中焦脾胃气虚的代表

方剂。

3. 四逆汤主治肾阳不足，阴寒内盛所致的四肢逆冷。

4. 当归四逆汤是由桂枝汤去大枣，加当归、通草、细辛组成。

5. 阳和汤重用鹿角胶。

四、简答题

1. 简述理中丸的主治。

2. 理中丸证与四君子汤证在病机方面有何区别？如何区别使用？

3. 小建中汤主治何病证？其辨证要点是什么？

4. 吴茱萸汤主治何病证？其主要症状表现是什么？

5. 简述吴茱萸汤的配伍意义。

6. 甘草在四逆汤中的配伍意义是什么？

7. 简述四逆汤的配伍意义。

8. 当归四逆汤主治何病证？其临床表现是什么？

9. 阳和汤主治何病证？其临床表现是什么？

10. 简述阳和汤中配伍熟地黄、麻黄的意义。

五、问答题

1. 理中丸与小建中汤均治中焦虚寒证，两方的主要区别是什么？

2. 吴茱萸汤与理中丸的功用、主治有何异同？

3. 四逆汤、四逆散、当归四逆汤均治"四逆"，其证治方药有何不同？

4. 小建中汤、当归四逆汤均是在桂枝汤基础上演化而来，通过药物配伍说明这三张方剂在功用、主治病机方面的区别。

5. 试述阳和汤的功用、主治及配伍意义。

六、分析题

（一）病案分析题

要求：分析下列病例，作出中医证的诊断，拟定治法，开出处方，并分析方义。

1. 患者，男，44 岁。脘腹拘急时痛，喜温喜按 3 年余，面色无华，神疲乏力，心悸气短，手足烦热，咽干口燥，舌淡苔白，脉弦细。

2. 患者，女，32 岁。发病 3 年，手足厥冷，但不过膝、不过肘，面色㿠白，口不渴，舌淡苔白，脉沉细。

3. 患者，女，44 岁。头痛以巅顶为主，痛甚时烦躁欲死，伴有恶心呕吐，畏寒喜热，手足不温，口不渴，舌淡苔白，脉沉弦迟。

（二）处方分析题

要求：简要分析下列方剂的方义，并说明其功用、主治病证及其证候。

1. 人参 12g　干姜 9g　白术 9g　炙甘草 6g　茯苓 9g　炮附子 9g　水煎服

2. 熟地 30g　肉桂 6g　麻黄 2g　鹿角胶 9g　白芥子 6g　姜炭 3g　生甘草 6g　附子 6g　黄芪 9g　水煎服

参考答案

一、填空题

1. 温中祛寒　回阳救逆　温经散寒

2. 温中祛寒　补气健脾

3. 芍药

4. 生姜　人参　大枣

5. 心肾阳虚寒厥

6. 当归　细辛　通草

7. 麻黄　炮姜炭

8. 中焦虚寒

9. 1：2

10. 阳和汤

11. 熟地黄

二、选择题

（一）A1 型题

1. B。答案分析：吴茱萸汤具有温中补虚、降逆止呕作用，是治疗肝胃虚寒、浊阴上逆证的常用方。

2. B。答案分析：吴茱萸汤由吴茱萸、生姜、人参、大枣组成。

3. B。答案分析：吴茱萸汤由吴茱萸、生姜、人参、大枣组成。方中吴茱萸、生姜温中散寒，降逆止呕；人参、大枣补益中虚。其功用是温中补虚，降逆止呕。

4. D。答案分析：吴茱萸汤与理中丸的相同药物是人参。

5. E。答案分析：理中丸主治中焦脾胃虚寒证，其脉象多为沉细或沉迟无力，非弦数脉。

6. C。答案分析：所述症状均是脾胃虚寒、运化升降失常的表现，故用理中丸治疗。

7. B。答案分析：理中丸主治中焦虚寒证，干姜为方中君药。

8. B。答案分析：理中丸由人参、干姜、白术、炙甘草组成；四君子汤由人参、茯苓、白术、炙甘草组成。两方均含有人参、白术、炙甘草。

9. B。答案分析：小建中汤具有温中补虚，和里缓急的作用，同时又可以调和阴阳，柔肝理脾。

10. B。答案分析：小建中汤中桂枝与芍药的用量比例是1：2。桂枝三两，芍药六两。

11. A。答案分析：桂枝汤由桂枝、芍药、甘草、生姜、大枣组成；小建中汤由桂枝、芍药、饴糖、生姜、甘草、大枣组成；当归四逆汤由桂枝、芍药、甘草、大枣、当归、细辛、通草组成。三方中均含有桂枝、芍药、甘草、大枣。

12. B。答案分析：饴糖具有温中补虚、缓急止痛作用，是小建中汤的君药。

13. A。答案分析：四逆汤具有回阳救逆作用，是治疗心肾阳虚寒厥证的代表方剂。

14. A。答案分析：四逆汤由附子、干姜、炙甘草组成，附子与干姜配伍有显著的回阳救逆作用。主治证的病机应为心肾阳虚，阴寒内盛。

15. B。答案分析：所述症状均是心肾阳衰、阴寒内盛的表现，治疗急当回阳救逆，应选用四逆汤。

16. B。答案分析：吴茱萸汤由吴茱萸、生姜、人参、大枣组成，不含有干姜。其他四方中均含有干姜。

17. E。答案分析：通脉四逆汤与四逆汤均由附子、干姜、炙甘草组成，只是通脉四逆汤加重了附子、干姜的用量。

18. A。答案分析：当归四逆汤由桂枝、芍药、当归、通草、细辛、大枣、甘草组成。其中当归、芍药养血和血；桂枝、细辛温经散寒，温通血脉；通草通经络，畅血行；甘草、大枣补脾益气养血。诸药合用的功用是温经散寒，养血通脉。

19. A。答案分析：当归四逆汤主治血虚寒凝经脉证，通草在方中的作用是通经脉，畅血行。

20. C。答案分析：阳和汤中含有肉桂，但不含有桂枝。

21. C。答案分析：阳和汤是治疗阴疽的常用方剂，阴疽治疗当首选阳和汤。

22. B。答案分析：白芥子可达皮里膜外，在阳和汤中的作用是温化寒痰、通络散结。

23. C。答案分析：阳和汤中使用的是肉桂，没有桂枝。其他四方均有桂枝。

24. D。答案分析：大头瘟是风热疫毒

所致，应以普济消毒饮治疗，非阳和汤的适应证。

（二）B1 型题

1．B。答案分析：理中丸由干姜、人参、白术、炙甘草组成，具有温中祛寒、补气健脾作用。

2．C。答案分析：补中益气汤由黄芪、人参、白术、炙甘草、当归、升麻、柴胡、陈皮组成，具有补中益气、升阳举陷作用。

3．C。答案分析：小建中汤主治中焦虚寒，肝脾失和证。桂枝在方中的主要作用是温中阳，祛寒邪。

4．E。答案分析：当归四逆汤主治血虚寒凝，经脉不利的手足厥寒证。桂枝在方中的主要作用是温经散寒，温通血脉。

5．C。答案分析：吴茱萸汤主治肝胃虚寒，浊阴上逆证。生姜在方中主要起温胃散寒，降逆止呕作用。

6．D。答案分析：桂枝汤主治外感风寒表虚证。生姜在方中主要起发散风寒，和胃止呕作用。

7．B。答案分析：理中丸以干姜为君，温中散寒，配人参、白术、炙甘草补气健脾，具有温补并用、以温为主的配伍特点。

8．C。答案分析：当归四逆汤以当归、芍药养血和血；配伍桂枝、细辛温经散寒，温通血脉；通草通经脉，畅血行；大枣、炙甘草补脾养血益气。因此，该方具有温阳与散寒并用、养血与通脉兼施的配伍特点。

9．A。答案分析：四逆汤由附子、干姜、炙甘草组成，方中附子与干姜并用。

10．B。答案分析：理中丸由人参、干姜、白术、炙甘草组成，方中人参与干姜并用。

（三）X 型题

1．AE。答案分析：理中丸具有温中祛寒，补气健脾作用。脾胃虚寒，运化升降失常；或脾气虚寒，不能统摄血液的失血病

证，均可使用理中丸治疗。

2．ABDE。答案分析：理中丸主治中焦脾胃虚寒证。其辨证要点应为脘腹绵绵作痛，呕吐，畏寒肢冷，大便溏泻等。

3．ACDE。答案分析：小建中汤、桂枝汤、芍药汤、四逆散方中均含有芍药、甘草。痛泻要方由陈皮、白术、芍药、防风组成，不含有甘草。

4．ABCDE。答案分析：5 首方剂的主治证候中均可以见到四肢逆冷。其中四逆汤因心肾阳虚，阴寒内盛，虚阳不能达于四末而四肢逆冷。四逆散因外邪传经入里，少阳枢机不利，阳气郁滞不达四末而手足逆冷。乌梅丸因剧烈腹痛，气机不利，阴阳之气不相顺接而手足逆冷。当归四逆汤因血虚寒凝经脉而手足逆冷。大承气汤因里热结实，阳气内郁，不达四末而手足逆冷。

5．ABCD。答案分析：左金丸由吴茱萸、黄连组成；四神丸由补骨脂、肉豆蔻、吴茱萸、五味子组成；吴茱萸汤由吴茱萸、生姜、人参、大枣组成；温经汤由吴茱萸、当归、芍药、川芎、人参、桂枝、阿胶、丹皮、生姜、甘草、半夏、麦冬组成。以上四方均含有吴茱萸。

6．ACD。答案分析：当归四逆汤由当归、桂枝、芍药、甘草、生姜、大枣组成。具有温经散寒，养血通脉的作用。适应证的病机应为营血虚弱，寒凝经脉，血行不畅。

7．ABCE。答案分析：阳和汤主治阴疽。其主要症状应为患处漫肿无头，皮色不变，酸痛无热，舌淡苔白。

8．ABDE。答案分析：四逆汤、回阳救急汤、理中丸、半夏泻心汤方中均使用干姜，只有吴茱萸汤中使用的是生姜。

9．ACE。答案分析：四逆汤主治心肾阳气虚衰，阴寒内盛的危重病证。炙甘草在方中的作用是：①协助附子、干姜补益中气，以治虚寒之本；②缓解附子、干姜的峻

烈之性；③调和药性，并使药力作用持久。

10．ABCDE。答案分析：小建中汤主治中焦虚寒，肝脾失和，阴阳气血化生不足的病证。故其症状表现为腹中拘急疼痛，喜温喜按，手足烦热，咽干口燥，心中悸动，脉弦细。

三、改错题

1．"浊阴上逆"改为"肝脾失和证"。答案分析：小建中汤由桂枝、芍药、饴糖、生姜、大枣、炙甘草组成；具有温中补虚，和里缓急作用；主治中焦虚寒，肝脾失和证。

2．"中焦脾胃气虚"改为"中焦脾胃虚寒"。答案分析：理中丸由人参、干姜、白术、炙甘草组成，是治疗中焦脾胃虚寒的代表方剂。

3．"肾阳不足"改为"心肾阳虚"。答案分析：心与肾同属少阴，心为五脏六腑之大主，在五脏中起主宰作用，四逆汤所治病证不单纯是肾阳不足，而是心肾阳气同虚、阴寒内盛。

4．"去大枣"改为"去生姜"。答案分析：当归四逆汤由桂枝、芍药、大枣、甘草、细辛、当归、通草组成，即桂枝汤去生姜，加细辛、当归、通草。

5．"鹿角胶"改为"熟地黄"。答案分析：阳和汤中熟地黄一两，用量最重，鹿角胶用量仅有三钱。

四、简答题

1．理中丸主治中焦虚寒所致的多种病证。如中焦虚寒，脾胃运化升降失常所致的脘腹疼痛、喜温喜按、呕吐便溏、脘痞食少、畏寒肢冷、口不渴、舌淡苔白润、脉沉细或沉迟无力；及脾阳虚不能统摄血液所致的失血、不能统摄津液所致的病后喜唾涎沫、小儿慢惊、胸痹等病证。

2．理中丸证的病机以中焦脾胃虚寒为主，四君子汤证的病机以中焦脾胃气虚为主。临床应用前者以脘腹绵绵作痛，呕吐便溏，畏寒肢冷，舌淡苔白，脉沉细为辨证要点；后者以面白食少，气短乏力，舌淡苔白，脉虚弱为辨证要点。

3．小建中汤主治中焦虚寒，肝脾不和证。其辨证要点是腹中拘急时痛，喜温喜按，舌淡苔白，脉弦细。

4．吴茱萸汤主治肝胃虚寒，浊阴上逆证。其临床表现是食后泛泛欲呕，或呕吐酸水，或干呕，或吐清涎冷沫，胸满脘痛，巅顶疼痛，畏寒肢凉，甚则伴有手足逆冷，大便泄泻，烦躁不宁，舌淡苔白滑，脉沉弦或迟等。

5．吴茱萸汤主治肝胃虚寒，浊阴上逆。方以吴茱萸为君，温暖肝胃散寒，和胃降逆止呕；重用生姜为臣，助吴茱萸温胃散寒，降逆止呕；人参为佐益气健脾；佐使大枣合人参补益脾胃，调和诸药。

6．甘草在四逆汤中的配伍意义有三：一是补益中气，使全方温补结合，以治虚寒之本；二是甘缓姜、附峻烈之性，使其破阴回阳而无耗散之虞；三是调和药性，并使药力作用持久。

7．四逆汤主治心肾阳衰寒厥证。方中生附子大辛大热，入心脾肾经，具有极强的温壮元阳，破散阴寒，回阳救逆作用；干姜入心脾肺经，温中散寒，助阳通脉。炙甘草一则益气补中，使全方温补结合，以治虚寒之本；二则缓解姜、附的峻烈之性；三则调和药性，并使药力作用持久。三药共用，温壮元阳，破散阴寒之力甚强，是回阳救逆的基本方剂。

8．当归四逆汤主治血虚寒厥证。其临床表现是手足厥寒，或腰、股、腿、足、肩、臂疼痛，口不渴，舌淡苔白，脉沉细或细而欲绝。

9. 阳和汤主治阴疽。其临床表现是患处漫肿无头，皮色不变，酸痛无热，口不渴，舌淡苔白，脉沉细或迟细等。

10. 阳和汤中重用熟地黄目的是温补营血，填精补髓。使用少量麻黄的意义是辛温达卫，宣通毛窍，开肌腠，散寒凝。熟地黄与麻黄二药配伍的意义：熟地黄得麻黄之宣通，补而不滞；麻黄得熟地黄之滋补，温散而不伤正。

五、问答题

1. 理中丸与小建中汤均可治疗中焦虚寒证，两方的主要区别是：

理中丸由人参、干姜、白术、炙甘草组成，方中干姜温中散寒，人参、白术、炙甘草补益脾气。该方的作用特点是温中祛寒、补气健脾、温补并用，以温为主，主要适用于中焦脾胃虚寒所致的多种病证。如中焦虚寒，运化升降失常所致的脘腹疼痛、喜温喜按、呕吐便溏、脘痞食少、畏寒肢冷、口不渴、苔白润、脉沉细或沉迟无力；还可治疗中焦虚寒、脾不统血的失血证，脾气虚寒、不能摄津所致的病后多涎唾，及胸痹、小儿慢惊属脾阳虚者。

小建中汤由桂枝、芍药、饴糖、炙甘草、生姜、大枣组成。方中重用饴糖温中补虚，缓急止痛；桂枝温中阳，散寒邪；芍药养营阴，缓肝急，止腹痛；生姜温胃散寒；大枣补脾益气；炙甘草益气和中。其中饴糖配桂枝辛甘化阳，芍药配甘草酸甘化阴。本方的作用特点是温中补虚、和里缓急为主，兼以柔肝理脾、益阴和阳。临床主要用于治疗中焦虚寒，肝脾失和，化源不足病证，症见脘腹拘急疼痛、喜温喜按、神疲乏力、虚怯少气，或心中动悸、虚烦不宁、面色无华，或四肢酸楚、手足烦热、咽干口燥、舌淡苔白、脉细弦。

2. 吴茱萸汤与理中丸均有温补中焦的作用。但吴茱萸汤由吴茱萸、生姜、人参、大枣组成，温中补虚，降逆止呕，尤以温降肝胃为主；理中丸由人参、干姜、白术、炙甘草组成，温中祛寒，补气健脾，尤以温补脾胃为主。

吴茱萸汤与理中丸均适用于中焦虚寒病证。其中吴茱萸汤证病在肝胃，以肝胃虚寒、浊阴上逆为主，症见食后泛泛欲呕，或呕吐酸水，或干呕，或吐清涎冷沫、胸满脘痛、巅顶疼痛、畏寒肢冷，甚则手足逆冷、大便溏泻、烦躁不宁、舌淡苔白滑、脉沉弦或迟；理中丸证病在脾胃，中焦脾胃虚寒所致的多种病证均可使用此方，如中焦虚寒，运化升降失常所致的脘腹绵绵作痛、喜温喜按、呕吐、大便溏泻、脘痞食少、畏寒肢冷、口不渴、舌淡苔白润、脉沉细或沉迟无力，或脾阳虚失血，或脾阳虚所致的病后喜唾涎沫、小儿慢惊、胸痹等。

3. 四逆汤、四逆散、当归四逆汤均可治疗"四逆"，主要区别是：

四逆汤主治心肾阳虚，阴寒内盛证。其手足逆冷具有过膝过肘的特点，并伴有恶寒蜷卧、神衰欲寐、面色苍白、腹痛下利、呕吐不渴、舌苔白滑、脉细微等症，治疗急当回阳救逆。方用生附子温壮元阳，破散阴寒，回阳救逆；干姜温中散寒，助阳通脉；炙甘草一则益气补中，二则甘缓姜、附峻烈之性，三则调和诸药。

四逆散主治外邪传经入里，少阳枢机不利，阳气内郁之证。其手足逆冷仅在肢端，不过腕踝，并可伴有胁胀、脉弦等症。治疗当以透邪解郁，疏肝理气为主。方用柴胡疏肝解郁，透邪外出；芍药敛阴养血柔肝；枳实理气解郁，调达肝气；甘草益脾和中，调和诸药。

当归四逆汤主治营血虚弱，寒凝经脉，血行不畅证。其手足逆冷一般不过腕踝，或兼见腰、腿、足、肩、臂疼痛，口不渴，舌淡苔白，脉沉细等症。治疗当以温经散寒，养血通脉为主。方用当归养血和血；桂枝温经散寒，温通血脉；芍药助当归养血和营，细辛助桂枝温通血脉，通草通经脉；大枣、甘草益气健脾养血。

4. 桂枝汤以桂枝为君，解肌发表，祛散风寒；芍药为臣，益阴敛营；生姜、大枣为佐，生姜助桂枝表散风寒、和胃止呕，大枣益气补中，姜枣相配，补脾和胃，调和营卫；佐使炙甘草调和诸药。诸药配合，解肌发表，调和营卫，主治外感风寒表虚证。

小建中汤是桂枝汤倍芍药，加饴糖组成。方中君以饴糖，温中补虚，缓急止痛。臣以桂枝温阳气，祛寒邪；白芍养营阴，缓肝急，止腹痛。佐以生姜温胃散寒，大枣补益脾胃。佐使炙甘草益气和中，调和诸药。其中饴糖配桂枝辛甘化阳，芍药配甘草酸甘化阴。本方虽是在桂枝汤的基础上演化而成，但一改桂枝汤发汗解表功用，使之演化为以温中补虚，和里缓急为主，兼以调和肝脾，滋阴和阳的方剂。临床主要用于治疗中焦虚寒，肝脾失和证。

当归四逆汤由桂枝汤去生姜，加当归、通草、细辛组成。方中当归养血和血，桂枝温经散寒，温通血脉，共为君药；芍药助当归养血和营，细辛助桂枝温通血脉，共为臣药；通草通经脉，畅血行，是为佐药；甘草、大枣益气健脾养血，是为使药。合用则成温经散寒，养血通脉之剂。主治营血虚弱，寒凝经脉，血行不畅证。

5. 阳和汤由熟地黄、鹿角胶、麻黄、白芥子、肉桂、生甘草、炮姜炭组成。方中重用熟地黄温补营血，填精补髓；鹿角胶温肾阳，益精血，共为君药。肉桂、姜炭入血分，温阳散寒，温通血脉，共为臣药。白芥子达皮里膜外，温化寒痰，通络散结；麻黄宣通毛窍，开腠理，散寒凝，共为佐药。生甘草为使，解毒而调诸药。本方诸药相伍可

产生温阳补血，散寒通滞功用。临床主要用于治疗阴疽，症见患处漫肿无头、皮色不变、酸痛无热、口中不渴、舌淡苔白、脉沉细或迟细。

六、分析题

（一）病案分析题

1. 辨证：中焦虚寒，肝脾失和。

治法：温中补虚，缓急止痛。

处方：小建中汤。

饴糖30g（烊化）　桂枝9g　芍药18g
生姜9g　大枣4枚　炙甘草6g　水煎服

方义分析：方中饴糖温中补虚，缓急止痛；桂枝温中阳，散寒邪；芍药养营阴，缓肝急；炙甘草益气补中；生姜温胃；大枣补脾。其中饴糖配桂枝辛甘化阳，芍药配甘草酸甘化阴。诸药配伍，温补中焦，缓急止痛，兼以调和肝脾，滋阴和阳。

2. 辨证：营血不足，寒凝经脉，血行不畅。

治法：温经散寒，养血通脉。

处方：当归四逆汤。

当归12g　桂枝9g　芍药9g　细辛3g
通草6g　甘草6g　大枣6枚　水煎服

方义分析：方中桂枝温经散寒，温通血脉，当归养血和血，芍药助当归养血和营，细辛助桂枝温通血脉，通草通经脉、畅血行，大枣、甘草益气健脾养血。诸药合用，温经散寒，养血通脉，以使阳气充盛，寒邪得散，血脉畅行，诸症自愈。

3. 辨证：肝胃虚寒，浊阴上逆。

治法：温中散寒，降逆止呕。

处方：吴茱萸汤加味。

吴茱萸9g　生姜18g　人参9g　大枣4枚　半夏9g　川芎9g　水煎服

方义分析：吴茱萸温暖肝胃，降逆止呕；重用生姜，温胃散寒，降逆止呕；配以半夏加强燥湿和胃止呕之力；人参、大枣补

益中焦；川芎入肝经止头痛。诸药合用，可使肝胃虚寒得散，浊阴得降，头痛得止，呕逆自愈。

（二）处方分析题

1. 此处方系附子理中丸加茯苓。附子理中丸是理中丸加附子而成。本方附子、干姜温中祛寒，人参、白术、炙甘草补气健脾，茯苓助白术健脾渗湿。诸药合用，温中祛寒、补气健脾，主治中焦虚寒较甚的病证。其临床表现为脘腹绵绵作痛，喜温喜按，呕吐，大便溏泻，脘痞食少，畏寒肢冷，口不渴，舌淡苔白滑，脉沉细或沉迟无力。

2. 此处方系阳和汤加附子、黄芪。方中熟地黄、鹿角胶温阳补血；肉桂、姜炭温阳散寒，温通血脉；白芥子温化寒痰，通络散结；麻黄宣通毛窍，开肌腠，散寒凝；生甘草解毒，调和诸药；加用附子配肉桂温里散寒；加用黄芪配肉桂温阳益气。以上诸药合用，温阳补血，散寒通滞。主治阳气不足，营血虚弱，寒凝痰滞之阴疽。其主要临床表现是患处漫肿无头，皮色不变，酸痛无热，口中不渴，或见全身虚寒证候，脉沉细或迟细。

第七章 补 益 剂

✒ 习题

一、填空题

1. 补益剂可分为 _____、_____、_____、_____、_____、_____六类。

2. 四君子汤加_____，名曰异功散，主治_____证。

3. 六君子汤即四君子汤加_____、_____组成。

4. 参苓白术散中桔梗的配伍意义是既_____，_____；又_____，_____。

5. 参苓白术散是治脾虚湿盛证及体现_____治法的常用方剂。

6. 补中益气汤以_____为君药，_____、_____为佐使药。

7. 补气升阳，甘温除热的代表方是_____。

8. 补中益气汤的功用是_____，_____。

9. 生脉散由_____、_____、_____组成。

10. 生脉散的辨证要点系_____，_____，_____，_____。

11. 玉屏风散由黄芪、_____、_____组成。

12. 玉屏风散的功用是_____。

13. 玉屏风散为治疗_____证的常用方剂。

14. 完带汤主治_____，_____之证。

15. 完带汤的配伍特点是_____，_____，_____，_____。

16. 完带汤的君药是_____、_____。

17. 四物汤是补血调经的主方，是从《金匮要略》中的_____减去阿胶、艾叶、甘草而成。

18. 当归补血汤中重用黄芪意在_____，_____，以资化源，使气旺血生。

19. 当归补血汤具有_____之功，其中黄芪与当归用量之比是_____：_____。

20. 归脾汤具有_____，_____之功，主治_____证和_____证。

21. 炙甘草汤的功用是_____，_____，方中重用_____为君药。

22. 炙甘草汤中用量最大的药物是_____，方中清酒辛热，可_____，_____，是为使药。

23. 六味地黄丸的配伍特点是_____，_____；_____，_____。

24. 六味地黄丸中三补之药是_____、_____、_____；三泻之药是_____、_____、_____。

25. 大补阴丸以_____，_____，_____为辨证要点。

26. 一贯煎中配伍少量_____以_____，_____，复其条达之性。

27. 一贯煎可治疗_____，_____证，其君药是_____。

28. 肾气丸中配伍少量桂枝、附子，意在微微生火以鼓舞肾气，取"_____"之义。

29. 体现"益火之源，以消阴翳"治法的方剂是_____。

30. 主治暗痱证的方剂是_____，其功用是_____，_____，_____。

31. 治疗肝肾阴虚证的基础方是

97

_____。

32. 补肾助阳的常用方是_____。

33. 治疗气阴两伤证的常用方剂是_____。

二、选择题

（一）A1 型题

1. 四君子汤的功用是(　　)
   - A. 益气健脾
   - B. 益气补中
   - C. 健脾养胃
   - D. 健脾和胃
   - E. 益气和胃

2. 四君子汤证的病机是(　　)
   - A. 脾肾阳虚，水湿内停
   - B. 脾胃虚弱，湿自内生
   - C. 脾胃气虚，运化乏力
   - D. 脾胃气虚，饮食停滞
   - E. 脾胃虚弱，中气下陷

3. 四君子汤与香砂六君子汤均可益气健脾，但后者兼能(　　)
   - A. 行气化痰
   - B. 敛阴生津
   - C. 升阳举陷
   - D. 温中止呕
   - E. 行气疏肝

4. 参苓白术散中除人参、茯苓、白术、甘草和桔梗外，尚有(　　)
   - A. 黄芪、当归、陈皮、升麻、柴胡
   - B. 莲子肉、薏苡仁、砂仁、白扁豆、山药
   - C. 黄芪、当归、砂仁、白扁豆、山药
   - D. 莲子肉、薏苡仁、砂仁、当归、陈皮
   - E. 黄芪、当归、陈皮、白扁豆、山药

5. 症见食少便溏，腹泻，四肢乏力，形体消瘦，脘腹闷胀，面色萎黄，舌质淡，苔白腻，脉虚缓。治宜首选(　　)

   - A. 四君子汤
   - B. 补中益气汤
   - C. 参苓白术散
   - D. 归脾汤
   - E. 六君子汤

6. 参苓白术散证的病机是(　　)
   - A. 阳虚水泛
   - B. 脾胃气虚
   - C. 寒湿困脾
   - D. 肺肾气虚
   - E. 脾虚湿盛

7. 何方中配伍桔梗引经入肺(　　)
   - A. 补中益气汤
   - B. 参苓白术散
   - C. 归脾汤
   - D. 炙甘草汤
   - E. 银翘散

8. 运用培土生金法治疗肺气虚、久咳多痰的方剂是(　　)
   - A. 四君子汤
   - B. 参苓白术散
   - C. 百合固金汤
   - D. 举元煎
   - E. 六君子汤

9. 补中益气汤的君药是(　　)
   - A. 升麻
   - B. 黄芪
   - C. 人参
   - D. 白术
   - E. 柴胡

10. 黄芪在补中益气汤中的配伍意义主要是(　　)
    - A. 补气升阳
    - B. 补气利水
    - C. 补气摄血
    - D. 补气行血
    - E. 益气生血

11. 补气升阳的代表方是(　　)

A. 生脉散

B. 补中益气汤

C. 参苓白术散

D. 玉屏风散

E. 四君子汤

12. 补中益气汤中用量最大的药物是（　　）

A. 人参

B. 升麻

C. 白术

D. 黄芪

E. 甘草

13. 补中益气汤的功用是（　　）

A. 补中益气，升阳举陷

B. 益气升陷，固脱止血

C. 益气生津，敛阴止汗

D. 益气补血，健脾和胃

E. 益气升陷，敛阴止汗

14. 甘温除大热的代表方剂是（　　）

A. 白虎汤

B. 桂枝汤

C. 补中益气汤

D. 归脾汤

E. 四君子汤

15. 升麻、柴胡并用的方剂是（　　）

A. 补中益气汤

B. 归脾汤

C. 参苓白术散

D. 完带汤

E. 一贯煎

16. 生脉散的功用是（　　）

A. 益气养阴，敛汗止渴

B. 清暑益气，养阴生津

C. 益气养阴，生津止渴

D. 益气生津，敛阴止汗

E. 益气生津，敛肺止咳

17. 暑热汗多，气阴两伤，体倦气短，咽干口燥，脉细无力者。治宜首选（　　）

A. 生脉散

B. 清络饮

C. 竹叶石膏汤

D. 清暑益气汤

E. 白虎加人参汤

18. 治疗久咳伤肺，气阴两虚的最佳方剂是（　　）

A. 麦门冬汤

B. 生脉散

C. 百合固金汤

D. 参苓白术散

E. 养阴清肺汤

19. 防风在玉屏风散中的作用是（　　）

A. 疏风而祛邪透疹

B. 祛风而散邪解表

C. 祛风而散邪解痉

D. 走表而散风御邪

E. 祛风而升阳舒脾

20. 患者汗出恶风，面色㿠白，舌淡苔薄白，脉浮虚。治宜选用（　　）

A. 玉屏风散

B. 桂枝汤

C. 补中益气汤

D. 牡蛎散

E. 当归六黄汤

21. 玉屏风散配伍黄芪的意义是（　　）

A. 大补元气，气旺血行

B. 益气固表，行水消肿

C. 内补脾肺，固表止汗

D. 补益正气，托脓外出

E. 补气健脾，化气生血

22. 完带汤的功用是（　　）

A. 益气健脾，固冲摄血

B. 补脾疏肝，化湿止带

C. 健脾止带，清热除湿

D. 健脾除湿，清热止带

E. 温补脾肾，收敛止带

23. 完带汤的组成中含有（　　）

A. 白术、赤芍
B. 苍术、赤芍
C. 赤芍、白芍
D. 白芍、白术
E. 山药、银柴胡

24. 症见带下色白，清稀无臭，面色㿠白，倦怠便溏，舌淡苔白，脉缓。治当选用（　　）
A. 归脾汤
B. 龙胆泻肝汤
C. 二妙散
D. 完带汤
E. 易黄汤

25. 完带汤的辨证要点是（　　）
A. 带下清稀色白，舌淡苔白，脉濡缓
B. 带下清稀色白，稠粘腥臭，腰酸腿软
C. 带下赤白，清稀量多，连绵不断，腰酸体乏，舌淡苔白，脉细缓而沉
D. 带下黄白，稠粘腥臭，腰酸腿软
E. 带下赤白，舌淡苔白，脉濡缓

26. 具有补血调血功用的方剂是（　　）
A. 当归补血汤
B. 归脾汤
C. 八珍汤
D. 四物汤
E. 胶艾汤

27. 何方主治营血虚滞证（　　）
A. 四物汤
B. 归脾汤
C. 当归补血汤
D. 胶艾汤
E. 八珍汤

28. 四物汤与补中益气汤中共同的药物是（　　）
A. 熟地
B. 黄芪

C. 白术
D. 当归
E. 白芍

29. 妇女月经量少，色淡，经期推迟，面色无华，头晕目眩，口唇、爪甲色淡，舌淡脉细。宜首选何方治疗（　　）
A. 逍遥散
B. 圣愈汤
C. 四物汤
D. 桃红四物汤
E. 芎归胶艾汤

30. 当归补血汤用黄芪的意义是（　　）
A. 补气生血
B. 补气行血
C. 补气行水
D. 补气固表
E. 益气行血

31. 疮疡溃后，久不愈合属气血两虚者，宜用何方治疗（　　）
A. 当归补血汤
B. 四物汤
C. 八珍汤
D. 胶艾汤
E. 归脾汤

32. 治疗心脾两虚，脾不统血之月经不调的首选方剂是（　　）
A. 四物汤
B. 归脾汤
C. 逍遥散
D. 固经丸
E. 黄土汤

33. 归脾汤中的理气药是（　　）
A. 木香
B. 陈皮
C. 砂仁
D. 枳壳
E. 香附

34. 归脾汤的组成中有（　　）

A. 木香

B. 阿胶

C. 干地黄

D. 白芍药

E. 川芎

35. 归脾汤中包含的基础方是（   ）

A. 生脉散

B. 四物汤

C. 酸枣仁汤

D. 当归补血汤

E. 增液汤

36. 主治脾不统血证的方剂是（   ）

A. 四物汤

B. 当归补血汤

C. 归脾汤

D. 胶艾汤

E. 人参养荣汤

37. 归脾汤的功用是（   ）

A. 益气补血，健脾养心

B. 补益气血，养心安神

C. 益气养心，健脾止泻

D. 补脾止血，养心安神

E. 补血安神，健脾养心

38. 炙甘草汤的组成中含有（   ）

A. 阿胶、麦冬、麻仁

B. 桃仁、干姜、当归

C. 熟地、当归、白芍

D. 黄芪、天冬、薏苡仁

E. 阿胶、麦冬、白芍

39. 炙甘草汤中桂枝、生姜并用的意义主要是（   ）

A. 温阳化气

B. 解表散寒

C. 温中祛寒

D. 通阳复脉

E. 温中通阳

40. 生脉散与炙甘草汤中共同的药物是（   ）

A. 人参、甘草

B. 人参、桂枝

C. 人参、麦冬

D. 人参、五味子

E. 人参、生姜

41. 具有益气滋阴，通阳复脉功用的方剂是（   ）

A. 生脉散

B. 炙甘草汤

C. 天王补心丹

D. 归脾丸

E. 八珍汤

42. 炙甘草汤中君药是（   ）

A. 炙甘草

B. 生地

C. 麦冬

D. 人参

E. 生姜

43. 脉结代，心动悸，虚赢少气，舌光少苔，治宜选用（   ）

A. 大补阴丸

B. 知柏地黄丸

C. 天王补心丹

D. 炙甘草汤

E. 酸枣仁汤

44. 六味地黄丸是由何方衍化而来（   ）

A. 济生肾气丸

B. 右归饮

C. 肾气丸

D. 右归丸

E. 知柏地黄丸

45. 六味地黄丸中用量最大的药物是（   ）

A. 熟地

B. 山茱萸

C. 山药

D. 茯苓

E. 泽泻

46. 六味地黄丸加何药为都气丸（　　）
    A. 枸杞子
    B. 五味子
    C. 麦冬
    D. 知母
    E. 黄柏

47. 六味地黄丸的臣药是（　　）
    A. 山药、泽泻
    B. 山茱肉、丹皮
    C. 山药、山茱肉
    D. 泽泻、丹皮
    E. 丹皮、茯苓

48. 六味地黄丸出自（　　）
    A. 《金匮要略》
    B. 《丹溪心法》
    C. 《景岳全书》
    D. 《小儿药证直诀》
    E. 《脾胃论》

49. 六味地黄丸的配伍特点是（　　）
    A. 体用并调
    B. 辛开苦降
    C. 寒热共用
    D. 三补三泻
    E. 散中有收

50. 以骨蒸潮热，舌红少苔，尺脉数而有力为辨证要点的方剂是（　　）
    A. 左归丸
    B. 左归饮
    C. 右归丸
    D. 右归饮
    E. 大补阴丸

51. 大补阴丸中除熟地黄、猪脊髓、白蜜外，尚有（　　）
    A. 黄连、贝母、龟板
    B. 黄柏、知母、龟板
    C. 黄芩、知母、鳖甲
    D. 黄柏、当归、龟板

E. 黄柏、贝母、龟板

52. 大补阴丸的功用是（　　）
    A. 滋阴养血
    B. 滋阴降火
    C. 滋阴补肾
    D. 养阴柔肝
    E. 滋阴壮阳

53. 大补阴丸的主治证是（　　）
    A. 肾之阴阳两虚证
    B. 肾阳不足证
    C. 真阴不足证
    D. 肝肾阴虚证
    E. 阴虚火旺证

54. 症见骨蒸潮热，盗汗遗精，咳嗽咯血，心烦易怒，足膝疼热，舌红少苔，尺脉数而有力。治宜首选（　　）
    A. 大补阴丸
    B. 二至丸
    C. 六味地黄丸
    D. 知柏地黄丸
    E. 左归丸

55. 症见胸脘胁痛，吞酸吐苦，咽干口燥，舌红少津，脉象虚弦。治宜选用（　　）
    A. 二至丸
    B. 一贯煎
    C. 逍遥散
    D. 金铃子散
    E. 六味地黄丸

56. 川楝子在一贯煎中的作用是（　　）
    A. 驱杀蛔虫
    B. 清泄肝火
    C. 疏肝泄热
    D. 泻火坚阴
    E. 行气消痞

57. 一贯煎的君药是（　　）
    A. 沙参
    B. 枸杞子
    C. 当归

D. 生地

E. 麦冬

58. 一贯煎的功用为（　　）

    A. 滋补肝肾

    B. 滋阴降火

    C. 滋阴疏肝

    D. 填阴补精

    E. 养阴疏肝

59. 阴虚肝郁而致脘胁疼痛的常用方剂是（　　）

    A. 百合固金汤

    B. 一贯煎

    C. 补肺阿胶汤

    D. 炙甘草汤

    E. 益胃汤

60. 炙甘草汤、当归四逆汤与肾气丸共同的药物是（　　）

    A. 熟地

    B. 当归

    C. 桂枝

    D. 甘草

    E. 生地

61. 肾气丸与加味肾气丸，均有温补肾阳的功用，但后者兼能（　　）

    A. 温脾止泻

    B. 温通经脉

    C. 养血填精

    D. 利水消肿

    E. 强壮筋骨

62. 主治喑痱证的方剂是

    A. 龟鹿二仙胶

    B. 右归丸

    C. 大补阴丸

    D. 地黄饮子

    E. 右归饮

（二）B1 型题

    A. 人参

    B. 黄芪

    C. 白术

    D. 茯苓

    E. 炙甘草

1. 四君子汤的君药是（　　）

2. 补中益气汤的君药是（　　）

    A. 四君子汤

    B. 补中益气汤

    C. 参苓白术散

    D. 六君子汤

    E. 生脉散

3. 体现培土生金法的方剂是（　　）

4. 体现甘温除热法的方剂是（　　）

    A. 四君子汤

    B. 补中益气汤

    C. 参苓白术散

    D. 当归补血汤

    E. 生脉散

5. 治疗气虚发热的代表方剂是（　　）

6. 治疗血虚发热的代表方剂是（　　）

    A. 表虚自汗证

    B. 脾胃气虚证

    C. 心脾两虚证

    D. 脾虚气陷证

    E. 脾虚夹湿证

7. 补中益气汤的主治证是（　　）

8. 玉屏风散的主治证是（　　）

    A. 熟地黄

    B. 桂枝

    C. 枸杞

    D. 麦冬

    E. 当归

9. 六味地黄丸的组成中含有（　　）

10. 肾气丸的组成中含有（　　）

    A. 人参败毒散

    B. 补中益气汤

    C. 参苏饮

    D. 炙甘草汤

    E. 生脉散

11. 以黄芪作为君药的方剂是( )

12. 以人参作为君药的方剂是( )

    A. 《傅青主女科》

    B. 《正体类要》

    C. 《太平惠民和剂局方》

    D. 《内外伤辨惑论》

    E. 《仙授理伤续断秘方》

13. 四物汤出自( )

14. 参苓白术散出自( )

15. 补中益气汤出自( )

16. 归脾汤出自( )

17. 完带汤出自( )

    A. 生地

    B. 黄芪

    C. 熟地

    D. 茯苓

    E. 炙甘草

18. 六味地黄丸中用量最大的药物是( )

19. 炙甘草汤中用量最大的药物是( )

（三）X 型题

1. 具有益气健脾功用的方剂是( )

    A. 四君子汤

    B. 玉屏风散

    C. 参苓白术散

    D. 归脾汤

    E. 生脉散

2. 组成中含有四君子汤的方剂是( )

    A. 异功散

    B. 补中益气汤

    C. 参苓白术散

    D. 八珍汤

    E. 六君子汤

3. 参苓白术散配伍砂仁的意义是( )

    A. 醒脾

    B. 化滞

    C. 和胃

    D. 行气

    E. 止呕

4. 参苓白术散中的臣药是( )

    A. 白术

    B. 莲子肉

    C. 山药

    D. 白扁豆

    E. 薏苡仁

5. 参苓白术散配伍桔梗的意义是( )

    A. 载药上行

    B. 通调水道

    C. 宣肺利咽

    D. 化痰止咳

    E. 宣肺利气

6. 组成中含有黄芪的方剂是( )

    A. 玉屏风散

    B. 补中益气汤

    C. 参苓白术散

    D. 归脾汤

    E. 当归补血汤

7. 四物汤的配伍特点是( )

    A. 补血而不滞血

    B. 行血而不伤血

    C. 寒热共用

    D. 邪正兼顾

    E. 温而不燥，滋而不腻

8. 补中益气汤的主治病证包括( )

    A. 脱肛

    B. 子宫下垂

    C. 久泻

    D. 崩漏

    E. 久痢

9. 具有"甘温除热"作用的方剂是( )

    A. 当归补血汤

B. 补中益气汤

C. 参苓白术散

D. 归脾汤

E. 小建中汤

10. 归脾汤的功用是（　　　）

A. 益气补血

B. 健脾养心

C. 补气生血

D. 益气升阳

E. 益气生津

11. 完带汤主治证的病机是（　　　）

A. 肝气郁滞

B. 脾虚失运

C. 带脉失约

D. 湿浊下注

E. 湿热内生

12. 炙甘草汤主治脉结代，心动悸的病机是（　　　）

A. 脉气不相接续

B. 瘀阻心脉

C. 阴血不足

D. 阳气不振，无力鼓动血脉

E. 心阳虚弱，不能温养心脉

13. 可治疗阴虚盗汗的方剂是（　　　）

A. 六味地黄丸

B. 地黄饮子

C. 当归六黄汤

D. 大补阴丸

E. 知柏地黄丸

14. 六味地黄丸的配伍特点是（　　　）

A. 三补三泻

B. 以补为主

C. 肝脾肾三阴并补

D. 以补肾阴为主

E. 阳中求阴

15. 一贯煎中具有佐金平木，扶土制木配伍意义的药物是（　　　）

A. 当归

B. 枸杞子

C. 北沙参

D. 麦冬

E. 川楝子

16. 地黄饮子主治证的病机是（　　　）

A. 痰浊上泛

B. 阴阳两亏

C. 痰瘀内阻

D. 下元虚衰

E. 虚阳上浮

三、改错题

1. 四君子汤由人参、白术、茯苓、生甘草组成。

2. 参苓白术散是治疗脾虚食积的常用方剂。

3. 补中益气汤的君药是人参。

4. 生脉散是治疗气血两虚证的常用方。

5. 玉屏风散中以防风为君药。

6. 当归补血汤重用当归补血为君药。

7. 炙甘草汤是《金匮要略》中治疗心动悸、脉结代的名方。

8. 六味地黄丸的配伍体现了三补三泻，补泻并重。

9. 大补阴丸主治证的脉象是尺脉滑数而有力。

10. 肾气丸中重用桂枝、附子以温补肾阳。

11. 地黄饮子的君药是熟地、山茱萸、肉苁蓉、附子。

四、简答题

1. 何谓补益剂？其立法依据是什么？

2. 四君子汤的组成、功用、主治及辨证要点是什么？

3. 四君子汤与理中丸在组成、功用、主治方面有何异同？

4. 补中益气汤中黄芪与升麻、柴胡的

配伍意义和用量特点是什么?

5. 补中益气汤的立法依据及辨证要点是什么?

6. 玉屏风散的功用、主治及配伍特点是什么?

7. 玉屏风散与桂枝汤均可用治表虚自汗,二者在主治、功用方面有何区别?

8. 完带汤的功用、主治及配伍特点是什么?

9. 四物汤的功用、主治及配伍特点是什么?

10. 四物汤的辨证要点是什么?简述熟地与当归的配伍意义。

11. 当归补血汤治疗血虚发热,为何重用黄芪为君?

12. 当归补血汤治疗"血虚发热,证象白虎",如何与白虎汤证区别?

13. 归脾汤的配伍特点是什么?方中配伍木香的意义是什么?

14. 归脾汤与补中益气汤同具补气之功,二者在主治、功用方面有何不同?

15. 炙甘草汤的辨证要点是什么?其煎服加用清酒有何意义?

16. 六味地黄丸主治何证?试简述其配伍的特点。

17. 大补阴丸组方的理论依据是什么?其主治证是什么?

18. 一贯煎的配伍特点是什么?川楝子的配伍意义和用量特点是什么?

19. 一贯煎与逍遥散皆有疏肝之功,如何区别使用?

20. 肾气丸的配伍特点是什么?

21. 肾气丸为何既能治小便不利又能治小便反多之证?

22. 地黄饮子的功用、主治及辨证要点是什么?

五、问答题

1. 试述补益剂的适用范围、分类及使用注意。

2. 试从参苓白术散的配伍特点,谈其"培土生金法"运用道理。

3. 补中益气汤治疗气虚发热的理论依据是什么?

4. 补中益气汤主治何证,试分析其配伍意义。

5. 试述炙甘草汤的配伍意义。

6. 大补阴丸主治何证,试从方义分析入手,归纳其配伍特点。

7. 试分析肾气丸的方义,并归纳其配伍特点。

8. 地黄饮子主治何病证?试从药物配伍方面说明其配伍特点。

六、分析题

(一)病案分析题

要求:分析下列病例,作出中医的诊断,拟订治法,开出处方,并分析方义。

1. 患者,男,32岁。腹泻3年,大便3~5次/日,饮食不化,常觉胸脘痞闷,肠鸣即泻,四肢乏力,形体消瘦,面色萎黄,舌淡苔白腻,脉虚缓。

2. 患者,男,9岁。自小饮食不节,近月来饮食减少,自觉体倦肢软,少气懒言,观之面色萎黄,自言大便稀溏多日,时觉肛门坠胀不适,舌淡脉虚。

3. 患者,男,39岁。近日因炒股大赔,导致胸脘胁痛,吞酸吐苦,咽干口燥,舌红少津,脉细虚弦。

4. 患者,女,35岁。近半年来,带下量多、色白、清稀如涕,面色㿠白,倦怠便溏,舌淡苔白,脉濡弱。

5. 患者,男,48岁。政府机要部门工作,压力较重,近日心悸怔忡,记忆力减退，失眠，体倦食少，面色萎黄，舌淡，苔薄白，脉细弱。

（二）处方分析题

要求：简要分析下列方剂的方义，并说明其功用、主治病证及其证候。

1. 人参6g　炒白术12g　茯苓12g　炙甘草3g　藿香叶12g　木香6g　葛根10g　水煎服

2. 人参9g　麦冬9g　五味子6g　丹参10g　水煎服

3. 熟地18g　炙龟板18g　黄柏12g　知母12g　仙鹤草10g　旱莲草6g　白茅根10g　水煎服

4. 干地黄24g　山药12g　山茱萸12g　泽泻9g　茯苓9g　牡丹皮9g　桂枝3g　炮附子3g　白术10g　猪苓9g　水煎服

参考答案

一、填空题

1. 补气　补血　气血双补　补阴　补阳　阴阳并补
2. 陈皮　脾胃气虚兼气滞
3. 陈皮　半夏
4. 宣肺利气　通调水道　载药上行　培土生金
5. 培土生金
6. 黄芪　升麻　柴胡
7. 补中益气汤
8. 补中益气　升阳举陷
9. 人参　麦冬　五味子
10. 体倦　气短　咽干　舌红　脉虚
11. 防风　白术
12. 益气固表止汗
13. 表虚自汗
14. 脾虚肝郁　湿浊带下
15. 寓补于散　寄消于升　培土抑木　肝脾同治

16. 白术　山药
17. 芎归胶艾汤
18. 补气而专固肌表　大补脾肺之气
19. 补气生血　5　1
20. 益气补血　健脾养心　心脾气血两虚　脾不统血
21. 益气滋阴　通阳复脉　生地
22. 生地　温通血脉　以行药力
23. 三补三泻　以补为主　肝脾肾三阴并补　以补肾阴为主
24. 熟地　山萸肉　山药　泽泻　丹皮　茯苓
25. 骨蒸潮热　舌红少苔　尺脉数而有力
26. 川楝子　疏肝泄热　理气止痛
27. 肝肾阴虚　肝气郁滞　生地
28. 少火生气
29. 肾气丸
30. 地黄饮子　滋肾阴　补肾阳　开窍化痰
31. 六味地黄丸
32. 肾气丸
33. 生脉散

二、选择题

（一）A1型题

1. A。答案分析：四君子汤由人参、白术、茯苓、甘草组成，故益气健脾是其功用。
2. C。答案分析：四君子汤功用益气健脾，主治脾胃气虚、运化乏力之证。
3. A。答案分析：香砂六君子汤在四君子汤基础上伍半夏、陈皮、木香、砂仁，功能益气健脾，行气化痰。
4. B。答案分析：本方是在四君子汤基础上加山药、莲子、白扁豆、薏苡仁、砂仁、桔梗而成。
5. C。答案分析：此乃脾虚湿盛之证，

107

参苓白术散宜之。

6．E。答案分析：参苓白术散功用益气健脾、渗湿止泻，为主治脾虚湿盛证的常用方。

7．B。答案分析：参苓白术散中的桔梗为肺经引经药，能宣肺利气，通调水道，如舟辑载药上行，以益肺气。

8．B。答案分析：参苓白术散为健脾益气之方，方中之四君子汤对肺金有资生作用，加之桔梗为肺经引经药，如舟辑载药上行以益肺气，从而使本方用于肺气虚之久咳多痰者，此即"培土生金法"的运用。

9．B。答案分析：补中益气汤重用黄芪，味甘微温，入脾肺经，补中益气，升阳固表，为君药。

10．A。答案分析：补中益气汤重用黄芪为君，补中益气，升阳举陷。

11．B。答案分析：补中益气汤以益气升阳的黄芪，配伍补中益气的人参、白术、甘草，以及升阳举陷的升麻、柴胡等组成，故为补气升阳的代表方。

12．D。答案分析：补中益气汤用量最大的药物是黄芪。

13．A。答案分析：方中重用黄芪，补中益气，升阳固表，为君药。配伍人参、炙甘草、白术补气健脾为臣，与黄芪合用，以增强其补益中气之功。并以少量升麻、柴胡升阳举陷，协助君药以升提下陷之中气，为佐使药。故有补中益气，升阳举陷之功。

14．C。答案分析：气虚发热实质主要是脾胃元气虚馁，升降失常，清阳下陷，脾湿下流，下焦阳气郁而生热上冲。治疗这种发热，"惟当以甘温之剂，补其中，升其阳，甘寒以泻其火则愈。""盖温能除大热，大忌苦寒之药泻胃土耳！今立补中益气汤。"

15．A。答案分析：诸方中惟有补中益气汤有升麻、柴胡以升阳举陷，协助君药以升提下陷之中气，为佐使药。

16．D。答案分析：生脉散由人参、麦冬、五味子组成。三药合用，一补一润一敛，有益气生津止渴、敛阴止汗之效。

17．A。答案分析：暑热耗气伤阴证，治宜益气生津，敛阴止汗，故生脉散宜之。

18．B。答案分析：久咳伤肺致气阴两虚证，应取生脉散益气养阴、敛肺止咳，令气阴两复，肺润津生，诸症可平。

19．D。答案分析：玉屏风散佐以防风走表而散风御邪，合芪、术则扶正为主，兼以祛邪。

20．A。答案分析：此乃表虚自汗证，治宜玉屏风散。

21．C。答案分析：玉屏风散主治表虚自汗证，故用黄芪，内可大补脾肺之气，外可固表止汗，为君药。

22．B。答案分析：完带汤由健脾之人参、白术、甘草、山药；调肝之柴胡、白芍；除湿止带的苍术、陈皮、车前子、荆芥组成。故有补脾疏肝，化湿止带之功。

23．D。答案分析：完带汤由人参、白术、山药、甘草、苍术、陈皮、车前仁、柴胡、白芍、荆芥组成。

24．D。答案分析：此乃脾虚肝郁、湿浊带下证，故治用完带汤。

25．A。答案分析：完带汤以带下清稀色白，舌淡苔白，脉濡缓为辨证要点。

26．D。答案分析：四物汤以熟地补血填精为君，当归养血活血调经为臣，佐白芍养血，川芎活血。四药合用，功能补血调血。

27．A。答案分析：四物汤功能补血调血，主治营血虚滞证。

28．D。答案分析：四物汤由熟地、当归、川芎、白芍组成，补中益气汤由黄芪、甘草、人参、当归、陈皮、升麻、柴胡组成，两方共同的药物是当归。

29．C。答案分析：此乃营血虚滞证，

治疗宜用四物汤。

30．A。答案分析：当归补血汤用黄芪大补脾肺之气，以资化源，使气旺血生。

31．A。答案分析：疮疡溃后，久不愈合，用当归补血汤以补气养血，扶正托毒，有利于生肌收口。

32．B。答案分析：归脾汤功能益气补血，健脾养心，是治疗心脾气血两虚证的常用方。

33．A。答案分析：归脾汤用木香辛香而散，理气醒脾，与大量益气健脾药配伍，复中焦运化之功，又能防大量益气补血药滋腻碍胃，补而不滞，滋而不腻。

34．A。答案分析：归脾汤由白术、当归、茯苓、黄芪、远志、龙眼肉、酸枣仁、人参、木香、甘草组成。

35．D。答案分析：归脾汤的组成中含有黄芪、当归，故其包含的基础方是当归补血汤。

36．C。答案分析：归脾汤功能益气补血，健脾养心。因具有益气摄血之效，故可治疗脾不统血证。

37．A。答案分析：归脾汤由四君子汤加黄芪、当归、龙眼肉、酸枣仁、远志、木香等组成，故有益气补血，健脾养心之功。

38．A。答案分析：炙甘草汤由甘草、生姜、桂枝、人参、生地、阿胶、麦冬、麻仁、大枣组成。

39．D。答案分析：炙甘草汤佐以桂枝、生姜辛行温通，温心阳，通血脉。

40．C。答案分析：生脉散由人参、麦冬、五味子组成；炙甘草汤由甘草、生姜、桂枝、人参、生地、阿胶、麦冬、麻仁、大枣组成。两方共同的药物是人参、麦冬。

41．B。答案分析：炙甘草汤由益气之甘草、人参、大枣，滋阴之地黄、麦冬、麻仁，通阳复脉之桂枝、生姜等组成，故可益气滋阴，通阳复脉。

42．B。答案分析：炙甘草汤重用生地黄滋阴养血为君。

43．D。答案分析：此乃阴血阳气虚弱，心脉失养证。故选功能益气滋阴，通阳复脉之炙甘草汤。

44．C。答案分析：六味地黄丸系宋·钱乙从《金匮要略》的肾气丸减去桂枝、附子而成，原名"地黄丸"，用治肾怯诸证。

45．A。答案分析：方中重用熟地黄滋阴补肾，填精益髓，为君药。

46．B。答案分析：《症因脉治》之都气丸即六味地黄丸加五味子。

47．C。答案分析：六味地黄丸用山茱萸补养肝肾，并能涩精，取"肝肾同源"之意；山药补益脾阴，亦能固肾，共为臣药。

48．D。答案分析：六味地黄丸出自《小儿药证直诀》。

49．D。答案分析：六味地黄丸由三补之熟地、山茱萸、山药与三泻之丹皮、泽泻、茯苓组成，故其配伍特点是"三补三泻"。

50．E。答案分析：大补阴丸主治阴虚火旺证。其辨证要点是骨蒸潮热，舌红少苔，尺脉数而有力。

51．B。答案分析：大补阴丸由熟地、龟板、黄柏、知母、猪脊髓、白蜜组成。

52．B。答案分析：大补阴丸由滋阴填精之熟地、龟板和清热降火之黄柏、知母等组成，故有滋阴降火之功。

53．E。答案分析：大补阴丸功能滋阴降火，故主治阴虚火旺证。

54．A。答案分析：此乃阴虚火旺证，故应投滋阴降火之大补阴丸。

55．B。答案分析：此乃肝肾阴虚，肝气郁滞证，治宜一贯煎。

56．C。答案分析：一贯煎佐以少量川楝子，疏肝泄热，理气止痛，复其条达之性。

57．D。答案分析：一贯煎重用生地黄滋阴养血，补益肝肾为君，内寓滋水涵木之意。

58．C。答案分析：一贯煎由滋阴的生地、枸杞、当归、北沙参、麦冬与疏肝的川楝子组成，故有滋阴疏肝之功。

59．B。答案分析：一贯煎功能滋阴疏肝，是治疗阴虚气滞而致脘胁疼痛的常用方。

60．C。答案分析：炙甘草汤由甘草、生姜、桂枝、人参、生地、阿胶、麦冬、麻仁、大枣组成；当归四逆汤由当归、桂枝、芍药、细辛、甘草、通草、大枣组成；肾气丸由干地黄、山药、山茱萸、泽泻、茯苓、丹皮、桂枝、附子组成。三方共同的药物是桂枝。

61．D。答案分析：济生肾气丸乃肾气丸中增入了牛膝、车前子，故兼有利水消肿之功。

62．D。答案分析：喑痱证乃下元虚衰，痰浊上泛所致。治宜滋肾阴，补肾阳，开窍化痰。方用地黄饮子。

（二）B1 型题

1．A。答案分析：四君子汤用人参甘温益气，健脾养胃为君药。

2．B。答案分析：补中益气汤重用黄芪，味甘微温，入脾肺经，补中益气，升阳固表，为君药。

3．C。答案分析：参苓白术散为健脾益气之方，方中之四君子汤对肺金有资生作用，加之桔梗为肺经引经药，如舟辑载药上行以益肺气，从而使本方也可用于肺气虚之久咳多痰者，此即"培土生金法"的运用。

4．B。答案分析：补中益气汤为李东垣根据《素问·至真要大论》"损者益之"、"劳者温之"之旨而制定，为补气升阳，甘温除热的代表方。

5．B。答案分析：气虚发热实质主要是脾胃元气虚馁，升降失常，清阳下陷，脾湿下流，下焦阳气郁而生热上冲。治疗这种发热，"惟当以甘温之剂，补其中，升其阳，甘寒以泻其火则愈"，补中益气汤宜之。

6．D。答案分析：当归补血汤重用黄芪补气而专固肌表，大补脾肺之气，以资化源，使气旺血生，配以少量当归养血和营，则浮阳秘敛，阳生阴长，气旺血生，而虚热自退。

7．D。答案分析：补中益气汤治证系因饮食劳倦，损伤脾胃，以致脾胃气虚，清阳下陷所致。

8．A。答案分析：玉屏风散主治卫气虚弱，不能固表之表虚自汗证。

9．A。答案分析：六味地黄丸由熟地、山茱萸、山药、丹皮、泽泻、茯苓组成。

10．B。答案分析：肾气丸由干地黄、山药、山茱萸、泽泻、茯苓、丹皮、桂枝、附子组成。

11．B。答案分析：补中益气汤重用黄芪，味甘微温，入脾肺经，补中益气，升阳固表，为君药。

12．E。答案分析：生脉散以人参为君，益元气，补肺气，生津液。

13．E。答案分析：四物汤最早见于《仙授理伤续断秘方》。

14．C。答案分析：参苓白术散最早见于《太平惠民和剂局方》。

15．D。答案分析：补中益气汤最早见于《内外伤辨惑论》。

16．B。答案分析：归脾汤最早见于《正体类要》。

17．A。答案分析：完带汤最早见于《傅青主女科》。

18．C。答案分析：六味地黄丸中重用熟地黄，其用量是山萸肉与山药之和。

19．A。答案分析：炙甘草汤原书重用生地黄一斤滋阴养血为君，用量远大于其他药。

1．ACD。答案分析：四君子汤功用益气健脾；参苓白术散功用益气健脾，渗湿止泻；归脾汤功用益气补血，健脾养心。

2．ACDE。答案分析：异功散由四君子汤加陈皮组成；参苓白术散由四君子汤加山药、莲子、砂仁、桔梗、白扁豆等组成；八珍汤系四君子汤与四物汤合方而成；六君子汤由四君子加陈皮、半夏组成。

3．ABCD。答案分析：参苓白术散用砂仁醒脾和胃，行气化滞为佐药。

4．BCDE。答案分析：参苓白术散中配伍山药、莲子肉助人参以健脾益气，兼能止泻；并用白扁豆、薏苡仁助白术、茯苓以健脾渗湿，均为臣药。

5．ABE。答案分析：参苓白术散中桔梗宣肺利气，通调水道，又载药上行，以益肺气。

6．ABDE。答案分析：玉屏风散由黄芪、白术、防风组成；补中益气汤由黄芪、甘草、人参、当归、陈皮、升麻、柴胡、白术组成；归脾汤由人参、白术、茯苓、甘草、黄芪、当归、龙眼肉、酸枣仁、远志、木香组成；当归补血汤由黄芪、当归组成。

7．ABE。答案分析：本方的配伍特点，是以熟地、白芍阴柔补血之品（血中血药）与辛香之当归、川芎（血中气药）相配，动静相宜，补血而不滞血，行血而不伤血，温而不燥，滋而不腻，成为补血调血之良方。

8．ABCDE。答案分析：补中益气汤功能益气升陷，主治脾虚气陷之脱肛、子宫脱垂、久泻久痢、崩漏等。

9．ABE。答案分析：补中益气汤为补气升阳，甘温除热的代表方；当归补血汤为补气生血之基础方，也是体现李东垣"甘温除热"治法的代表方；《金匮要略·血痹虚劳篇》对虚劳所表现的"手足烦热"，以

小建中汤进行治疗，可以视为甘温除热法的先声。

10．AB。答案分析：归脾汤由益气健脾的四君子汤及黄芪合补血安神之枣仁、当归、龙眼肉、远志等组成。故有益气补血，健脾养心之功。

11．ABCD。答案分析：本方功用补脾疏肝，化湿止带。故可治脾虚肝郁，带脉失约，湿浊下注之带下。

12．ACDE。答案分析：本方治证是由伤寒汗、吐、下或失血后或杂病阴血不足，阳气不振所致。阴血不足，血脉无以充盈，加之阳气不振，无力鼓动血脉，脉气不相接续，故脉结代；阴血不足，心神失养，或心阳虚弱，不能温养心脉，故心动悸。

13．ACDE。答案分析：六味地黄丸主治肝肾阴虚证，阴虚盗汗亦其治也；当归六黄汤主治阴虚有火，发热盗汗；大补阴丸主治阴虚火旺证，骨蒸潮热，盗汗遗精等；知柏地黄丸主治肝肾阴虚，虚火上炎证，其中亦有骨蒸潮热盗汗之症。

14．ABCD。答案分析：六味地黄丸六味合用，三补三泻，其中补药用量重于"泻药"，是以补为主；肝脾肾三阴并补，以补肾阴为主。这是本方的配伍特点。

15．CD。答案分析：一贯煎中北沙参、麦冬滋养肺胃，养阴生津，意在佐金平木，扶土制木。

16．ABDE。答案分析：地黄饮子功能滋肾阴，补肾阳，开窍化痰。故主治的病机乃下元虚衰，阴阳两亏，虚阳上浮，痰浊上泛。

三、改错题

1．"生甘草"改为"炙甘草"。答案分析：四君子汤由人参、白术、茯苓、炙甘草组成。炙甘草可益气和中，调和诸药。

2．"脾虚食积"改为"脾虚湿盛"。答

案分析：参苓白术散是治疗脾虚湿盛证的常用方剂。

3. "人参"改为"黄芪"。答案分析：补中益气汤是治疗甘温除热的代表方，方中重用黄芪，味甘微温，入脾肺经，补中益气，升阳固表，为君药。

4. "气血两虚"改为"气阴两虚"。答案分析：生脉散是治疗气阴两虚证的常用方，方中三药一补一润一敛，共奏益气养阴、生津止渴、敛阴止汗之效。具有益气生津，养阴止汗之功。

5. "防风"改为"黄芪"。答案分析：玉屏风散中黄芪甘温，内可大补脾肺之气，外可固表止汗，为君药。

6. "当归"改为"黄芪"。答案分析：重用黄芪，其义有二：补气而专固肌表；大补脾肺之气，以资化源，使气旺血生，即有形之血生于无形之气，故当归补血汤重用黄芪补血而为君药。

7. "《金匮要略》"改为"《伤寒论》"。答案分析：炙甘草汤出自《伤寒论》。

8. "补泻并重"改为"以补为主"。答案分析：六味地黄丸的配伍体现了三补三泻，其中补药用量重于"泻药"，故以补为主。

9. "尺脉滑数而有力"改为"尺脉数而有力"。答案分析：因本方为阴虚火旺之象，并无痰证。

10. "重用"改为"轻用"。答案分析：肾气丸中轻用桂枝、附子并非峻补元阳，乃在微微生火，鼓舞肾气，即取"少火生气"之义。

11. "附子"改为"巴戟天"。答案分析：地黄饮子用熟地黄、山茱萸滋补肾阴，肉苁蓉、巴戟天温壮肾阳，四味共为君药。

四、简答题

1. 凡以补益药为主组成，具有补益人

体气、血、阴、阳等作用，主治各种虚证的方剂，统称补益剂。本类方剂是根据"虚者补之"，"损者益之"，"形不足者，温之以气，精不足者，补之以味"的理论立法，属于"八法"中的"补法"。

2. 四君子汤的组成为人参、白术、茯苓及炙甘草，其功用是益气健脾，主治脾胃气虚证。症见面色萎白，语声低微，气短乏力，食少便溏，舌淡苔白，脉虚弱。临床应用以面白食少，气短乏力，舌淡苔白，脉虚弱为辨证要点。

3. 四君子汤与理中丸比较，两方均用人参、白术、炙甘草以补益中气。其不同者，仅一药之别，而功能相异。四君子汤配茯苓，功用以益气健脾为主，主治脾胃气虚证；理中丸用干姜，功用以温中祛寒为主，适用于中焦虚寒证。

4. 补中益气汤方中重用黄芪补中益气，升阳固表，为君药；用少量升麻、柴胡升阳举陷，协助君药以升提下陷之中气，为佐使药。

5. 补中益气汤为李东垣根据《素问·至真要大论》"损者益之"、"劳者温之"之旨而制定，为补气升阳，甘温除热的代表方。临床应用以体倦乏力，少气懒言，面色萎黄，脉虚软无力为辨证要点。

6. 玉屏风散的功用是益气固表止汗，主治表虚自汗证。症见汗出恶风，面色㿠白，舌淡苔薄白，脉浮虚。本方配伍特点在于：以补气固表药为主，配合小量祛风解表之品，使补中寓散。其中黄芪得防风，则固表而不留邪；防风得黄芪，则祛风而不伤正。

7. 玉屏风散与桂枝汤均可用治表虚自汗。然玉屏风散证之自汗，乃卫气虚弱，腠理不固所致；桂枝汤证之自汗，因外感风寒，营卫不和而致。故玉屏风散功专益气固表止汗；而桂枝汤则以解肌发表，调和营卫取效。

8. 完带汤的功用是补脾疏肝，化湿止带。主治脾虚肝郁，湿浊带下证。症见带下色白，清稀如涕，面色㿠白，倦怠便溏，舌淡苔白，脉缓或濡弱。本方的配伍特点是：寓补于散，寄消于升，培土抑木，肝脾同治。

9. 四物汤的功用是补血调血。主治营血虚滞证。症见头晕目眩，心悸失眠，面色无华，妇人月经不调，量少或经闭不行，脐腹作痛，甚或瘕块硬结，舌淡，口唇、爪甲色淡，脉细弦或细涩。本方的配伍特点，是以熟地、白芍阴柔补血之品（血中血药）与辛香之当归、川芎（血中气药）相配，动静相宜，补血而不滞血，行血而不伤血，温而不燥，滋而不腻。

10. 四物汤是补血调经的基础方，以面色无华、唇甲色淡、舌淡脉细为辨证要点。方中熟地甘温味厚质润，入肝肾经，长于滋养阴血，补肾填精，为补血要药，故为君药。当归甘辛温，归肝心脾经，为补血良药，兼具活血作用，且为养血调经要药，用为臣药。

11. 血虚发热乃血虚气弱，阴不维阳所致。治宜补气生血。重用黄芪，其义有二：一是因为有形之血生于无形之气，故用黄芪为君大补脾肺之气，以资化源，此补气生血法，气旺血生，而虚热自退；二是本方证为阴血亏虚，以致阳气欲浮越散亡，据"有形之血不能速生，无形之气所当急固"之理，重用黄芪补气而专固肌表。

12. 白虎汤证是因于外感，热盛于内，病情属实；当归补血汤证由于内伤，为血虚气弱，病情属虚。因此，白虎汤证以大渴而喜冷饮，身大热而大汗出，脉洪大而有力为特点；当归补血汤证以口渴则喜温饮，脉大而虚，重按无力为特点。

13. 归脾汤的配伍特点是：①心脾同治，重点在脾。②气血并补，重在补气。③补气养血药中佐以木香理气醒脾，补而不滞。本方配伍木香辛香而散，理气醒脾之功，与大量益气健脾药配伍，复中焦运化之功，又能防大量益气补血药滋腻碍胃，使补而不滞，滋而不腻。

14. 归脾汤与补中益气汤同用参、芪、术、草以益气补脾。其不同之处是归脾汤以补气药配伍养心安神药，意在心脾双补，复二脏生血、统血之职，主治心脾气血两虚之心悸怔忡、健忘失眠、体倦食少，以及脾不统血之便血、崩漏等；补中益气汤是补气药配伍升阳举陷药，意在补气升提，复脾胃升清降浊之能，主治脾胃气虚之少气懒言、发热及中气下陷诸证。

15. 临床应用炙甘草汤以脉结代、心动悸、虚羸少气、舌光色淡少苔为辨证要点。其煎服加用清酒，以清酒辛热，可温通血脉，以行药力，是为使药。

16. 六味地黄丸主治肝肾阴虚证。其配伍特点是三补三泻，以补为主；肾肝脾三阴并补，补肾为主。

17. 大补阴丸以滋阴降火为法，以"阴常不足，阳常有余，宜常养其阴，阴与阳齐，则水能制火"为理论依据，主治阴虚火旺证。症见骨蒸潮热，盗汗遗精，咳嗽咯血，心烦易怒，足膝疼热，舌红少苔，尺脉数而有力。

18. 一贯煎的配伍特点，是在大队滋阴养血药中，少佐一味川楝子疏肝理气，补肝与疏肝相结合，以补为主，使肝体得养，而无滋腻碍胃遏滞气机之虞，且无伤及阴血之弊。方中佐以少量川楝子，疏肝泄热，理气止痛，复其条达之性。

19. 一贯煎与逍遥散都能疏肝理气，均可治肝郁气滞之胁痛。不同之处：逍遥散疏肝养血健脾的作用较强，主治肝郁血虚之胁痛，并伴有神疲食少等脾虚症状；一贯煎滋养肝肾的作用较强，主治肝肾阴虚之胁痛，且见吞酸吐苦、咽干舌燥、舌红少津等肝气犯胃及阴虚内热症状者。

20. 肾气丸的配伍特点有二：一是补阳之中配伍滋阴之品，阴中求阳，使阳有所化；二是少量补阳药与大队滋阴药为伍，旨在微微生火，少火生气。

21. 肾阳虚弱，不能化气利水，水停于内，则小便不利、少腹拘急；肾阳亏虚不能蒸化水液，水液直趋下焦，津不上承，故消渴、小便反多。本方功能温补肾阳，故可收"异病同治"之效。

22. 地黄饮子的功用是滋肾阴，补肾阳，开窍化痰。主治下元虚衰，痰浊上泛之喑痱证。症见舌强不能言，足废不能用，口干不欲饮，足冷面赤，脉沉细弱。临床应用以舌喑不语，足废不用，足冷面赤，脉沉细弱为辨证要点。

五、问答题

1. 补益剂适用于人体气血阴阳不足之各种虚证，归纳起来是气虚、血虚、气血两虚、阴虚、阳虚、阴阳两虚，故可分为补气、补血、气血双补、补阴、补阳、阴阳并补六类。应用补益剂时，应注意以下事项：①要辨清虚证的实质和具体病位，即首先分清气血阴阳究竟哪方面不足，再结合脏腑相互资生关系，予以补益。②注意虚实真假。《景岳全书》曾说："至虚之病，反见盛势；大实之病，反有羸状"。前者是指真虚假实，若误用攻伐之剂，则虚者更虚；后者是指真实假虚，若误用补益之剂，则实者更实。③要注意脾胃功能。补益药易于壅中滞气，如脾胃功能较差，可适当加入理气醒脾之品，以资运化，使之补而不滞。④注意煎服法。补益药宜慢火久煎，务使药力尽出；服药时间以空腹或饭前为佳，若急证则不受此限。

2. 所谓培土生金是按五行相生理论确定的以补脾土而生肺金的一种治法，属于"虚则补其母"。参苓白术散方中人参、白术、茯苓益气健脾渗湿为君。配伍山药、莲子肉助人参以健脾益气，兼能止泻；并用白扁豆、薏苡仁助白术、茯苓以健脾渗湿，均为臣药。更用砂仁醒脾和胃，行气化滞为佐药。桔梗宣肺利气，通调水道，又载药上行，以益肺气；炒甘草健脾和中，调和诸药，均为佐药而兼使药之用。综观全方为健脾益气之方，四君子汤对肺金有资生作用，加之桔梗为肺经引经药，如舟辑载药上行以益肺气，从而使本方也可用于肺气虚之久咳多痰者，此即"培土生金法"的运用。

3. 关于气虚发热的机理，据李东垣分析"是热也，非表伤寒邪皮毛间发热也，乃肾间脾胃下流之湿气闷塞其下，致阴火上冲，作蒸蒸燥热"及"既脾胃气衰，元气不足，而心火独盛。心火者，阴火也，起于下焦，其系系于心，心不主令，相火代之；相火，下焦包络之火，元气之贼也。火与元气不两立，一胜则一负。"可见这种发热在李东垣看来，就是"阴火"，其实质主要是脾胃元气虚馁，升降失常，清阳下陷，脾湿下流，下焦阳气郁而生热上冲，加之化源不足，"中焦取汁"不足以化赤生血，则心血不足以养心而致心火独亢出现的热象。治疗这种发热，"惟当以甘温之剂，补其中，升其阳，甘寒以泻其火则愈。""盖温能除大热，大忌苦寒之药泻胃土耳！今立补中益气汤。"综上李氏创立"温能除大热"的理论，对区别外感与内伤发热的辨证、病机、治则、治法以及使用的宜忌等均有阐发，对深入理解本方意义和指导临床运用均有裨益。

4. 补中益气汤主治脾虚气陷所致的饮食减少，体倦肢软，少气懒言，面色萎黄，大便稀溏，舌淡脉虚以及脱肛，子宫下垂，久泻久痢，崩漏等；亦治气虚发热之身热汗出，渴喜热饮，气短乏力，舌淡，脉虚大无力。治当补中益气，升阳举陷。方中重用甘温之黄芪补中益气，升阳固表，为君药。配伍人参、白术、炙甘草补气健脾为臣。当归养血和营；陈皮理气和胃，使诸药补而不滞，共为佐药。用少量的升麻、柴胡，升阳举陷，助君药升提下陷之气，共为佐使。炙甘草调和诸药，亦为使药。

5. 炙甘草汤方中重用生地黄滋阴养血为君，《名医别录》谓地黄"补五脏内伤不足，通血脉，益气力"。配伍炙甘草、人参、大枣益心气，补脾气，以资气血生化之源；阿胶、麦冬、麻仁滋心阴、养心血、充血脉，共为臣药。佐以桂枝、生姜辛行温通，温心阳，通血脉，诸厚味滋腻之品得姜、桂则滋而不腻。用法中加清酒煎服，以清酒辛热，可温通血脉，以行药力，是为使药。诸药合用，滋而不腻，温而不燥，使气血充足，阴阳调和，则心动悸，脉结代，皆得其平。

6. 大补阴丸主治阴虚火旺证。方中重用熟地、龟板滋阴潜阳，壮水制火，即所谓培其本，共为君药。继以黄柏苦寒泻相火以坚阴；知母苦寒而润，上能清润肺金，下能滋清肾水，与黄柏相须为用，苦寒降火，保存阴液，平抑亢阳，即所谓清其源，均为臣药。应用猪脊髓、蜂蜜为丸，此乃血肉甘润之品，填精益髓，既能助熟地、龟板以滋阴，又能制黄柏之苦燥，俱为佐使。诸药合用，滋阴精而降相火，培其本而清其源。其配伍特点体现了滋阴药与清热药相配，培本清源，两相兼顾。因滋阴药的用量大于清热药，表明其以滋阴培本为主，降火清源为辅。

7. 肾气丸主治肾阳不足证。法当补肾助阳。方以桂枝、附子为君，温补肾阳。干地黄滋阴补肾，山茱萸、山药补肝脾而益精血，为臣药。泽泻、茯苓利水渗湿，合桂枝温阳化气以行水；丹皮行血调血，共为佐药。诸药合用，助阳之弱以化水，滋阴之虚以化气，使肾阳振奋，气化复常，则诸症自除。综上分析，本方的配伍特点有二：一是补阳之中配伍滋阴之品，意在"阴中求阳"；二是少量补阳药与大队补阴药相配，旨在"少火生气"。

8. 地黄饮子主治下元虚衰，痰浊上泛之喑痱证。方用熟地黄、山茱萸滋补肾阴；肉苁蓉、巴戟天温壮肾阳共为君药。配伍附子、肉桂之辛热，以助温养下元，摄纳浮阳，引火归原；石斛、麦冬、五味子滋养肺肾，金水相生，壮水以济火，均为臣药。石菖蒲与远志、茯苓合用，是开窍化痰，交通心肾的常用组合为佐药。姜、枣和中调药，功兼佐使。诸药合用，体现了标本兼治，阴阳并补，上下同治，而以治本治下为主的配伍特点。

六、分析题

（一）病案分析题

1. 辨证：脾虚湿盛。

治法：补益脾胃，渗湿止泻。

处方：参苓白术散。

莲子肉6g　薏苡仁20g　缩砂仁8g　桔梗6g　白扁豆10g　白茯苓12g　人参3g　甘草5g　白术15g　山药20g　水煎服

方义分析：方中人参、白术、茯苓益气健脾渗湿为君。配伍山药、莲子肉助人参以健脾益气，兼能止泻；并用白扁豆、薏苡仁助白术、茯苓以健脾渗湿，均为臣药。更用砂仁醒脾和胃，行气化滞，是为佐药。桔梗宣肺利气，通调水道，又载药上行，以益肺气；炒甘草健脾和中，调和诸药，均为佐药而兼使药之用。综观全方，补中气，渗湿浊，行气滞，使脾气健运，湿邪得去，则诸症自除。

2. 辨证：脾胃气虚，清阳下陷。

治法：补中益气，升阳举陷。

处方：补中益气汤。

黄芪18g　炙甘草9g　人参6g　当归3g　橘皮6g　升麻6g　柴胡6g　白术9g　水煎服

方义分析：方中重用黄芪，味甘微温，入脾肺经，补中益气，升阳固表，为君药。配伍人参、炙甘草、白术补气健脾为臣，与黄芪合用，以增强其补益中气之功。血为气之母，气虚时久，营血亦亏，故用当归养血和营，协人参、黄芪以补气养血；陈皮理气和胃，使诸药补而不滞，共为佐药。并以少量升麻、柴胡升阳举陷，协助君药以升提下陷之中气，为佐使药。炙甘草调和诸药，亦为使药。诸药合用，使气虚得补，气陷得升，则诸症自愈。

3. 辨证：肝肾阴虚，肝气郁滞。

治法：滋阴养血，柔肝舒郁。

处方：一贯煎。

北沙参9g　麦冬9g　当归身9g　生地黄25g　枸杞子10g　川楝子4.5g　水煎服

方义分析：方中重用生地黄滋阴养血，补益肝肾为君，内寓滋水涵木之意。当归、枸杞养血滋阴柔肝；北沙参、麦冬滋养肺胃，养阴生津，意在佐金平木，扶土制木，四药共为臣药。佐以少量川楝子，疏肝泄热，理气止痛，复其条达之性。该药性虽苦寒，但与大量甘寒滋阴养血药相配伍，则无苦燥伤阴之弊。诸药合用，使肝体得养，肝气得舒，则诸症可解。

4. 辨证：脾虚肝郁，湿浊带下。

治法：补脾益气，疏肝解郁，化湿止带。

处方：完带汤。

炒白术30g　山药30g　人参6g　白芍15g　车前子9g　苍术9g　甘草3g　陈皮2g　黑芥穗2g　柴胡2g　水煎服

方义分析：方中重用白术、山药为君，意在补脾祛湿，使脾气健运，湿浊得消；山药并有固肾止带之功。臣以人参补中益气，以助君药补脾之力；苍术燥湿运脾，以增祛湿化浊之功；白芍柔肝理脾，使肝木达而脾土自强；车前子利湿清热，令湿浊从小便分利。佐以陈皮之理气，既可使君药补而不滞，又可行气以化湿；柴胡、芥穗之辛散，得白术则升发脾胃清阳，配白芍则疏肝解郁。使以甘草调药和中。

5. 辨证：心脾气血两虚。

治法：益气补血，健脾养心。

处方：归脾汤。

白术6g　当归6g　茯神6g　炒黄芪12g　远志6g　龙眼肉6g　炒酸枣仁6g　党参15g　木香3g　炙甘草3g　生姜3片　大枣2枚　水煎服

方义分析：方中以参、芪、术、草大队甘温之品补脾益气以生血，使气旺而血生；当归、龙眼肉甘温补血养心；茯神、酸枣仁、远志宁心安神；木香辛香而散，理气醒脾，与大量益气健脾药配伍，复中焦运化之功，又能防大量益气补血药滋腻碍胃，使补而不滞，滋而不腻；姜、枣调和脾胃，以资化源。诸药合用共奏益气补血，健脾养心之功。

（二）处方分析题

1. 本方系四君子汤加藿香、木香、葛根，即七味白术散。方中人参为君，甘温益气，健脾养胃。臣以苦温之白术，健脾燥湿，加强益气助运之力。佐以茯苓，甘淡健脾渗湿。苓、术相配，则健脾祛湿之功益著。使以炙甘草，益气和中，调和诸药。加藿香化湿止呕；木香行气使补而不滞；葛根升阳止泻。诸药配伍，共奏益气健脾，除湿止泻之效。主治脾虚夹湿，升降失调证。其证候表现为呕吐，腹泻，面色萎白，语声低微，气短乏力，舌淡苔白，脉虚弱。

2. 本方系生脉散加丹参而成，方中人参甘温，益元气，生津液，是为君药；麦门冬甘寒，养阴清热，用以为臣；人参、麦冬合用，则益气养阴之功益彰；五味子生津止渴，为佐药；加丹参活血止痛。四药合用，共奏益气养阴，活血止痛之效。主治气阴两虚，兼瘀阻心脉之证。其证候表现为汗多神疲，体倦乏力，气短懒言，心悸，心前区闷痛，时有刺痛，咽干口渴，舌干红少苔，舌边有瘀点，脉虚数。

3. 本方系大补阴丸加味而成。方中重用熟地、龟板滋阴潜阳，壮水制火，即所谓培其本，共为君药。继以黄柏苦寒泻相火以坚阴；知母苦寒而润，上能清润肺金，下能滋清肾水，与黄柏相须为用，苦寒降火，保存阴液，平抑亢阳，均为臣药，即所谓清其源。加茅根、仙鹤草、旱莲草凉血止血，为佐使。合用则具有滋阴降火，凉血止血之功。主治阴虚火旺，热迫血行证。其证候表现为骨蒸潮热，盗汗遗精，咳嗽咯血，心烦易怒，足膝疼热，舌红少苔，尺脉数而有力。

4. 本方系肾气丸合五苓散。方中附子大辛大热，为诸药温阳之首；桂枝辛甘而温，乃温通阳气要药。二药相合，补肾阳之虚，助气化之复，共为君药。干地黄滋阴补肾；配伍山茱萸、山药补肝脾而益精血，共为臣药。君臣相伍，补肾填精，温肾助阳，不仅可藉阴中求阳而增补阳之力，而且阳药得阴药之柔润则温而不燥，阴药得阳药之温通则滋而不腻，二者相得益彰。再以泽泻、茯苓、猪苓利水渗湿，配桂枝又善温化痰饮；丹皮苦辛而寒，擅入血分，合桂枝则可调血分之滞；加白术健脾燥湿以助祛湿。诸药合用，具有补肾助阳，利水消肿之功，主治肾阳不足兼水湿内停证。其证候表现为腰痛脚软，身半以下常有冷感，少腹拘急，小便不利，水肿，舌淡而胖，脉虚弱，尺部沉细。

第八章 固 涩 剂

习题

一、填空题

1. 固涩剂分为 ＿＿＿＿、＿＿＿＿、＿＿＿＿、＿＿＿＿、＿＿＿＿五类。

2. 生黄芪在牡蛎散中的作用是＿＿＿＿，＿＿＿＿。

3. 木香在真人养脏汤中的作用是＿＿＿＿，使全方补涩不滞。

4. 桑螵蛸散的组成中具有收敛固涩，且能镇心安神功用的药物是＿＿＿＿。

5. 固冲汤主治证的病机是＿＿＿＿，＿＿＿＿。

6. 固冲汤的功用是＿＿＿＿，＿＿＿＿。

7. 四神丸的功用是＿＿＿＿，＿＿＿＿。

8. 五味子在四神丸中的作用是＿＿＿＿。

9. 四神丸由《普济本事方》的＿＿＿＿与＿＿＿＿两方组合而成。

10. 固经丸中重用龟板、白芍、黄芩，是为＿＿＿＿＿＿的常用组合。

11. 易黄汤的功用是＿＿＿＿，＿＿＿＿。

12. 易黄汤主治＿＿＿＿带下。

二、选择题

（一）A1 型题

1. 属于固涩剂适应范围的病证是（ ）
   A. 血热崩漏
   B. 肺虚久咳
   C. 火动遗精
   D. 伤食泄泻
   E. 热病多汗

2. 牡蛎散中功专止汗的药物是（ ）
   A. 煅牡蛎
   B. 麻黄根
   C. 生黄芪
   D. 小麦
   E. 白术

3. 具有敛阴止汗，益气固表功用的方剂是（ ）
   A. 玉屏风散
   B. 牡蛎散
   C. 当归六黄汤
   D. 知柏地黄汤
   E. 补中益气汤

4. 身常汗出，夜卧尤甚，心悸惊惕，气短烦倦，舌嫩红，脉细弱者。治宜选用（ ）
   A. 桂枝汤
   B. 牡蛎散
   C. 玉屏风散
   D. 当归六黄汤
   E. 酸枣仁汤

5. 真人养脏汤补涩不滞，是因为方中配伍了理气药（ ）
   A. 陈皮
   B. 青皮
   C. 木香
   D. 砂仁
   E. 白豆蔻

6. 久泻久痢，脾肾虚寒者，治宜首选（ ）
   A. 四神丸
   B. 真人养脏汤
   C. 芍药汤

D. 桃花汤

E. 补中益气汤

7. 真人养脏汤的组成中有（　　）

  A. 诃子、乌梅

  B. 诃子、罂粟壳

  C. 诃子、五倍子

  D. 诃子、山萸肉

  E. 诃子、赤石脂

8. 肉桂在真人养脏汤中的作用是（　　）

  A. 温经散寒

  B. 温肾纳气

  C. 温通经脉

  D. 温阳化气

  E. 温肾暖脾

9. 四神丸的君药是（　　）

  A. 肉豆蔻

  B. 五味子

  C. 吴茱萸

  D. 补骨脂

  E. 生姜

10. 四神丸的组成中有（　　）

  A. 肉豆蔻、山萸肉

  B. 肉豆蔻、赤石脂

  C. 肉豆蔻、补骨脂

  D. 五味子、山萸肉

  E. 五味子、赤石脂

11. 症见久泻不愈，不思饮食，食不消化，腹痛喜温，腰酸肢冷，神疲乏力，舌淡，苔薄白，脉沉迟无力者。治宜首选（　　）

  A. 真人养脏汤

  B. 肾气丸

  C. 桃花汤

  D. 四神丸

  E. 芍药汤

12. 四神丸的功用是（　　）

  A. 疏肝和胃，固肠止泻

  B. 健脾益气，固肠止泻

  C. 温肾暖脾，固肠止泻

  D. 益胃暖脾，固肠止泻

  E. 温中散寒，固肠止泻

13. 四神丸取（　　）

  A. 枣肉为丸

  B. 炼蜜为丸

  C. 蒸饼为丸

  D. 水泛为丸

  E. 山药为丸

14. 桑螵蛸散主治（　　）

  A. 心脾两虚证

  B. 心肾两虚证

  C. 脾肾两虚证

  D. 肝肾两虚证

  E. 肺肾两虚证

15. 原方中同时用远志、菖蒲、茯神的方剂是（　　）

  A. 归脾汤

  B. 天王补心丹

  C. 酸枣仁汤

  D. 桑螵蛸散

  E. 滚痰丸

16. 桑螵蛸散中具有补肾固精止遗作用的药物是（　　）

  A. 龙骨

  B. 龟板

  C. 远志

  D. 菖蒲

  E. 桑螵蛸

17. 具有调补心肾，涩精止遗功用的方剂是（　　）

  A. 桑螵蛸散

  B. 金锁固精丸

  C. 缩泉丸

  D. 肾气丸

  E. 归脾汤

18. 症见小便频数，尿如米泔，心神恍

惚，健忘，舌淡苔白，脉细弱者。治宜首选（　　）

    A．金锁固精丸

    B．草薢分清饮

    C．桑螵蛸散

    D．缩泉丸

    E．肾气丸

19．固冲汤的君药是（　　）

    A．黄芪

    B．山茱萸

    C．白术

    D．牡蛎

    E．龙骨

20．固冲汤的主治证是（　　）

    A．肝气郁滞，冲脉不固证

    B．脾气虚弱，冲脉不固证

    C．肺气不足，冲脉不固证

    D．肾气不足，冲脉不固证

    E．脾肾亏虚，冲脉不固证

21．症见猝然血崩，色淡质稀，头晕肢冷，心悸气短，腰膝酸软，舌淡，脉微弱者。治用（　　）

    A．归脾汤

    B．固冲汤

    C．温经丸

    D．固经丸

    E．四物汤

22．固冲汤的功用是（　　）

    A．固冲摄血，滋阴养肝

    B．固冲摄血，补血健脾

    C．固冲摄血，益气健脾

    D．固冲摄血，温阳补肾

    E．固冲摄血，养血宁心

23．茜草在固冲汤中的作用是（　　）

    A．活血化瘀

    B．摄血止血

    C．化瘀补血

    D．化瘀止血

    E．化瘀行气

24．方中同用海螵蛸、茜草的方剂是（　　）

    A．固冲汤

    B．归脾汤

    C．桑螵蛸散

    D．固经丸

    E．十灰散

25．症见月经过多，血色深红，手足心热，腰膝酸软，舌红，脉弦数者。治宜首选（　　）

    A．固冲汤

    B．归脾汤

    C．温经汤

    D．四物汤

    E．固经丸

26．固经丸的功用是（　　）

    A．泻火清热，固经止血

    B．解毒清热，固经止血

    C．滋阴清热，固经止血

    D．养血清热，固经止血

    E．凉血清热，固经止血

27．症见带下粘稠量多，色黄如浓茶汁，其气腥秽，舌红，苔黄腻者。治宜选用（　　）

    A．完带汤

    B．易黄汤

    C．龙胆泻肝汤

    D．四妙丸

    E．黄连解毒汤

28．易黄汤的功用是（　　）

    A．健脾清热，祛湿止带

    B．固肾止带，清热祛湿

    C．养肝清热，祛湿止带

    D．润肺清热，祛湿止带

    E．宁心清热，祛湿止带

29．易黄汤中具有清热燥湿功用的药物是（　　）

A. 车前子
B. 山药
C. 黄连
D. 黄芩
E. 黄柏

（二）B1 型题

A. 黄芪、麻黄根、牡蛎、小麦
B. 黄芪、麻黄根、牡蛎
C. 黄芪、麻黄根、白术
D. 黄芪、麻黄根、白术、防风
E. 黄芪、白术、防风

1. 牡蛎散的组成是（　　　）
2. 玉屏风散的组成是（　　　）

A. 涩肠固脱，温中补虚
B. 涩肠固脱，温补脾肾
C. 温中补虚，固肠止泻
D. 涩肠止痢，温中散寒
E. 温肾暖脾，固肠止泻

3. 真人养脏汤的功用是（　　　）
4. 四神丸的功用是（　　　）

A. 肉豆蔻、白蔻仁
B. 肉豆蔻、草豆蔻
C. 肉豆蔻、肉桂
D. 肉豆蔻、吴茱萸
E. 肉豆蔻、山茱萸

5. 真人养脏汤的组成有（　　　）
6. 四神丸的组成有（　　　）

A. 心肾阴虚，损伤冲任的崩漏证
B. 肝肾阴虚，损伤冲任的崩漏证
C. 脾肾亏虚，冲任不固的崩漏证
D. 心脾两虚，气血不足的崩漏证
E. 肝脾两虚，气血不足的崩漏证

7. 固冲汤主治（　　　）
8. 固经丸主治（　　　）

（三）X 型题

1. 固涩剂的禁忌病证是（　　　）
A. 热病多汗
B. 火扰遗泄

C. 伤食泄泻
D. 实热崩带
E. 痰饮咳嗽

2. 组成中有罂粟壳的方剂是（　　　）
A. 九仙散
B. 真人养脏汤
C. 四神丸
D. 金锁固精丸
E. 定喘汤

3. 真人养脏汤的功用是（　　　）
A. 止泻止痢
B. 涩肠固脱
C. 涩肠止泻
D. 温补脾肾
E. 温中补虚

4. 四神丸的组成有（　　　）
A. 肉豆蔻
B. 补骨脂
C. 五味子
D. 吴茱萸
E. 草豆蔻

5. 固经丸的君药是（　　　）
A. 黄柏
B. 黄芩
C. 椿根皮
D. 白芍
E. 龟板

6. 易黄汤的君药是（　　　）
A. 山药
B. 芡实
C. 黄柏
D. 车前子
E. 白果

7. 固冲汤主治证的表现有（　　　）
A. 血崩
B. 月经过多
C. 舌淡脉弱
D. 腰膝酸软

E. 血色深红

8. 牡蛎散证的病机是（　　）
    A. 气虚卫外不固
    B. 阴伤心阳不潜
    C. 阳虚卫外不固
    D. 阴伤虚火内扰
    E. 汗多心气亦耗

9. 涩精止遗法的代表方有（　　）
    A. 真人养脏汤
    B. 金锁固精丸
    C. 桑螵蛸散
    D. 缩泉丸
    E. 固冲汤

10. 桑螵蛸散中配伍人参的意义是（　　）
    A. 大补元气
    B. 补益心气
    C. 宁心安神
    D. 固摄津液
    E. 生津止渴

三、改错题

1. 牡蛎散主治表虚卫外不固、营阴不守外泄的自汗、盗汗证。

2. 症见汗出恶风，面色㿠白，舌淡苔白，脉浮虚者，治用牡蛎散。

3. 真人养脏汤主治脾胃虚寒的久泻久痢证。

4. 固冲汤为治脾气虚弱，冲脉不固证的常用方。

5. 易黄汤主治脾虚肝郁，湿浊下注的带下。

四、简答题

1. 简述固涩剂的分类及代表方。

2. 牡蛎散中益气固表，敛阴潜阳的常用组合是什么？该方有何配伍特点？

3. 真人养脏汤中为何配伍当归、白芍、木香？

4. 简述真人养脏汤与四神丸在功用、主治方面的异同？

5. 桑螵蛸散中人参用量独大的意义何在？

6. 四神丸以枣肉为丸，桑螵蛸散以人参汤调服，各有何意义？

7. 固冲汤主治什么病证？方中为何重用山萸肉为君？其配伍特点是什么？

8. 固冲汤与固经丸均可治疗崩漏及月经过多，其主治病机、治法、辨证要点有何不同？

9. 易黄汤主治什么病证？方中为何重用炒山药、炒芡实为君？

五、问答题

1. 何谓固涩剂？为何要配伍补益药？临证应注意什么？

2. 牡蛎散与玉屏风散均可治卫虚不固之自汗，两方在主治、药物配伍方面有何不同？

3. 四神丸为什么能主治五更泻？

4. 固冲汤与归脾汤在主治、立法、用药方面有何异同？

六、分析题

（一）病案分析题

要求：分析下列病例，作出中医辨证，拟定治法，开出处方，并分析方义。

1. 患者，男，58岁。经常自汗、夜卧更甚3年，伴心悸惊惕、气短烦倦半年，舌淡红，脉细弱。

2. 患者，女，40岁。今晨突然血崩如注。既往有月经过多病史，血色淡质稀，心悸气短，神疲乏力，腰膝酸软，舌淡，脉微弱。

（二）处方分析题

简要分析下列方剂的方义，并说明其功

122

用、主治病证及其证候。

1. 肉豆蔻6g　五味子6g　补骨脂12g　干姜9g　炒吴萸3g　大枣3枚　水煎临睡温服

2. 桑螵蛸12g　生晒参15g　当归9g　炙龟甲15g（先煎）　煅龙骨15g（先煎）　石菖蒲6g　炙远志6g　茯神9g　益智仁12g　水煎临睡温服

3. 炒芡实15g　炒山药30g　盐炒黄柏9g　酒炒车前子9g（布包）　炒白果6g（打碎）　苦参10g　蒲公英6g　水煎温服

📖 参考答案

一、填空题

1. 固表止汗　敛肺止咳　涩肠固脱　涩精止遗　固崩止带
2. 益气实卫　固表止汗
3. 调气醒脾
4. 龙骨
5. 脾肾亏虚　冲脉不固
6. 固冲摄血　益气健脾
7. 温肾暖脾　固肠止泻
8. 固肾涩肠
9. 二神丸　五味子散
10. 滋阴清热止血
11. 固肾止带　清热祛湿
12. 肾虚湿热

二、选择题

（一）A1 型题

1. B。答案分析：固涩剂为纯虚无邪者设。

2. B。答案分析：麻黄根甘平，功专收敛止汗，为方中佐药。

3. B。答案分析：牡蛎散以牡蛎为君，配伍生黄芪、麻黄根、小麦，共奏敛阴止汗、益气固表之功。

4. B。答案分析：此为体虚卫外不固，又复心阳不潜所致的自汗、盗汗证，与牡蛎散证相对应。

5. C。答案分析：木香调气醒脾，合归芍调气和血，既治下痢腹痛后重，又使全方涩补不滞。

6. B。答案分析：真人养脏汤以涩肠固脱治标为主，温补脾肾治本为辅，为治泻痢日久，脾肾虚寒，大便滑脱不禁的常用方。

7. B。答案分析：真人养脏汤由罂粟壳、肉豆蔻、诃子、肉桂、人参、白术、当归、白芍、木香、甘草组成。

8. E。答案分析：真人养脏汤功能涩肠固脱，温补脾肾。主治久泻久痢，脾肾虚寒，故方中佐以肉桂温肾暖脾。

9. D。答案分析：四神丸主治命门火衰，火不暖土所致的肾泄，治当以温肾暖脾为主。方中重用补骨脂辛苦大温，补命门之火以温养脾土，《本草纲目》谓其"治肾泄"，故为君药。

10. C。答案分析：四神丸由补骨脂、肉豆蔻、五味子、吴茱萸组成。

11. D。此证由命门火衰，火不暖土所致，与四神丸证相对应。

12. C。答案分析：四神丸重用补骨脂为君，并伍肉豆蔻、五味子、吴茱萸，故具有温肾暖脾、固肠止泻之功。

13. A。答案分析：《内科摘要》所载四神丸的用法是"上为末，用水一碗，煮生姜四两，红枣五十枚，水干，取枣肉为丸，如桐子大。"

14. B。答案分析：桑螵蛸散功能调补心肾，涩精止遗。主治心肾两虚，水火不交证。

15. D。答案分析：桑螵蛸散由桑螵蛸、远志、菖蒲、龙骨、人参、茯神、当归、龟甲组成。

16．E。答案分析：桑螵蛸甘咸平，补肾固精止遗，为君药。

17．A。答案分析：桑螵蛸散以桑螵蛸为君，并伍远志、菖蒲、龙骨、人参、茯神、当归、龟甲。功能调补心肾，涩精止遗。

18．C。答案分析：此证由心肾两虚、水火不交所致，与桑螵蛸散证相对应。

19．B。答案分析：固冲汤主治脾肾亏虚，冲脉不固之血崩、月经过多。治当固冲摄血为主，辅以补益脾肾。山萸肉甘酸而温，既能补益肝肾，又能收敛固涩，故重用为君药。

20．E。答案分析：固冲汤治以固冲摄血为主，辅以补益脾肾，故能主治脾肾亏虚，冲脉不固之血崩、月经过多之证。

21．B。答案分析：此证由肾虚不固，脾虚不摄，冲脉滑脱所致，与固冲汤证相对应。

22．C。答案分析：固冲汤重用山萸肉为君，配伍煅龙骨、煅牡蛎、棕榈炭、五倍子、海螵蛸、茜草、生白芍等众多敛涩药固涩滑脱为主，且用白术、生黄芪补气健脾药以助固摄为辅。功能固冲摄血，益气健脾。

23．D。答案分析：固冲汤用大量收涩止血药配伍小量茜草的用意是既能止血，又能化瘀，可使血止而无留瘀之弊。

24．A。答案分析：固冲汤由山萸肉、煅龙骨、煅牡蛎、棕榈炭、五倍子、海螵蛸、茜草、生白芍、白术、生黄芪组成。

25．E。答案分析：此为阴虚血热之崩漏证，与固经丸证相对应。

26．C。答案分析：固经丸重用龟板、白芍、黄芩滋阴清热止血共为君药，又伍黄柏、椿根皮、香附，共奏滋阴清热、固经止血之功。

27．B。答案分析：此证为肾虚湿热带下，与易黄汤证相对应。

28．B。答案分析：易黄汤重用炒山药、炒芡实为君，并配白果、黄柏、车前子，故功能固肾止带，清热祛湿。

29．E。答案分析：易黄汤主治肾虚湿热带下，治以固肾止带，清热祛湿为法。方中用少量黄柏苦寒入肾，清热燥湿，为佐药。

（二）B1 型题

1．A。答案分析：牡蛎散由黄芪、麻黄根、牡蛎、小麦组成。

2．E。答案分析：玉屏风散由黄芪、白术、防风组成。

3．B。答案分析：真人养脏汤由罂粟壳、肉豆蔻、诃子、肉桂、人参、白术、当归、白芍、木香、甘草组成，治以涩肠固脱治标为主，温补脾肾治本为辅。功能涩肠固脱，温补脾肾。

4．E。答案分析：四神丸重用补骨脂为君，并伍肉豆蔻、五味子、吴茱萸。具有温肾暖脾，固肠止泻之功。

5．C。答案分析：真人养脏汤由罂粟壳、肉豆蔻、诃子、肉桂、人参、白术、当归、白芍、木香、甘草组成。

6．D。答案分析：四神丸由补骨脂、肉豆蔻、五味子、吴茱萸组成。

7．C。答案分析：固冲汤治以固冲摄血为主，辅以补益脾肾，故能主治脾肾亏虚，冲脉不固之崩漏证。

8．B。答案分析：固经丸重用龟板、白芍、黄芩滋阴清热止血共为君药，又伍黄柏、椿根皮、香附。共奏滋阴清热，固经止血之功。主治肝肾阴虚，相火旺盛，损伤冲任的崩漏证。

（三）X 型题

1．ABCDE。答案分析：固涩剂为纯虚无邪者设。

2．AB。答案分析：九仙散由罂粟壳、五味子、乌梅、人参、款冬花、桑白皮、阿胶、贝母、桔梗组成;真人养脏汤由罂粟壳、肉豆蔻、诃子、肉桂、人参、白术、当归、白芍、木香、甘草组成。

3. BD。答案分析:真人养脏汤由罂粟壳、肉豆蔻、诃子、肉桂、人参、白术、当归、白芍、木香、甘草组成,治以涩肠固脱治标为主,温补脾肾治本为辅,故功能涩肠固脱,温补脾肾。

4. ABCD。答案分析:四神丸由补骨脂、肉豆蔻、五味子、吴茱萸组成。

5. BDE。答案分析:固经丸主治肝肾阴虚,相火旺盛,损伤冲任的崩漏证。治以滋阴清热,固经止血为法,方中重用龟板、白芍、黄芩滋阴清热止血共为君药。

6. AB。答案分析:易黄汤主治肾虚湿热带下,治以固肾止带,清热祛湿为法。方中重用炒山药、炒芡实为君,补脾益肾,固涩止带。

7. ABCD。答案分析:固冲汤主治脾肾亏虚,冲脉不固之崩漏证。症见猝然血崩或月经过多,色淡质稀,头晕肢冷,心悸气短,神疲乏力,腰膝酸软,舌淡,脉微弱。

8. ABE。答案分析:牡蛎散以牡蛎为君,配伍生黄芪、麻黄根、小麦,功能敛阴止汗、益气固表,故能主治气虚卫外不固,阴伤心阳不潜所致的自汗、盗汗证。汗出过多,不但心阴受损,亦使心气耗伤。

9. BCD。答案分析:涩精止遗剂,适用于肾虚封藏失职,精关不固所致的遗精滑泄;或肾气不足,膀胱失约所致的尿频遗尿等证。金锁固精丸功能涩精补肾,主治肾虚不固之遗精;桑螵蛸散功能调补心肾,涩精止遗,主治心肾两虚,水火不交所致的尿频或遗尿等;缩泉丸功能温肾祛寒,缩尿止遗,主治膀胱虚寒所致的小便频数或遗尿。

10. ABCD。答案分析:桑螵蛸散主治心肾两虚,水火不交所致的尿频或遗尿,治当调补心肾,涩精止遗。原方作散剂,各药用量相等,而在服用时,又以人参汤调服,说明人参用量独大,于方中寓意有二:一为大补元气以固摄津液,一为补益心气以宁心安神。

三、改错题

1. "表虚卫外不固、营阴不守外泄"改为"体虚卫外不固、又复心阳不潜"。答案分析:牡蛎散以牡蛎为君,配伍生黄芪、麻黄根、小麦,功能敛阴止汗、益气固表,故能主治体虚卫外不固,阴伤心阳不潜所致的自汗、盗汗证。

2. "牡蛎散"改为"玉屏风散"。答案分析:此证为表虚自汗,治宜益气固表止汗,当用玉屏风散。

3. "脾胃虚寒的久泻久痢"改为"久泻久痢,脾肾虚寒证"。答案分析:真人养脏汤由罂粟壳、肉豆蔻、诃子、肉桂、人参、白术、当归、白芍、木香、甘草组成,功能涩肠固脱,温补脾肾,故能主治久泻久痢,脾肾虚寒证。

4. "脾气虚弱"改为"脾肾亏虚"。答案分析:固冲汤治以固冲摄血为主,辅以补益脾肾,故能主治脾肾亏虚,冲脉不固证。

5. "脾虚肝郁,湿浊下注"改为"肾虚湿热"。答案分析:易黄汤重用炒山药、炒芡实为君,并配白果、黄柏、车前子,功能固肾止带,清热祛湿,故能主治肾虚湿热带下。

四、简答题

1. 固涩剂治疗气、血、精、津耗散滑脱之证。本章方剂根据所治病证的不同,相应分为固表止汗、敛肺止咳、涩肠固脱、涩精止遗、固崩止带等五类。固表止汗剂代表方如牡蛎散,敛肺止咳剂代表方如九仙散,涩肠固脱剂代表方如真人养脏汤、四神丸,涩精止遗剂代表方如金锁固精丸、桑螵蛸散等，固崩止带剂代表方如固冲汤、固经丸、易黄汤。

2. 牡蛎散方中煅牡蛎咸涩微寒，敛阴潜阳，固涩止汗，为君药；生黄芪味甘微温，益气实卫，固表止汗，为臣药。君臣相配，是为益气固表、敛阴潜阳的常用组合。该方的配伍特点为补敛并用，兼潜心阳。

3. 真人养脏汤主治久泻久痢，脾肾虚寒证。久痢必伤阴血，甘涩壅滞气机，故又佐以当归、白芍养血和血；木香调气醒脾，合归芍调气和血，既治下痢腹痛后重，又使全方涩补不滞。

4. 四神丸与真人养脏汤同为固涩止泻之剂，但所治不尽相同。四神丸重用补骨脂为君药，以温肾为主，兼以暖脾涩肠；主治命门火衰，火不暖土所致的肾泄。真人养脏汤重用罂粟壳为君药，配伍温中补脾之人参、白术、肉桂；主治泻痢日久，脾肾虚寒，而以脾虚肠滑失禁为主者。

5. 桑螵蛸散主治心肾两虚，水火不交所致的尿频或遗尿。治当调补心肾，涩精止遗。原方作散剂，各药用量相等，而在服用时，又以人参汤调服，说明人参用量独大，于方中寓意有二：一为大补元气以固摄津液，一为补益心气以宁心安神。

6. 四神丸主治由命门火衰，火不暖土，脾失健运所致的五更泻。治以温肾暖脾，固涩止泻为法。用法中姜枣同煮，枣肉为丸，意在温补脾胃，鼓舞运化。桑螵蛸散主治心肾两虚，水火不交所致的尿频或遗尿等证。治以调补心肾，涩精止遗为法。原方作散剂，各药用量相等，而在服用时，又以人参汤调服，说明人参用量独大，于方中寓意有二：一为大补元气以固摄津液，一为补益心气以宁心安神。

7. 固冲汤主治脾肾亏虚，冲脉不固之血崩、月经过多，治当固冲摄血为主，辅以补益脾肾。山萸肉甘酸而温，既能补益肝肾，又能收敛固涩，故重用为君药。本方的配伍特点有二：一是用众多敛涩药固涩滑脱为主，配伍补气药以助固摄为辅，意在急则治标；二是用大量收涩止血药配伍小量化瘀止血之品，可使血止而无留瘀之弊。

8. 固冲汤与固经丸均为治疗冲脉不固所致崩漏及月经过多之常方。固冲汤证由脾肾亏虚，冲任不固所致，治以补气固冲为主，临床应用以出血量多、色淡质稀、腰膝酸软、舌淡、脉微弱为辨证要点；固经丸证乃阴虚血热所致，治以滋阴清热为主，临床应用以血色深红甚或紫黑稠粘、舌红、脉弦数为辨证要点。

9. 易黄汤主治肾虚湿热带下，治以固肾止带，清热祛湿为法。方中重用炒山药、炒芡实补脾益肾，固涩止带，故为君药。

五、问答题

1. 凡以固涩药为主组成，具有收敛固涩作用，用以治疗气、血、精、津滑脱散失之证的方剂，统称固涩剂。此类方剂系根据《素问·至真要大论》"散者收之"的理论立法，属于"十剂"中的"涩剂"。固涩剂所治的耗散滑脱之证，皆由正气亏虚而致，故每根据气血、阴阳、精气、津液耗伤程度的不同，配伍相应的补益药，使之标本兼顾。然而，若是元气大虚，亡阳欲脱所致的大汗淋漓、小便失禁或崩中不止，又非急用大剂参附之类回阳固脱不可，非单纯固涩所能治疗。固涩剂为正虚无邪者设，故凡外邪未去，误用固涩，则有"闭门留寇"之弊，转生他变。此外，对于由实邪所致的热病多汗、痰饮咳嗽、火扰遗泄、热痢初起、伤食泄泻、实热崩带等，均非本类方剂之所宜。

2. 牡蛎散与玉屏风散均可用治卫气虚弱，腠理不固之自汗。但牡蛎散以牡蛎敛阴潜阳、固涩止汗为君，配益气实卫之黄芪、收敛止汗之麻黄根、益气阴之小麦，故为补敛并用而以固涩药为主之剂，长于敛阴止汗，善治诸虚不足，腠理不固，又复心阳不潜，身常自汗，夜卧更甚，但无外感兼证者。玉屏风散以黄芪益气实卫固表为君，配健脾之白术、祛风御风之防风，故属以补为固之方，长于益气固表，且黄芪、防风相配，补中寓散，故宜于表虚自汗或虚人易感风邪者。

3. 五更泻多由命门火衰，火不暖土，脾失健运所致。四神丸重用补骨脂辛苦大温，补命门之火以温养脾土，《本草纲目》谓其"治肾泄"，故君药。臣以肉豆蔻温中涩肠，与补骨脂相伍，既可增温肾暖脾之力，又能涩肠止泻。吴茱萸温脾暖胃以散阴寒；五味子酸温，固肾涩肠，合吴茱萸以助君、臣药温涩止泻之力，为佐药。用法中姜枣同煮，枣肉为丸，意在温补脾胃，鼓舞运化。诸药合用，共奏温肾暖脾，固肠止泻之功，故能主治五更泻。

4. 固冲汤与归脾汤均用黄芪、白术益气健脾而摄血，治疗脾气虚弱，脾不统血的崩漏、月经量多，但病机不尽相同，且病情、病势有轻重缓急之分，因而立法、选药亦随之而异。固冲汤所治血崩、月经过多由肾虚不固，脾虚不摄，冲脉滑脱所致，病势较急，病情较重，故当急治其标，固冲摄血为主，辅以健脾益气。方中重用山萸肉为君，配伍煅龙骨、煅牡蛎、棕榈炭、五倍子、海螵蛸、茜草、生白芍等众多敛涩药固涩滑脱为主，且用白术、生黄芪补气健脾药以助固摄为辅，以标本兼顾，同时合用补益肝肾之白芍（山萸肉），以求肝肾脾同治。归脾汤所治崩漏纯属脾气虚弱，脾不统血所致，病势较缓，病情相对较轻，缓治其本即可。故以黄芪、白术配伍人参、甘草益气健脾治本为主，以补为辅，且配伍龙眼肉、当归、酸枣仁、远志等补心血、安心神之品，气血并补，心脾同治。

六、分析题

（一）病案分析题

1. 辨证：体虚卫外不固，阴伤心阳不潜。

治法：敛阴止汗，益气固表。

处方：牡蛎散加糯稻根须。

煅牡蛎 30g（先煎）　生黄芪 30g　麻黄根 9g　小麦 30g　糯稻根须 15g　水煎服

方义分析：方以煅牡蛎敛阴潜阳，固涩止汗，为君药；生黄芪益气实卫，固表止汗，为臣药。君臣相配，是为益气固表、敛阴潜阳的常用组合。麻黄根、糯稻根须功专收敛止汗，为佐药。小麦甘凉，专入心经，养气阴，退虚热，为佐使药。合而成方，补敛并用，兼潜心阳，共奏益气固表、敛阴止汗之功，可使气阴得复，汗出自止。

2. 辨证：脾肾亏虚，冲任不固。

治法：固冲摄血，益气健脾。

处方：固冲汤。

山萸肉 24g　煅龙骨 24g（先煎）　煅牡蛎 24g（先煎）　炒白术 30g　茜草 9g　生黄芪 18g　生杭芍 12g　海螵蛸 12g　棕榈炭 6g　五倍子 1.5g（研粉冲服）　水煎服

方义分析：方中重用山萸肉为君，既能补益肝肾，又能收敛固涩。臣以煅龙骨、煅牡蛎，助君药固涩滑脱；脾主统血，气随血脱，又当益气摄血，故又臣以白术、黄芪益气健脾。生白芍补益肝肾，养血敛阴；棕榈炭、五倍子功善收敛止血；海螵蛸、茜草固摄下焦，既能止血，又能化瘀，使血止而无留瘀之弊，以上共为佐药。诸药合用，共奏固冲摄血、益气健脾之功。

（二）处方分析题

1. 本方是四神丸变丸剂为汤剂加干姜而成。方中重用补骨脂辛苦大温，补命门之火以温养脾土，《本草纲目》谓其"治肾泄"，故为君药。臣以肉豆蔻温中涩肠，与补骨脂相伍，既可增温肾暖脾之力，又能涩肠止泻。佐以吴茱萸温脾暖胃以散阴寒；五味子酸温，固肾涩肠，合吴茱萸以助君、臣药温涩止泻之力；姜、枣温补脾胃，鼓舞运化；加干姜则温中祛寒之力加强。诸药合用，共奏温肾暖脾、固肠止泻之功。主治命门火衰，火不暖土所致的肾泄证。其证候表现为五更泄泻，不思饮食，食不消化，或腹痛喜温，腰酸肢冷，神疲乏力，舌淡，苔薄白，脉沉迟无力。

2. 本方是桑螵蛸散变散剂为汤剂加益智仁而成。方中桑螵蛸、益智仁补肾固精止遗，共为君药。臣以龙骨收敛固涩，且镇心安神；龟甲滋养肾阴，补心安神。桑螵蛸、益智仁得龙骨则固涩止遗之力增，得龟甲则补肾益精之功著。佐以人参大补元气以固摄津液，配茯神合而补益心气以宁心安神；当归补心血，与人参合用，能补益气血；菖蒲、远志安神定志、交通心肾，意在补肾涩精、宁心安神的同时，促进心肾相交。诸药相合，共奏调补心肾、涩精止遗之功。主治心肾两虚，水火不交证。其证候表现为小便频数，或尿如米泔色，或遗尿，或遗精，心神恍惚，健忘，舌淡苔白，脉细弱。

3. 本方为易黄汤加苦参、蒲公英。方中重用炒山药、炒芡实补脾益肾，固涩止带，共为君药。正如《本草求真》说："山药之补，本有过于芡实，而芡实之涩，更有胜于山药。"白果收涩止带，兼除湿热，为臣药。用少量黄柏苦寒入肾，清热燥湿；苦参、蒲公英清热解毒；车前子甘寒，清热利湿，均为佐药。诸药合用，共奏固肾清热，祛湿止带之功，主治肾虚湿热带下。其证候表现为带下色黄，其气腥秽，舌红，苔黄腻。

第九章 安 神 剂

🖋 习题

一、填空题

1. 安神剂分_____和_____两类。
2. 朱砂安神丸的功用是_____，_____。
3. 应用酸枣仁汤以虚烦失眠，_____，_____，_____为辨证要点。
4. 酸枣仁汤中配伍知母的意义是_____，_____。
5. 天王补心丹重用_____为君药。
6. 治疗心火亢盛，阴血不足而致神志不安的常用方是_____。
7. 天王补心丹的功用是_____，_____。
8. 治疗心肾阴血亏虚所致神志不安的常用方是_____。
9. 酸枣仁汤的功用是_____，_____。

二、选择题

（一）A1 型题

1. 朱砂安神丸主治证的病机是（　　）
   A. 阴血不足，肝阳上亢
   B. 心阴不足，虚火上炎
   C. 心火亢盛，阴血不足
   D. 肾阴不足，心肾不交
   E. 心肾阴虚，虚火上炎

2. 症见失眠多梦，惊悸怔忡，心烦神乱，舌尖红，脉细数。治宜首选（　　）
   A. 朱砂安神丸
   B. 天王补心丹
   C. 酸枣仁汤

D. 归脾汤
E. 温胆汤

3. 朱砂安神丸中配伍黄连的意义是（　　）
   A. 泻火解毒
   B. 清热燥湿
   C. 清心泻火
   D. 清热解毒
   E. 清胃泻火

4. 酸枣仁汤的功用是（　　）
   A. 滋阴安神，清热除烦
   B. 益气宁心，清热除烦
   C. 益阴潜阳，清热除烦
   D. 益气补血，健脾养心
   E. 养血安神，清热除烦

5. 酸枣仁汤主治证的病机是（　　）
   A. 心血不足，阴虚内热
   B. 心阴不足，虚火上炎
   C. 肝血不足，虚热内扰
   D. 肾阴不足，心肾不交
   E. 心肾不足，阴虚内热

6. 症见虚烦失眠，心悸不安，头目眩晕，咽干口燥，舌红，脉弦细。治宜首选（　　）
   A. 酸枣仁汤
   B. 归脾汤
   C. 六味地黄丸
   D. 朱砂安神丸
   E. 天王补心丹

7. 酸枣仁汤中用量最重的药物是（　　）
   A. 川芎
   B. 茯苓
   C. 知母

D. 甘草

E. 酸枣仁

8. 天王补心丹的功用是（　　）

A. 滋阴清热，养血安神

B. 养血安神，清热除烦

C. 滋补肝肾，养心安神

D. 益气补血，养心安神

E. 滋阴养血，清热除烦

9. 天王补心丹中配伍丹参的意义是（　　）

A. 活血祛瘀

B. 凉血活血

C. 清心活血

D. 活血止血

E. 凉血安神

10. 症见心悸怔忡，虚烦失眠，神疲健忘，手足心热，口舌生疮，大便干结，舌红少苔，脉细数。治宜选用（　　）

A. 酸枣仁汤

B. 朱砂安神丸

C. 归脾汤

D. 天王补心丹

E. 温胆汤

11. 朱砂安神丸服法的注意事项是（　　）

A. 宜多服

B. 宜久服

C. 宜少服

D. 不宜多服、久服

E. 无须禁忌

12. 方中人参、玄参、丹参同用的方剂是（　　）

A. 清营汤

B. 天王补心丹

C. 百合固金汤

D. 清燥救肺汤

E. 养阴清肺汤

13. 天王补心丹主治（　　）

A. 阳虚血少之神志不安

B. 气血两虚之神志不安

C. 阴阳两虚之神志不安

D. 阴虚血少之神志不安

E. 阴虚火旺之神志不安

14. 酸枣仁汤中配伍川芎之意义是（　　）

A. 祛瘀血，止疼痛

B. 调肝血，疏肝气

C. 祛风邪，止头痛

D. 行气滞，化瘀血

E. 以上都不是

15. 组成中含有生地、玄参、麦冬、天冬的方剂是（　　）

A. 清燥救肺汤

B. 清营汤

C. 百合固金汤

D. 天王补心丹

E. 养阴清肺汤

16. 应用天王补心丹的辨证要点是（　　）

A. 失眠，惊悸，舌红苔黄，脉细数

B. 失眠，心悸，手足心热，舌红少苔，脉细数

C. 虚烦失眠，咽干口燥，舌红，脉弦细

D. 精神恍惚，悲伤欲哭，舌红苔少，脉细

E. 心悸失眠，体倦食少，舌淡，脉细弱

17. 酸枣仁汤出自（　　）

A.《金匮要略》

B.《普济方》

C.《校注妇人良方》

D.《伤寒论》

E.《医方集解》

（二）B1 型题

A. 心火亢盛，阴血不足之失眠

B. 心脾两虚，气血不足之失眠

C. 肝血不足，虚热内扰之失眠

D. 胆胃不和，痰热内扰之失眠

E. 阴虚血少，虚火内扰之失眠

1. 天王补心丹主治（　　）

2. 酸枣仁汤主治（　　）

A. 滋阴清热，养血安神

B. 养血安神，清热除烦

C. 益气补血，养心安神

D. 镇心安神，清热养血

E. 滋阴潜阳，镇心安神

3. 朱砂安神丸的功用是（　　）

4. 酸枣仁汤的功用是（　　）

（三）X 型题

1. 天王补心丹的辨证要点包括（　　）

A. 心悸失眠

B. 咽干口燥

C. 手足心热

D. 舌红少苔

E. 脉细数

2. 天王补心丹与酸枣仁汤相同的药物是（　　）

A. 酸枣仁

B. 柏子仁

C. 茯苓

D. 当归

E. 甘草

3. 酸枣仁汤的配伍特点是（　　）

A. 标本兼治

B. 养中兼清

C. 补中有行

D. 气血双补

E. 肝脾同调

三、改错题

1. 天王补心丹的功用是泻火除烦，养血安神。

2. 酸枣仁汤主治气血两虚，心失所养

之失眠。

四、简答题

1. 天王补心丹是否以生地黄为君？为什么？

2. 酸枣仁汤中配伍川芎的意义是什么？

3. 酸枣仁汤的主治证及证候表现怎样？

五、问答题

1. 重镇安神剂与滋养安神剂的适应证及组方配伍有何不同？

2. 酸枣仁汤为何能治肝血不足，虚热内扰之虚烦失眠？

六、分析题

（一）病案分析题

要求：分析下列病例，作出中医证的诊断，拟定治法，开出处方，并分析方义。

患者，男，48 岁。患心悸失眠半年余，虚烦神疲，梦遗健忘，手足心热，舌红少苔，脉细数。

（二）处方分析题

要求：简要分析下列方剂的方义，并说明其功用、主治病证及证候。

炒酸枣仁15g　知母6g　茯苓6g　川芎6g　五味子3g　甘草3g　水煎服

📖 参考答案

一、填空题

1. 重镇安神　滋养安神

2. 镇心安神　清热养血

3. 咽干口燥　舌红　脉弦细

4. 滋阴润燥　清热除烦

5. 生地黄

6. 朱砂安神丸

7. 滋阴清热　养血安神

8. 天王补心丹

9. 养血安神　清热除烦

二、选择题

（一）A1 型题

1. C。答案分析：朱砂安神丸由朱砂、黄连、生地黄、当归、甘草组成。具有镇心安神、清热养血之功，是主治心火亢盛、阴血不足所致神志不安的常用方。

2. A。答案分析：此为心火亢盛，阴血不足所致。朱砂安神丸功能镇心安神、清热养血，是主治心火亢盛、阴血不足所致心烦失眠的常用方。

3. C。答案分析：朱砂安神丸主治心火亢盛、阴血不足之神志不安，故方中配黄连，取其清心泻火，以除烦热。

4. E。答案分析：酸枣仁汤由酸枣仁、知母、茯苓、川芎、甘草组成。具有养血安神，清热除烦之功。

5. C。答案分析：酸枣仁汤用酸枣仁、知母、茯苓、川芎、甘草组方。功能养血安神、清热除烦，主治肝血不足、虚热内扰之虚烦失眠。

6. A。答案分析：此证由肝血不足，虚热内扰所致。酸枣仁汤功能养血安神、清热除烦，为治肝血不足、虚热内扰所致虚烦失眠的常用方。

7. E。答案分析：酸枣仁汤中酸枣仁用至二升，他药用量最大的也不过二两。

8. A。答案分析：天王补心丹重用生地，配伍玄参、麦冬、天冬滋阴清热，当归、酸枣仁、柏子仁补血养心安神等组方。具有滋阴清热，养血安神之功。

9. C。答案分析：天王补心丹主治心肾阴虚血少，虚火内扰之神志不安。方中用丹参一是清心经之热，二是活血，与补血药相伍，以利生新血。

10. D。答案分析：此证为阴虚血少，虚火内扰之神志不安。天王补心丹功能滋阴清热、养血安神，是主治心肾阴血亏虚、虚火内扰所致神志不安的常用方。

11. D。答案分析：朱砂安神丸中之朱砂有毒，不宜多服、久服，以防中毒。

12. B。答案分析：天王补心丹由人参、茯苓、玄参、丹参、桔梗、远志、当归、五味子、麦门冬、天门冬、柏子仁、酸枣仁、生地黄、朱砂组成。

13. D。答案分析：天王补心丹功能滋阴清热、养血安神，为主治阴虚血少所致神志不安的常用方。

14. B。答案分析：酸枣仁汤主治肝血不足之虚烦失眠。方中川芎辛温行散，为血中气药，以之理肝血而疏肝气，与养血之酸枣仁相伍，补中有行，有养血调肝之妙。

15. D。答案分析：天王补心丹由人参、茯苓、玄参、丹参、远志、当归、五味子、麦门冬、天门冬、柏子仁、酸枣仁、生地黄、桔梗、朱砂组成。

16. B。答案分析：天王补心丹主治阴虚血少，虚火内扰之神志不安。临床应以失眠心悸，手足心热，舌红少苔，脉细数为辨证要点。

17. A。答案分析：酸枣仁汤为汉代医圣张仲景所创制，见于其著作《金匮要略》。

（二）B1 型题

1. E。答案分析：天王补心丹功能滋阴清热，养血安神。方中重用生地，配伍麦冬、天冬、玄参，滋阴清热力较强，故主治阴虚血少、虚火内扰之失眠。

2. C。答案分析：酸枣仁汤功能养血安神，清热除烦。方中重用酸枣仁配川芎，重在调补肝血，故主治肝血不足、虚热内扰之失眠。

3. D。答案分析：朱砂安神丸由朱砂、黄连、生地黄、当归、炙甘草组成。具有镇心安神，清热养血之功。

4. B。答案分析：酸枣仁汤由酸枣仁、

132

知母、茯苓、川芎、甘草组成。具有养血安神，清热除烦之功。

（三）X 型题

1. ACDE。答案分析：天王补心丹功能滋阴清热，养血安神。主治阴虚血少，虚火内扰之神志不安。其辨证要点为心悸失眠，手足心热，舌红少苔，脉细数。

2. AC。答案分析：酸枣仁汤由酸枣仁、知母、茯苓、川芎、炙甘草组成，天王补心丹由人参、茯苓、玄参、丹参、桔梗、远志、当归、五味子、天门冬、麦门冬、柏子仁、酸枣仁、生地黄、朱砂组成，故两方组成中均有酸枣仁、茯苓。

3. ABC。答案分析：酸枣仁汤重用酸枣仁养血补肝安神，茯苓宁心安神，知母养阴清热，川芎辛温行散以调气行血。诸药配伍，具有标本兼治、养中兼清、补中有行的配伍特点。

三、改错题

1. "泻火除烦"改为"滋阴清热"。答案分析：天王补心丹由生地、天冬、麦冬、玄参、当归、酸枣仁、柏子仁、五味子、茯苓、人参、远志、丹参、桔梗、朱砂组成。专为阴虚血少，神志不安的病证所设。具有滋阴清热，养血安神之功。

2. "气血两虚，心失所养"改为"肝血不足，虚热内扰"。答案分析：酸枣仁汤重用养血补肝，宁心安神之酸枣仁，配伍知母、茯苓、川芎等组方。具有养血安神、清热除烦之功，故主治肝血不足、虚热内扰之失眠。

四、简答题

1. 是。天王补心丹主治心肾阴血亏虚，虚火内扰之心神不安。生地甘寒，能滋阴养血，壮水以制虚火，用量独重，故为君药。

2. 酸枣仁汤主治肝血不足，虚火内扰

之虚烦失眠。方中重用酸枣仁补肝血，养心安神；佐以川芎之辛散，行肝血而疏肝气，与酸收补血之酸枣仁相伍，辛散酸收，补血行血，更有助于养血调肝。

3. 酸枣仁汤主治肝血不足，虚热内扰证。临床表现为虚烦失眠，心悸不安，头目眩晕，咽干口燥，舌红，脉弦细。

五、问答题

1. 重镇安神剂适用于心肝阳亢，热扰心神之心烦神乱、失眠多梦、惊悸怔忡、癫痫等，常用重镇安神药为主组方。因火热内扰心神，且火热每多耗伤阴血，故常配清热泻火，滋阴养血药。滋养安神剂适用于阴血不足，心失所养之虚烦不眠、心悸怔忡、健忘多梦，常以滋养安神药配伍滋阴养血药组方。

2. 酸枣仁汤由酸枣仁、茯苓、知母、川芎、甘草组成。方中酸枣仁重用为君，能养血补肝，宁心安神；臣以茯苓宁心安神，知母滋阴润燥、清热除烦，以助除烦安神；佐以辛散之川芎，调肝血而疏肝气，与大量之酸枣仁配伍，辛散与酸收并用，补血与行血结合，有养血调肝之妙；使以甘草和中缓急，调和诸药。诸药合用，有养血安神、清热除烦之功，故能治肝血不足、虚热内扰之虚烦失眠。

六、分析题

（一）病案分析题

辨证：心肾阴虚血少，虚火内扰。

治法：滋阴清热，养血安神。

处方：天王补心丹。

生地黄 40g　麦冬 10g　天冬 10g　酸枣仁 10g　柏子仁 10g　五味子 10g　党参 5g　当归 10g　茯苓 5g　玄参 5g　丹参 5g　桔梗 5g　远志 5g　朱砂末 0.6g（分 2 次冲服）水煎服

方义分析：方中重用生地黄滋阴养血，

133

壮水以制虚火，为君药。天冬、麦冬滋阴清热；酸枣仁、柏子仁养心安神；当归养血润燥，共助君药滋阴补血清热，并养心安神，共为臣药。人参补气以生血，并能安神益智；五味子收敛耗散之心气，并能安神；丹参清心活血，合补血药使补而不滞；朱砂镇心安神，共为佐药。桔梗载药上行，使药力缓留于上部心经，为使。诸药合用，具有滋阴清热、养血安神之效。

（二）处方分析题

此方系酸枣仁汤加五味子而成。方中重用酸枣仁养血补肝，宁心安神为君。茯苓宁心安神；知母滋阴润燥，清热除烦，共为臣药。五味子收敛止汗，并能安神；川芎调肝血而疏肝气，与酸枣仁配伍，酸收中寓有辛散，补血中并能行血，有养血调肝之妙，共为佐药。甘草和中缓急，调和诸药，为使。六味相伍，具有养血安神、清热除烦之功。主治肝血不足，虚热内扰之证。症见虚烦失眠，心悸不安，头目眩晕，咽干口燥，盗汗，舌红，脉弦细。

第十章 开 窍 剂

习题

一、填空题

1. 凉开剂，适用于＿＿＿证。

2. 紫雪的辨证要点是高热烦躁、＿＿＿、＿＿＿、＿＿＿。

3. 至宝丹主治＿＿＿证。

4. 苏合香丸所治诸证，系因＿＿＿，＿＿＿所致。

二、选择题

（一）A1 型题

1. 安宫牛黄丸的原书用法：若脉实者，用何药煎汤送下（　　）

    A. 苏叶、荆芥

    B. 生姜、大枣

    C. 银花、薄荷

    D. 竹叶、淡豆豉

    E. 桑叶、菊花

2. 下列哪项不属于安宫牛黄丸的辨证要点（　　）

    A. 高热烦躁

    B. 神昏谵语

    C. 斑疹吐衄

    D. 舌红或绛

    E. 脉数

3. 紫雪的功用是（　　）

    A. 开窍定惊，清热化痰

    B. 清热开窍，熄风镇痉

    C. 清热解毒，开窍安神

    D. 化浊开窍，清热解毒

    E. 清热解毒，开窍醒神

4. 至宝丹的功用，除化浊开窍外，尚有（　　）

    A. 熄风止痉

    B. 化浊解毒

    C. 豁痰解毒

    D. 清热解毒

    E. 化痰定惊

5. 苏合香丸主治（　　）

    A. 心绞痛属痰浊气滞血瘀者

    B. 寒闭证

    C. 暑秽

    D. 热闭证

    E. 痰热内闭心包证

6. 症见高热烦躁，神昏谵语，痉厥，口渴唇焦，尿赤便秘。治宜选用（　　）

    A. 安宫牛黄丸

    B. 紫雪

    C. 至宝丹

    D. 紫金锭

    E. 苏合香丸

（二）B1 型题

    A. 紫雪

    B. 至宝丹

    C. 行军散

    D. 牛黄清心丸

    E. 安宫牛黄丸

1. 凉开方剂中清热解毒之力最优者是（　　）

2. 凉开方剂中长于芳香开窍，化浊辟秽者是（　　）

    A. 至宝丹

    B. 紫雪

    C. 苏合香丸

D. 紫金锭

E. 安宫牛黄丸

3. 神昏谵语，身热烦躁，痰盛气粗，舌绛苔黄垢腻，脉滑数。治宜（   ）

4. 患者突然昏倒，牙关紧闭，不省人事，苔白脉迟。治宜（   ）

（三）X 型题

1. 牛黄清心丸的功用有（   ）

    A. 清热解毒

    B. 化痰开窍

    C. 开窍醒神

    D. 熄风镇痉

    E. 开窍安神

2. 紫雪的辨证要点包括（   ）

    A. 神昏谵语

    B. 高热烦躁

    C. 痉厥

    D. 舌红绛

    E. 脉数实

三、改错题

1. 紫雪的功用是清热化痰，滋阴熄风。

2. 紫金锭的功用是化痰理气，辟秽解毒，燥湿健脾。

四、简答题

1. 安宫牛黄丸组方配伍有何特点？

2. 苏合香丸中白术、诃子的作用是什么？

参考答案

一、填空题

1. 温热邪毒内陷心包的热闭

2. 神昏谵语　痉厥　舌红绛　脉数实

3. 痰热内闭心包

4. 寒邪秽浊　闭阻机窍

二、选择题

（一）A1 型题

1. C。答案分析：因脉实者，热盛内炽，邪陷心包，故用银花、薄荷汤下，以增加其清热解毒之功。

2. C。答案分析：安宫牛黄丸主治邪热内陷心包证。临床应用以高热烦躁，神昏谵语，舌红或绛，苔黄燥，脉数有力为辨证要点。

3. B。答案分析：紫雪以水牛角、羚羊角、麝香为君，并与黄金、寒水石、石膏、磁石、滑石、玄参、升麻、沉香、丁香、青木香、硝石、朴硝、朱砂、甘草相配，故能清心开窍、熄风镇痉。

4. D。答案分析：至宝丹以麝香、牛黄、水牛角清心开窍解毒为君药，并配安息香、冰片、玳瑁、雄黄、琥珀、朱砂、金银二箔。全方以化浊开窍为主，清热解毒为辅。

5. B。答案分析：苏合香丸主治寒闭证。

6. B。答案分析：此为温热病，热闭心包及热盛动风证。紫雪功能清热开窍、熄风镇痉，为治疗热闭心包、热盛动风证的常用方。

（二）B1 题

1. E。答案分析：安宫牛黄丸以牛黄、水牛角、麝香清心开窍，凉血解毒为君；臣以大苦大寒之黄连、黄芩、山栀清热泻火解毒。全方清热泻火，凉血解毒与芳香开窍并用，但以清热解毒为主。

2. B。答案分析：至宝丹中麝香、牛黄、水牛角清心开窍，凉血解毒为君。臣以安息香、冰片辟秽化浊、芳香开窍；玳瑁清热解毒，镇惊安神。故全方以化浊开窍为主，清热解毒为辅。

3. A。答案分析：此为痰热内闭心包

证。至宝丹功能化浊开窍，清热解毒，为治疗痰热内闭心包证的常用方。

4. C。答案分析：此为寒闭证。苏合香丸功能芳香开窍，行气止痛，为治疗寒闭证以及心腹疼痛属于寒凝气滞证的常用方。

（三）X 型题

1. AE。答案分析：牛黄清心丸由黄连、黄芩、栀子、郁金、辰砂、牛黄组成。功能清热解毒，开窍安神。

2. ABCDE。答案分析：紫雪功能清热开窍，熄风镇痉。主治温热病，热闭心包及热盛动风证。故其辨证要点应为高热烦躁，神昏谵语，痉厥，舌红绛，脉数实。

三、改错题

1. "清热化痰，滋阴熄风"改为"清热开窍，熄风镇痉"。答案分析：紫雪由石膏、寒水石、磁石、玄参、青木香、沉香、升麻、甘草、丁香、芒硝、硝石、水牛角、羚羊角、麝香、朱砂、滑石组成。功为清热开窍，熄风镇痉。

2. "化痰理气，辟秽解毒，燥湿健脾"改为"化痰开窍，辟秽解毒，消肿止痛"。答案分析：紫金锭由山慈菇、红大戟、千金子霜、五倍子、麝香、雄黄、朱砂组成。功用当为化痰开窍，辟秽解毒，消肿止痛。

四、简答题

1. 安宫牛黄丸是凉开的代表方。方中以芳香开窍药与清热泻火、凉血解毒药配伍使用，能"使邪火随诸香一齐俱散"（《温病条辨》），这种配伍也是凉开方剂的特殊配伍。

2. 苏合香丸用治寒闭之证，治以芳香开窍为主，辅以温里散寒、行气活血及辟秽化浊之品。方中诸多药物均易耗散正气，为防止辛散太过，故配伍白术补气健脾、诃子肉收涩敛气，两味与诸香药配伍，可以补气收敛，防止香散耗气伤正之弊。

第十一章 理 气 剂

习题

一、填空题

1. 理气剂通常分为_____和_____两类。

2. 越鞠丸的功用是_____。

3. 越鞠丸的君药是_____。

4. 枳实薤白桂枝汤主治_____证。

5. 半夏厚朴汤的功用是_____，_____。

6. 具有行气疏肝，散寒止痛功用的代表方剂是_____。

7. 暖肝煎的功用是_____，_____。

8. 肝肾不足，寒滞肝脉证宜选用_____治疗。

9. 暖肝煎的君药是_____、_____。

10. 苏子降气汤的功用是_____，_____。

11. 肉桂在苏子降气汤中的作用是_____，_____。

12. 定喘汤主治_____，_____证。

13. 具有宣降肺气，清热化痰功用的代表方剂是_____。

14. 主治胃虚痰阻气逆证的代表方剂是_____。

15. 旋覆代赭汤的功用是_____，_____。

16. 病人呃逆或干呕，虚烦少气，口干，舌红嫩，脉虚数。宜选用_____治疗。

二、选择题

（一）A1 型题

1. 越鞠丸所治"六郁"证不包括（　　）
   A. 湿郁
   B. 火郁
   C. 寒郁
   D. 痰郁
   E. 食郁

2. 半夏厚朴汤配伍苏叶的意义不包括（　　）
   A. 行气
   B. 理肺
   C. 舒肝
   D. 散郁
   E. 散寒

3. 半夏厚朴汤的功用是（　　）
   A. 行气散结，降逆化痰
   B. 行气散结，降逆止呕
   C. 行气散结，化痰止咳
   D. 行气散结，宽胸利膈
   E. 行气散结，止咳平喘

4. 患者胸腹胁肋诸痛，时发时止，口苦，舌红苔黄，脉弦数。治宜选用（　　）
   A. 逍遥散
   B. 金铃子散
   C. 龙胆泻肝汤
   D. 四逆散
   E. 吴茱萸汤

5. 枳实薤白桂枝汤的组成中含有（　　）
   A. 木香、香附
   B. 苍术、厚朴
   C. 木香、厚朴
   D. 瓜蒌、厚朴

E. 青皮、陈皮

6. 除下列何项外，主治均与痰有关（   ）

A. 越鞠丸

B. 半夏厚朴汤

C. 苏子降气汤

D. 旋覆代赭汤

E. 天台乌药散

7. 天台乌药散的功用不包括（   ）

A. 散寒

B. 行气

C. 止痛

D. 疏肝

E. 活血

8. 暖肝煎的功用是（   ）

A. 温脾

B. 温肾

C. 温肺

D. 温经

E. 温胃

9. 暖肝煎的组成中不含有（   ）

A. 乌药、小茴香

B. 肉桂、沉香

C. 当归、枸杞

D. 茯苓、生姜

E. 甘草、大枣

10. 患者喘咳短气，胸膈满闷，腰疼脚弱，肢体浮肿，舌苔白滑，脉弦滑。治宜选用（   ）

A. 小青龙汤

B. 苏子降气汤

C. 定喘汤

D. 麻黄汤

E. 止嗽散

11. 苏子降气汤的功用是（   ）

A. 降气定喘，清热平喘

B. 降逆化痰，益气和胃

C. 降气平喘，化痰润肺

D. 降气平喘，祛痰止咳

E. 补肺益肾，止咳平喘

12. 定喘汤中清泻肺热的药物是（   ）

A. 石膏、知母

B. 桑白皮、地骨皮

C. 桑白皮、黄芩

D. 地骨皮、黄芩

E. 黄芩、黄连

13. 麻黄与白果在定喘汤中的配伍关系是（   ）

A. 升降配伍

B. 散收配伍

C. 散中寓收

D. 收中寓散

E. 相须为用

14. 具有降逆化痰，益气和胃功用的方剂是（   ）

A. 苏子降气汤

B. 定喘汤

C. 小半夏汤

D. 橘皮竹茹汤

E. 旋覆代赭汤

15. 旋覆代赭汤的药物组成中不含有（   ）

A. 甘草、大枣

B. 生姜、半夏

C. 人参、大枣

D. 半夏、干姜

E. 人参、甘草

16. 旋覆代赭汤的主治不包括（   ）

A. 呃逆

B. 呕吐

C. 脘腹痞闷

D. 腹痛喜按

E. 嗳气

17. 橘皮竹茹汤的功用是（   ）

A. 降逆止呕，益气和胃

B. 降逆止呕，益气温中

C. 降逆止呃，益气清热

D. 降逆止呕，益气养阴

E. 降逆止呕，益气祛痰

18. 以下不属于降气的方剂是(　　)

A. 小半夏汤

B. 定喘汤

C. 旋覆代赭汤

D. 厚朴温中汤

E. 橘皮竹茹汤

19. 橘皮竹茹汤源于(　　)

A. 《伤寒论》

B. 《太平惠民和剂局方》

C. 《金匮要略》

D. 《景岳全书》

E. 《丹溪心法》

20. 越鞠丸的主治不包括(　　)

A. 饮食不消

B. 嗳腐吞酸

C. 脘腹胀痛

D. 恶心呕吐

E. 心胸烦热

21. 除下列何项外，皆为枳实薤白桂枝汤的主治证候(　　)

A. 胸满

B. 或胸痛

C. 喘息

D. 咳唾

E. 苔黄腻

22. 以下不属于半夏厚朴汤主治证候的是(　　)

A. 咽中如有物阻

B. 咯吐不出

C. 吞咽不下

D. 胸膈疼痛

E. 或咳或呕

23. 金铃子散的主治证是(　　)

A. 肝火犯胃证

B. 肝郁化火证

C. 肝郁气滞证

D. 肝郁血虚证

E. 肝郁脾虚证

24. 以下不属于厚朴温中汤主治证候的是(　　)

A. 苔黄腻

B. 脉沉弦

C. 四肢倦怠

D. 脘腹疼痛

E. 不思饮食

25. "控睾痛引少腹"为何方的原书主治(　　)

A. 暖肝煎

B. 天台乌药散

C. 金铃子散

D. 四磨汤

E. 橘核丸

26. 苏子降气汤组成中不含有(　　)

A. 苏叶

B. 苏子

C. 生姜

D. 干姜

E. 甘草

27. 除何方外，用药皆体现"上下并治"(　　)

A. 龙胆泻肝汤

B. 地黄饮子

C. 苏子降气汤

D. 导赤散

E. 定喘汤

28. 除何方外，用药皆体现"散收配伍"(　　)

A. 定喘汤

B. 桂枝汤

C. 酸枣仁汤

D. 二陈汤

E. 四逆散

29. 旋覆代赭汤中用量最重的药物是

（　　）

    A. 旋覆花

    B. 代赭石

    C. 生姜

    D. 半夏

    E. 甘草

30. 小半夏汤、旋覆代赭汤、橘皮竹茹汤中相同的药物是（　　）

    A. 半夏

    B. 生姜

    C. 竹茹

    D. 丁香

    E. 柿蒂

（二）B1 型题

    A. 厚朴

    B. 半夏

    C. 香附

    D. 肉桂

    E. 旋覆花

1. 半夏厚朴汤的君药是（　　）

2. 越鞠丸的君药是（　　）

    A. 芳香行气，理肺疏肝

    B. 通阳散寒，降逆平冲

    C. 降气平喘，祛痰止咳

    D. 清泻肺热，止咳平喘

    E. 化痰涤饮，降逆止呕

3. 定喘汤中黄芩、桑白皮的作用是（　　）

4. 半夏厚朴汤中苏叶的作用是（　　）

    A. 疝气痛

    B. 呕吐

    C. 喘咳

    D. 胸痹

    E. 梅核气

5. 半夏厚朴汤主治（　　）

6. 暖肝煎主治（　　）

    A. 当归、肉桂

    B. 当归、川芎

    C. 当归、熟地

    D. 当归、芍药

    E. 当归、黄芪

7. 暖肝煎的组成中含有（　　）

8. 苏子降气汤的组成中含有（　　）

    A. 标本兼顾，上下并治，治上为主

    B. 补养、散寒、行气并重

    C. 五药治六郁，治病求本，诸法并举，重在调气

    D. 寓降逆平冲于行气之中，寓散寒化痰于理气之内

    E. 标本兼顾，上下并治，治下为主

9. 苏子降气汤的配伍特点是（　　）

10. 越鞠丸的配伍特点是（　　）

    A. 理中丸

    B. 小半夏汤

    C. 半夏泻心汤

    D. 枳实薤白桂枝汤

    E. 大柴胡汤

11. 以上属于行气剂的方剂是（　　）

12. 以上属于降气剂的方剂是（　　）

    A. 小青龙汤

    B. 定喘汤

    C. 厚朴温中汤

    D. 橘皮竹茹汤

    E. 天台乌药散

13. 以上麻黄、杏仁同用的方剂是（　　）

14. 以上干姜、生姜同用的方剂是（　　）

（三）X 型题

1. 越鞠丸的组成中含有（　　）

    A. 木香

    B. 栀子

    C. 神曲

    D. 川芎

    E. 苍术

2. 六郁证的临床表现有（　　）

A. 恶寒发热

B. 恶心呕吐

C. 脘腹胀痛

D. 饮食不消

E. 胸膈痞闷

3. 以下属于行气剂的是（　　）

A. 橘皮竹茹汤

B. 枳实薤白桂枝汤

C. 小半夏汤

D. 厚朴温中汤

E. 暖肝煎

4. 枳实薤白桂枝汤的功用包括（　　）

A. 通阳

B. 散结

C. 散寒

D. 祛痰

E. 下气

5. 半夏厚朴汤的主治证候为（　　）

A. 咽中如有物阻

B. 吞咽不下

C. 咯吐不出

D. 或咳

E. 或呕

6. 半夏厚朴汤的组成中含有（　　）

A. 生姜

B. 干姜

C. 苏子

D. 苏叶

E. 茯苓

7. 天台乌药散的组成中含有（　　）

A. 木香

B. 沉香

C. 小茴香

D. 香附

E. 藿香

8. 苏子降气汤的功用包括（　　）

A. 降气

B. 清肺

C. 平喘

D. 止咳

E. 祛痰

9. 以下属于苏子降气汤组成的是（　　）

A. 当归

B. 半夏

C. 甘草

D. 厚朴

E. 桂枝

10. 定喘汤的主治证候包括（　　）

A. 咳喘

B. 痰多

C. 痰黄稠

D. 苔黄腻

E. 脉滑数

三、改错题

1. 肝经气滞寒凝之小肠疝气，少腹引控睾丸而痛，偏坠肿胀，或少腹疼痛。治宜暖肝煎。

2. 旋覆代赭汤由旋覆花、代赭石、人参、半夏、干姜、甘草、大枣组成。

3. 干姜、生姜在暖肝煎中的作用是散寒和胃。

4. 越鞠丸的辨证要点是胸膈痞闷，脘腹胀满，消谷善饥。

5. 橘皮竹茹汤具有降逆平喘，益气清热之功用。

6. 定喘汤中清泻肺热的药是黄芩、生地。

四、简答题

1. 桂枝在枳实薤白桂枝汤、桂枝汤、小建中汤、当归四逆汤、炙甘草汤中的作用有何不同？

2. 越鞠丸的配伍特点如何？

3. 越鞠丸主治何证？其辨证要点是什

么?

4. 越鞠丸中为何没有配伍治痰郁之专药?

5. 半夏厚朴汤的使用禁忌是什么?

6. 金铃子散主治何证?其辨证要点是什么?

7. 天台乌药散的病因病机及主治证候如何?

8. 暖肝煎的配伍特点和应用注意是什么?

9. 简述苏子降气汤的配伍特点。

10. 定喘汤中麻黄与白果的配伍意义如何?

11. 定喘汤的辨证要点是什么?

12. 苏子降气汤、定喘汤、小青龙汤、麻杏甘石汤各治疗何种类型的喘咳证?

13. 旋覆代赭汤、小半夏汤、橘皮竹茹汤、吴茱萸汤、大柴胡汤、半夏泻心汤各治疗何种类型的呕逆证?

14. 行气剂适用于何证?

15. 降气剂适用于何证?

五、问答题

1. 苏子降气汤和定喘汤的功用、主治有何区别?

2. 举例说明半夏在降气剂中的作用。

3. 使用理气剂时应注意些什么?

4. 天台乌药散和暖肝煎同为治疝之方,它们在药物配伍上各有何特点?怎样区别使用?

六、分析题

(一)病案分析题

要求:分析下列病例,作出中医证的诊断,拟定治法,开出处方,并分析方义。

1. 患者,女,30 岁。近来因情志不遂,忧思过度而致胸膈痞闷、脘腹胀痛、嗳腐吞酸、恶心呕吐、饮食不消。

2. 患者,男,55 岁。阴囊偏坠肿痛,痛引腰部,喜暖畏寒,舌淡苔白,脉沉迟。

3. 患者,男,62 岁。咳喘反复发作多年,痰涎壅盛,喘咳短气,胸膈满闷,腰疼脚弱,肢倦浮肿,苔白腻,脉弦滑。

(二)处方分析题

要求:简要分析下列方剂的方义,并说明其功用、主治病证及其证候。

1. 半夏 12g　生姜 15g　厚朴 9g　茯苓 12g　苏叶 6g　香附 6g　郁金 9g　水煎温服

2. 麻黄 9g　白果 9g　苏子 6g　杏仁 5g　款冬花 9g　黄芩 6g　桑白皮 9g　半夏 9g　瓜蒌 12g　胆南星 10g　水煎温服

3. 旋覆花 9g　代赭石 20g　人参 6g　半夏 9g　生姜 15g　炙甘草 9g　大枣 4 枚　水煎温服

参考答案

一、填空题

1. 行气　降气

2. 行气解郁

3. 香附

4. 胸阳不振,痰气互结之胸痹

5. 行气散结　降逆化痰

6. 天台乌药散

7. 温补肝肾　行气止痛

8. 暖肝煎

9. 肉桂　小茴香

10. 降气平喘　祛痰止咳

11. 温补下元　纳气平喘

12. 风寒外束　痰热内蕴

13. 定喘汤

14. 旋覆代赭汤

15. 降逆化痰　益气和胃

16. 橘皮竹茹汤

二、选择题

（一）A1 型题

1. C。答案分析：乃因喜怒无常，忧思过度，或饮食失节，寒温不适所致气、血、痰、火、湿、食六郁之证。

2. E。答案分析：半夏厚朴汤中苏叶芳香行气，理肺舒肝，助厚朴行气宽胸，宣通郁结之气。

3. A。答案分析：半夏厚朴汤以半夏、生姜、茯苓降逆化痰散结，厚朴、苏叶行气除满。共奏行气散结，降逆化痰之功。

4. B。答案分析：患者胸腹胁肋诸痛，时发时止，口苦，舌红苔黄，脉弦数。为肝郁化火之证，治当疏肝泄热、活血止痛，宜金铃子散。

5. D。答案分析：枳实薤白桂枝汤的组成为枳实、薤白、桂枝、厚朴、瓜蒌。

6. E。答案分析：天台乌药散主治肝经寒凝气滞的肠疝气。

7. E。答案分析：天台乌药散以行气散寒之乌药为君，配伍青皮、小茴香等疏肝散寒止痛之品。功能行气疏肝，散寒止痛。

8. B。答案分析：暖肝煎以肉桂、小茴香为君，配伍当归、乌药、沉香等补气散寒行气之药。具温补肝肾，行气止痛之功。

9. E。答案分析：暖肝煎的药物组成为：肉桂、小茴香、当归、枸杞、乌药、沉香、茯苓、生姜。

10. B。答案分析：此为上实下虚咳喘证。由痰涎壅肺，肾阳不足所致，且以上实为主。治当降气平喘、祛痰止咳，宜选苏子降气汤。

11. D。答案分析：苏子降气汤以苏子为君配伍半夏、厚朴、前胡等降气祛痰之品，具有降气平喘、祛痰止咳的功用。

12. C。答案分析：定喘汤由白果、麻黄、苏子、甘草、款冬花、杏仁、桑白皮、黄芩和半夏组成，方中以桑白皮、黄芩清泻肺热。

13. B。答案分析：定喘汤以麻黄宣肺散邪以平喘，白果敛肺定喘而祛痰，一散一收，既可加强平喘之功，又可防麻黄耗散肺气。

14. E。答案分析：旋覆代赭汤以旋覆花、代赭石、生姜、半夏化痰止呕，人参、大枣、甘草益气和胃。此为降逆化痰，益气和胃的代表方剂。

15. D。答案分析：旋覆代赭汤由旋覆花、代赭石、生姜、半夏、人参、大枣、甘草组成。

16. D。答案分析：旋覆代赭汤主治胃虚痰阻气逆证，临床应用以胃脘痞闷、嗳气、呕吐、呃逆、苔白腻、脉缓或滑为辨证要点。

17. C。答案分析：橘皮竹茹汤以橘皮行气和胃，竹茹清热安胃，生姜和胃止呕，人参、大枣、甘草益气补中。具降逆止呃，益气清热之功。

18. D。答案分析：厚朴温中汤功能行气除满，温中燥湿，为行气之方。

19. E。答案分析：橘皮竹茹汤出自《金匮要略》。

20. E。答案分析：越鞠丸主治六郁之证，其中火郁为气血郁结所致，责之于肝，故症见嗳腐吞酸吐苦，而非心胸烦热。

21. E。答案分析：枳实薤白桂枝汤主治胸阳不振，痰气互结之胸痹，舌苔当为白腻。

22. D。答案分析：半夏厚朴汤主治痰气郁结咽喉之梅核气。症见咽中如有物阻，咯吐不出，吞咽不下，或咳或呕。

23. B。答案分析：金铃子散以川楝子配元胡，功能疏肝泻热、活血止痛，主治肝郁化火之胸腹胁肋诸痛。

24. A。答案分析：厚朴温中汤主治脾

胃寒湿气滞证，苔必不黄，当为白腻。

25. B。答案分析："控睾痛引少腹"为寒凝肝脉，气机阻滞所致。治当行气疏肝，散寒止痛，当为天台乌药散之主治。

26. D。答案分析：苏子降气汤由苏子、半夏、当归、甘草、前胡、厚朴、肉桂组成。

27. E。答案分析：定喘汤功能宣降肺气，清热化痰。主治风寒外束，痰热内蕴之咳喘，病位在肺与皮毛。

28. E。答案分析：定喘汤之麻黄、白果，桂枝汤之桂枝、白芍，酸枣仁汤之酸枣仁、川芎，二陈汤之半夏、陈皮与乌梅，皆是体现"一散一收"的配伍结构。

29. C。答案分析：旋覆代赭汤中生姜用量独重，用至五两。

30. B。答案分析：小半夏汤的组成是半夏和生姜；旋覆代赭汤的组成是旋覆花、人参、生姜、代赭石、甘草、半夏、大枣；橘皮竹茹汤的组成是陈皮、竹茹、大枣、生姜、甘草、人参。三方共同的药物是生姜。

（二）B1 型题

1. B。答案分析：半夏厚朴汤主治情志不畅，痰气互结之梅核气，以半夏为君，化痰散结，降逆和胃。

2. C。答案分析：越鞠丸主治六郁证，六郁之中，气郁为先，故以香附行气解郁为君。

3. D。答案分析：定喘汤主治风寒外束，痰热内蕴之喘咳。其以黄芩、桑白皮清泻肺热，止咳平喘。

4. A。答案分析：半夏厚朴汤主治情志不畅，痰气互结之梅核气。其以苏叶芳香行气，理肺疏肝。

5. E。答案分析：半夏厚朴汤功能行气散结，降逆化痰，可治梅核气。

6. A。答案分析：暖肝煎功能温补肝肾，行气止痛，可治疝气痛。

7. A。答案分析：暖肝煎由当归、枸杞、小茴香、肉桂、乌药、沉香、茯苓组成。

8. A。答案分析：苏子降气汤由苏子、半夏、厚朴、当归、甘草、前胡、厚朴、肉桂组成。

9. A。答案分析：苏子降气汤主治上实下虚之喘咳，证由痰涎壅肺、肾阳不足所致。方中以苏子、半夏、厚朴、前胡等治上实，当归、肉桂温补下虚，故有标本兼顾、上下并治、治上为主的配伍特点。

10. C。答案分析：越鞠丸以香附、川芎、苍术、栀子、神曲五药治疗六郁证，其中香附为君，以治气郁，故有五药治六郁、治病求本、诸法并举、重在调气的配伍特点。

11. D。答案分析：枳实薤白桂枝汤功能通阳散结，祛痰下气，为行气之剂。

12. B。答案分析：小半夏汤功能化痰散饮，和胃降逆，为降气之剂。

13. B。答案分析：定喘汤的组成为白果、麻黄、苏子、甘草、款冬花、杏仁、桑白皮、黄芩和半夏。

14. C。答案分析：厚朴温中汤的组成为厚朴、陈皮、甘草、茯苓、草豆蔻、木香、干姜，用法中有生姜。

（三）X 型题

1. BCDE。答案分析：越鞠丸由香附、川芎、苍术、栀子、神曲组成。

2. BCDE。答案分析：六郁为气、血、火、痰、食、湿郁，不应有恶寒发热之表证。

3. BDE。答案分析：枳实薤白桂枝汤功能通阳散结，祛痰下气；厚朴温中汤行气除满，温中燥湿；暖肝煎功能温补肝肾，行气止痛。三方均为行气之剂。

4. ABDE。答案分析：枳实薤白桂枝汤中薤白、瓜蒌配伍厚朴、枳实、桂枝，具通

145

阳散结，祛痰下气之功。

5. ABCDE。答案分析：半夏厚朴汤的主治证候为咽中如有物阻，吞咽不下，咯吐不出，或咳或呕。

6. ADE。答案分析：半夏厚朴汤由半夏、厚朴、茯苓、生姜、苏叶组成。

7. AC。答案分析：天台乌药散的药物组成为乌药、木香、小茴香、青皮、高良姜、槟榔、川楝子、巴豆。

8. ACDE。答案分析：苏子降气汤以苏子为君，配伍半夏、当归、厚朴、前胡、肉桂等药。功能降气平喘，止咳祛痰。

9. ABCD。答案分析：苏子降气汤药物组成为苏子、半夏、当归、甘草、前胡、厚朴、肉桂。

10. ABCDE。答案分析：定喘汤主治风寒外束，痰热内蕴之喘咳。症见咳喘，痰多，痰黄稠，苔黄腻，脉滑数。

三、改错题

1. "暖肝煎"改为"天台乌药散"。答案分析：肝经气滞寒凝之小肠疝气，少腹引控睾丸而痛，偏坠肿胀，或少腹疼痛。治当行气疏肝，散寒止痛。治宜天台乌药散。

2. "干姜"改为"生姜"。答案分析：旋覆代赭汤的组成是生姜而非干姜。

3. "干姜、生姜"改为"生姜"。答案分析：暖肝煎未用干姜，仅以生姜散寒和胃，用为佐药。

4. "消谷善饥"改为"饮食不消"。答案分析：越鞠丸主治六郁证，其辨证要点为胸膈痞闷、脘腹胀痛、饮食不消。

5. "降逆平喘"改为"降逆止呃"。答案分析：橘皮竹茹汤以橘皮、竹茹、生姜和胃止呕，人参、甘草、大枣益气补虚。诸药合用，补胃虚，清胃热，降胃逆，共奏降逆止呃、益气清热之功。

6. "生地"改为"桑白皮"。答案分

析：定喘汤的组成为白果、麻黄、苏子、甘草、款冬花、杏仁、桑白皮、黄芩、半夏，方中以黄芩、桑白皮清泄肺热。

四、简答题

1. 桂枝在枳实薤白桂枝汤以桂枝通阳散寒，降逆平冲。桂枝汤以桂枝解肌发表，与芍药散收配伍，调和营卫。小建中汤以桂枝温建中阳。当归四逆汤中以桂枝温经散寒，温通血脉。炙甘草汤以桂枝通阳复脉。

2. 越鞠丸以五药治六郁，贵在治病求本；诸法并举，重在调理气机。

3. 越鞠丸主治六郁证。临床应用以胸膈痞闷，脘腹胀痛，饮食不消等为辨证要点。

4. 越鞠丸所治之痰郁乃气滞湿聚而成，若气行湿化，则痰郁随之而解，方中有行气的香附、燥湿的苍术，故不另配治痰之专品。

5. 半夏厚朴汤中多辛温苦燥之品，仅适宜于痰气互结而无热者。若见颧红口苦、舌红少苔属于气郁化火，阴伤津少者，虽具梅核气之特征，亦不宜使用本方。

6. 金铃子散主治肝郁化火证。临床应用以胸腹胁肋诸痛，口苦，苔黄，脉弦数为辨证要点。

7. 天台乌药散方证因寒凝肝脉，气机阻滞所致。症见小肠疝气，少腹引控睾丸而痛，偏坠肿胀，或少腹疼痛，苔白，脉弦。

8. 暖肝煎补养、散寒、行气并重，应用时视其虚、寒、气滞三者孰轻孰重，相应调整君、臣药配伍关系。若因湿热下注，阴囊红肿热痛者，切不可误用。

9. 苏子降气汤的配伍特点是标本兼顾，上下并治，而治上为主。

10. 定喘汤用麻黄宣肺散邪以平喘，白果敛肺定喘而祛痰，二药一散一收，既可加强平喘之功，又可防麻黄耗散肺气，共为方中君药。

11. 定喘汤主治风寒外束，痰热内蕴之喘咳证。临床应用以哮喘咳嗽，痰多色黄，或微恶风寒，苔黄腻，脉滑数为辨证要点。

12. 苏子降气汤主治上实下虚之喘咳证；定喘汤主治风寒外束，痰热内蕴之喘咳证；小青龙汤主治外寒内饮之喘咳证；麻杏甘石汤主治表邪化热壅肺之喘咳证。

13. 旋覆代赭汤主治胃虚痰阻气逆之呕吐；小半夏汤主治痰饮呕吐；橘皮竹茹汤主治胃虚有热之呕逆；吴茱萸汤主治中焦虚寒之呕吐；大柴胡汤主治少阳、阳明合病（少阳之邪未罢，邪入阳明，里实气逆）之呕吐；半夏泻心汤主治寒热互结于心下，肠胃不和，胃气上逆之呕吐。

14. 行气剂适用于气机郁滞证。气滞一般以脾胃气滞和肝气郁滞为多见。

15. 降气剂适用于肺胃气逆不降，以致咳喘、呕吐、噫气、呃逆等症。

五、问答题

1. 苏子降气汤与定喘汤均为降气平喘之常用方。苏子降气汤以苏子降气平喘为君药，配以下气祛痰之品，更用肉桂温肾纳气，当归气病调血，用以治"上实下虚"之喘咳，但以上实为主，其症以胸膈满闷、痰多稀白、苔白滑为特点；定喘汤以麻黄、白果与黄芩、苏子等配伍，组成宣肺散寒、清热化痰、降气平喘之剂，主治风寒外束、痰热内蕴之喘咳证，其症以哮喘咳嗽、痰多色黄、微恶风寒、苔黄腻、脉滑数为特点。

2. 半夏在苏子降气汤中的作用是燥湿化痰降逆；定喘汤中用半夏与苏子、杏仁、款冬花配伍，降气平喘，止咳祛痰；小半夏汤中配半夏燥湿化痰涤饮，降逆和中止呕；旋覆代赭汤中用半夏以祛痰散结，降逆和胃。因此，半夏在降气剂中既能降肺逆之气，也能降胃逆之气。

3. 使用理气剂时应注意：①首先应辨清气病之虚实，勿犯虚虚实实之戒。若气滞实证，当须行气，误用补气，则使气滞愈甚；若气虚之证，当补其虚，误用行气，则使其气更虚。②辨有无兼夹，若气机郁滞与气逆不降相兼为病，则分清主次，行气与降气配伍使用。③理气药多属芳香辛燥之品，容易伤津耗气，应适可而止，勿使过剂；年老体弱、阴虚火旺、孕妇或素有崩漏吐衄者，更应慎用。

4. 天台乌药散和暖肝煎均为理气剂中行气的方剂。天台乌药散主治肝经气滞寒凝之小肠疝气，伴少腹疼痛、脉弦；暖肝煎主治肝肾不足，寒滞肝脉之疝气，伴畏寒喜温、脉沉迟。天台乌药散用药为行气疏肝配散寒止痛；暖肝煎用药为补养、散寒、行气并用。故疝气属肝经气滞寒凝者宜选用天台乌药散治之；而肝肾不足，寒滞肝脉者宜选用暖肝煎治之。

六、分析题

（一）病案分析题

1. 辨证：六郁证。

治法：行气解郁。

处方：越鞠丸。

香附 10g　川芎 6g　苍术 10g　栀子 10g　神曲 10g　水煎服

方义分析：方中以香附为君，入肝行气解郁以治气郁；川芎行血中之气，既可活血祛瘀治血郁，又助行气解郁之力；栀子苦寒清热治火郁；苍术燥湿运脾，使湿去痰消以消痰湿之郁；神曲消食导滞治食郁。全方用药，以五药治六郁，贵在治病求本；诸法并举，重在调理气机。

2. 辨证：肝肾不足，寒滞肝脉。

治法：温补肝肾，行气止痛。

处方：暖肝煎。

当归 6g　茴香 6g　乌药 6g　茯苓 6g

枸杞9g　肉桂3g　沉香3g　生姜3片　水煎服

方义分析：方中肉桂、小茴香温肾暖肝，理气止痛为君药；当归、枸杞补肝肾之虚，乌药、沉香散寒行气助止痛之力，共为臣药；茯苓渗湿健脾，生姜散寒和胃，皆为佐药。诸药配伍，补养、散寒、行气并用，以治虚寒气滞之疝气痛。

3. 辨证：上实下虚之喘咳。

治法：降气平喘，祛痰止咳，温补下元。

处方：苏子降气汤。

苏子15g　半夏15g　当归10g　肉桂10g　前胡9g　厚朴9g　甘草12g　生姜6g　枣1枚　水煎服

方义分析：方中苏子降气祛痰平喘为方中君药，半夏、厚朴、前胡助苏子降气祛痰平喘之力而为臣；肉桂温补下元，纳气定喘；当归既治咳逆上气，又养血润燥，与肉桂以增温补下元之效；生姜、苏叶散寒宣肺，甘草、大枣和中调药是为佐使之用。诸药配伍，标本兼顾，上下并治，以治上为主。

（二）处方分析题

1. 本方为半夏厚朴汤加味。其中半夏化痰散结，降逆和胃；厚朴下气除满，助半夏散结降逆之功；茯苓渗湿健脾；生姜散结和胃，又制半夏之毒；苏叶行气理肺疏肝；香附、郁金助行气解郁之功。诸药合用则行气解郁、降逆化痰，用于痰气郁结于咽喉的梅核气。其症为咽中如有物阻，咯吐不出，吞咽不下，胸膈满闷不舒，苔白滑，脉弦滑。

2. 本方为定喘汤加味。方中麻黄宣肺散邪平喘，白果敛肺定喘祛痰，二药散收配伍能增平喘之效，白果又可防麻黄耗散肺气；苏子、杏仁、半夏、款冬花降气祛痰平喘，桑白皮、黄芩清泄肺热，瓜蒌、胆南星助清热化痰之功，甘草调和诸药。诸药合用宣降肺气，清热化痰。可用于风寒外束，痰热内蕴之喘咳证。症见咳喘痰多气急，咯痰质稠色黄，伴微恶风寒，苔黄腻，脉滑数。

3. 本方为旋覆代赭汤。方中旋覆花下气消痰，降逆止噫；代赭石质重沉降镇冲逆以增除噫之效；生姜、半夏化饮祛痰，降逆和胃；人参、大枣、甘草健脾益气补虚之用。诸药合用降逆化痰、益气和胃，可用于胃虚痰阻气逆证。症见胃脘痞闷或胀满，嗳气频作，或见纳差呃逆，恶心呕吐，苔白腻，脉缓。

第十二章 理 血 剂

习题

一、填空题

1. 理血剂分为_____和_____两大类。

2. 使用活血祛瘀剂时,还应根据病性的_____、_____、_____、_____而酌配相应的药物。

3. 补阳还五汤是_____治法的代表方。

4. 使用止血剂时,上部出血可酌配少量_____药,下部出血则配少量_____药。

5. 失笑散由_____、_____组成。

6. 桂枝茯苓丸由桂枝、茯苓、_____、_____、_____组成。

7. 出血而兼有瘀滞者,止血又应适当配以_____之品。

8. 小蓟饮子是治疗_____、_____属实热证的常用方。

9. 桃核承气汤的功用是_____,主治_____证。

10. 血府逐瘀汤的功用是活血化瘀,_____。

11. 活血祛瘀法属于"八法"中的_____法。

12. 理血剂中五个逐瘀汤共有的药物是_____。

13. 补阳还五汤主治证的病机是_____,_____。

14. 具有活血祛瘀,疏肝通络功用的方剂是_____。

15. 温经汤组成中性味寒凉的药物是_____、_____、_____。

16. 生化汤中重用_____为君,炮姜在方中的作用是_____,_____。

17. 温阳止血法的代表方是_____。

18. 咳血方是由青黛、瓜蒌仁、海粉、_____与_____组成的。

二、选择题

(一) A1 型题

1. 具有逐瘀泻热功用的方剂是( )
   A. 复元活血汤
   B. 血府逐瘀汤
   C. 桃核承气汤
   D. 补阳还五汤
   E. 生化汤

2. 桃核承气汤的组成含有( )
   A. 大承气汤
   B. 小承气汤
   C. 调胃承气汤
   D. 增液承气汤
   E. 复方大承气汤

3. 桃核承气汤的组成中不含有( )
   A. 桃仁
   B. 桃核
   C. 大黄
   D. 芒硝
   E. 桂枝

4. 桃核承气汤中的君药是( )
   A. 桃仁、桂枝
   B. 大黄、桂枝
   C. 桃仁、芒硝
   D. 桃仁、大黄
   E. 大黄、芒硝

5. 血府逐瘀汤主治的病证是( )
   A. 膈下血瘀证

B. 少腹血瘀证

C. 胸中血瘀证

D. 两胁血瘀证

E. 头部血瘀证

6. 血府逐瘀汤的君药是（　　　）

A. 当归、川芎

B. 川芎、柴胡

C. 桃仁、红花

D. 柴胡、枳壳

E. 生地、赤芍

7. 由桃仁、红花、生地、川芎、赤芍、牛膝、桔梗、柴胡、当归、枳壳、甘草组成的方剂是（　　　）

A. 少腹逐瘀汤

B. 复元活血汤

C. 通窍活血汤

D. 血府逐瘀汤

E. 膈下逐瘀汤

8. 患者胸部刺痛，固定不移，心悸失眠，舌有瘀斑，脉弦紧。治宜首选（　　　）

A. 桃红四物汤

B. 丹参饮

C. 复元活血汤

D. 血府逐瘀汤

E. 膈下逐瘀汤

9. 补阳还五汤原书用黄芪的量是（　　　）

A. 一两

B. 二两

C. 三两

D. 四两

E. 五两

10. 组成中含有地龙的方剂是（　　　）

A. 血府逐瘀汤

B. 补阳还五汤

C. 复元活血汤

D. 温经汤

E. 膈下逐瘀汤

11. 补阳还五汤的功用（　　　）

A. 补气，活血，养血

B. 补气，活血，通络

C. 补气，活血，行气

D. 行气，舒肝，通络

E. 行气，止痛，活血

12. 在补阳还五汤的主治证中，下列哪一项是错误的（　　　）

A. 半身不遂

B. 口眼㖞斜

C. 语言謇涩

D. 谵语烦渴

E. 口角流涎

13. 患者跌打损伤，瘀血留于胁下，痛不可忍。治宜选用（　　　）

A. 血府逐瘀汤

B. 复元活血汤

C. 失笑散

D. 鳖甲煎丸

E. 膈下逐瘀汤

14. 复元活血汤对大黄炮制的要求是（　　　）

A. 先煎

B. 后入

C. 酒浸

D. 炒炭

E. 生用

15. 温经汤主治证的病机是（　　　）

A. 脾气亏虚，冲脉不固

B. 肝肾两虚，冲脉不固

C. 冲任虚寒，瘀血阻滞

D. 冲任虚损，瘀血阻滞

E. 寒凝血瘀，湿阻胞宫

16. 温经汤的组成不含有下列哪组药物（　　　）

A. 人参、桂枝、甘草

B. 阿胶、麦冬、生姜

C. 熟地、桃仁、红花

D. 半夏、吴萸、牡丹皮

E. 当归、川芎、芍药

17. 具有温经散寒，祛瘀养血功用的方剂是（　　）

A. 胶艾汤

B. 当归四逆汤

C. 生化汤

D. 温经汤

E. 复元活血汤

18. 症见月经不调，小腹冷痛，经血夹有瘀块，时有烦热，舌质黯红，脉细涩。治应首选（　　）

A. 温经汤

B. 四物汤

C. 归脾汤

D. 生化汤

E. 逍遥散

19. 组成中含有炮姜的方剂是（　　）

A. 当归四逆汤

B. 补阳还五汤

C. 温经汤

D. 厚朴温中汤

E. 生化汤

20. 生化汤的功用是（　　）

A. 活血化瘀，行气止痛

B. 温经散寒，祛瘀养血

C. 养血祛瘀，温经止痛

D. 活血行气，温经止痛

E. 活血祛瘀，通络止痛

21. 产后血虚寒凝，瘀血内阻，恶露不行，小腹冷痛者。治当首选（　　）

A. 温经汤

B. 少腹逐瘀汤

C. 生化汤

D. 失笑散

E. 当归四逆汤

22. 失笑散主治证的病机是（　　）

A. 瘀血内停，脉道阻滞

B. 寒凝血滞，冲任失调

C. 气血郁滞，血行失畅

D. 气虚血瘀，脉络阻滞

E. 营血虚滞，气机失畅

23. 失笑散的功用是（　　）

A. 活血祛瘀，行气止痛

B. 温经散寒，祛瘀养血

C. 活血祛瘀，散结止痛

D. 化瘀生新，温经止痛

E. 活血祛瘀，除湿止痛

24. 失笑散的主治证候不包括（　　）

A. 心腹刺痛

B. 产后恶露不行

C. 月经不调

D. 少腹急痛

E. 胸痛头痛

25. 桂枝茯苓丸的功用是（　　）

A. 温经通阳，健脾益气

B. 健脾利水，解肌发表

C. 活血祛瘀，健脾利水

D. 活血化瘀，缓消癥块

E. 消癥除痞，益气温阳

26. 桂枝茯苓丸的主治证是（　　）

A. 瘀阻胞宫证

B. 下焦蓄血证

C. 中风后遗证

D. 瘀滞脉络证

E. 产后血虚寒凝证

27. 妇人素有癥块，妊娠漏下不止，血色紫黑晦黯，舌质紫黯或有瘀点，脉沉涩者。治宜首选（　　）

A. 血府逐瘀汤

B. 复元活血汤

C. 生化汤

D. 温经汤

E. 桂枝茯苓丸

28. 十灰散的功用是（　　）

A. 凉血活血

B. 凉血补血

C. 补血调血

D. 凉血止血

E. 凉血清热

29. 十灰散主治证的病机是（　　　）

A. 血热妄行，损伤血络

B. 血热妄行，瘀血内停

C. 肝火犯肺，损伤血络

D. 脾阳不足，统摄失常

E. 冲任虚寒，血不内守

30. 十灰散主治出血证，下列哪一项不宜使用（　　　）

A. 吐血

B. 便血

C. 咯血

D. 嗽血

E. 衄血

31. 十灰散中用大黄的主要作用是（　　　）

A. 泻下热结

B. 泻热通便

C. 活血祛瘀

D. 清热泻火，导热下行，止血

E. 清热凉血

32. 咳血方的组成中有（　　　）

A. 瓜蒌仁

B. 桔梗

C. 杏仁

D. 白茅根

E. 生地

33. 木火刑金而致的咳血证，治疗宜选（　　　）

A. 十灰散

B. 四生丸

C. 咳血方

D. 槐花散

E. 金铃子散

34. 咳血方主治证的病机是（　　　）

A. 血热妄行，损伤血络

B. 阴虚火旺，损伤脉络

C. 肝火犯肺，灼伤肺络

D. 脾阳不足，统摄失常

E. 心脾两虚，气血不足

35. 患者咳痰带血，咯吐不爽，心烦易怒，胸胁作痛，咽干口苦，颊赤便秘，舌红苔黄，脉弦数。治宜首选（　　　）

A. 龙胆泻肝汤

B. 左金丸

C. 槐花散

D. 咳血方

E. 泻白散

36. 具有凉血止血，利水通淋功用的方剂是（　　　）

A. 八正散

B. 小蓟饮子

C. 导赤散

D. 五苓散

E. 槐花散

37. 症见尿中带血，小便频数，赤涩热痛，舌红脉数。治宜首选（　　　）

A. 八正散

B. 导赤散

C. 小蓟饮子

D. 龙胆泻肝汤

E. 猪苓汤

38. 小蓟饮子的组成中含有（　　　）

A. 碧玉散

B. 鸡苏散

C. 六一散

D. 清胃散

E. 四逆散

39. 槐花散的组成中不含有（　　　）

A. 槐花

B. 侧柏叶

C. 荆芥穗

D. 枳壳

E. 地榆

40. 槐花散的功用是（　　）

    A. 清肠止血，疏风行气

    B. 清热解毒，理气止痛

    C. 清热燥湿，凉血止血

    D. 清热泻火，疏风解表

    E. 清热凉血，行气化瘀

41. 主治肠风、脏毒下血证的最佳方剂是（　　）

    A. 四生丸

    B. 十灰散

    C. 槐花散

    D. 小蓟饮子

    E. 黄土汤

42. 黄土汤的功用是（　　）

    A. 温阳健脾，益气止血

    B. 温阳健脾，养血止血

    C. 温中散寒，养血和血

    D. 温阳健脾，补气摄血

    E. 补气养血，收涩止血

43. 黄土汤主治证的病机是（　　）

    A. 脾气不足，统摄失职

    B. 心脾两虚，气血不足

    C. 脾阳不足，统摄无权

    D. 热邪炽盛，迫血妄行

    E. 冲任虚寒，瘀血阻滞

44. 脾阳不足，统摄无权所致便血、崩漏，治应首选（　　）

    A. 归脾汤

    B. 温脾汤

    C. 健脾丸

    D. 理中丸

    E. 黄土汤

45. 以大便下血，血色黯淡，舌淡苔白，脉沉细无力为辨证要点的方剂是（　　）

    A. 槐花散

    B. 归脾汤

    C. 理中丸

    D. 芍药汤

    E. 黄土汤

（二）B1 型题

    A. 桃核承气汤

    B. 大承气汤

    C. 增液承气汤

    D. 十全大补汤

    E. 十灰散

1. 具有逐瘀泻热功用的方剂是（　　）

2. 具有凉血止血功用的方剂是（　　）

    A. 活血化瘀，行气止痛

    B. 活血祛瘀，温经止痛

    C. 活血祛瘀，通络止痛

    D. 活血祛瘀，疏肝通络

    E. 活血祛瘀，凉血止痛

3. 血府逐瘀汤的功用是（　　）

4. 复元活血汤的功用是（　　）

    A. 川芎、赤芍、当归、桃仁、红花、柴胡

    B. 川芎、赤芍、当归尾、桃仁、红花、黄芪

    C. 川芎、赤芍、当归、桃仁、红花、穿山甲

    D. 川芎、赤芍、当归、桃仁、红花、瓜蒌根

    E. 川芎、赤芍、当归、桃仁、红花、大黄

5. 血府逐瘀汤的组成中含有（　　）

6. 补阳还五汤的组成中含有（　　）

    A. 冲任虚寒，瘀血阻滞证

    B. 产后血虚寒凝，瘀血阻滞证

    C. 瘀阻胞宫证

    D. 气滞血瘀证

    E. 寒凝气滞，脉络瘀阻证

7. 温经汤的主治证是（　　）

8. 生化汤的主治证是（　　）

9. 桂枝茯苓丸的主治证是（　　）

    A. 大蓟、小蓟

B. 青黛、栀子

C. 小蓟、当归

D. 栀子、蒲黄

E. 大黄、栀子

10. 十灰散的君药是(　　)

11. 咳血方的君药是(　　)

    A. 小蓟饮子

    B. 槐花散

    C. 黄土汤

    D. 咳血方

    E. 十灰散

12. 尿中带血，小便频数，赤涩热痛，舌红，脉数。治宜首选(　　)

13. 便血，血色鲜红，舌红，苔黄，脉数。治宜首选(　　)

14. 大便下血，先便后血，血色黯淡，四肢不温，面色萎黄，舌淡苔白，脉沉细无力。治宜首选(　　)

（三）X 型题

1. 桃核承气汤的组成中含有(　　)

    A. 大黄

    B. 桃仁

    C. 桂枝

    D. 甘草

    E. 芒硝

2. 组成中含有大黄的方剂是(　　)

    A. 桃核承气汤

    B. 血府逐瘀汤

    C. 复元活血汤

    D. 十灰散

    E. 小蓟饮子

3. 血府逐瘀汤是由哪些基础方加桔梗、牛膝而成的(　　)

    A. 四逆汤

    B. 桃红四物汤

    C. 四逆散

    D. 四君子汤

    E. 当归四逆汤

4. 具有活血祛瘀功用的方剂是(　　)

    A. 血府逐瘀汤

    B. 复元活血汤

    C. 十灰散

    D. 失笑散

    E. 小蓟饮子

5. 补阳还五汤的功用是(　　)

    A. 补气

    B. 活血

    C. 补阳

    D. 通络

    E. 止痛

6. 补阳还五汤中黄芪的作用是(　　)

    A. 补益元气

    B. 升阳举陷

    C. 固表止汗

    D. 气旺则血行

    E. 益肺利水

7. 复元活血汤中的君药是(　　)

    A. 柴胡

    B. 瓜蒌根

    C. 当归

    D. 大黄

    E. 穿山甲

8. 温经汤的组成中有(　　)

    A. 吴茱萸

    B. 山茱萸

    C. 丹皮

    D. 丹参

    E. 麦冬

9. 温经汤的功用是(　　)

    A. 补血调经

    B. 温经散寒

    C. 补血行气

    D. 养血祛瘀

    E. 温经止痛

10. 生化汤重用当归的意义是(　　)

    A. 补血活血

B. 化瘀生新

C. 行滞止痛

D. 补血安胎

E. 活血调经

11. 桂枝茯苓丸的药物组成是（　　）

A. 桂枝

B. 茯苓

C. 丹皮

D. 桃仁

E. 芍药

12. 鳖甲煎丸的功用是（　　）

A. 行气活血

B. 祛湿化痰

C. 软坚消癥

D. 行气利水

E. 消积化癥

13. 具有凉血止血功用的方剂是（　　）

A. 十灰散

B. 咳血方

C. 小蓟饮子

D. 七厘散

E. 胶艾

14. 应用咳血方的辨证要点是（　　）

A. 咳痰带血

B. 胸胁作痛

C. 头痛目赤

D. 舌红苔黄

E. 脉弦数

15. 当归在小蓟饮子中的作用是（　　）

A. 养血和血

B. 引血归经

C. 防诸药寒凉滞血

D. 补血活血

E. 调经止痛

16. 槐花散的功用是（　　）

A. 凉血止血

B. 清肠止血

C. 清热泻火

D. 疏风行气

E. 疏风解表

17. 黄土汤的配伍特点是（　　）

A. 止血防瘀

B. 寒热并用

C. 标本兼顾

D. 刚柔相济

E. 升降同施

三、改错题

1. 桃核承气汤是由桃仁、黄连、肉桂、炙甘草、芒硝组成。

2. 补阳还五汤主治中风阴虚阳亢证。

3. 十灰散的现代用法是各药烧灰，为末。

4. 咳血方的功用是清肝宁肺，补血行血。

5. 小蓟饮子中用清热凉血止血的小蓟为臣药。

6. 黄土汤的辨证要点是血色鲜红，舌淡苔白，脉沉细无力。

四、简答题

1. 何谓理血剂？

2. 使用活血祛瘀剂时，为什么常辅以养血益气之品？

3. 使用活血祛瘀剂时，为什么常配伍理气之药？

4. 桃核承气汤主治病证及临床表现有哪些？

5. 桃核承气汤配伍桂枝的意义是什么？

6. 黄土汤的配伍特点是什么？

7. 血府逐瘀汤的配伍特点是什么？

8. 简述补阳还五汤的配伍意义。

9. 补阳还五汤有何配伍特点？

10. 复元活血汤中配伍大黄及柴胡有何意义？

11. 温经汤的主治病证及临床表现有哪

些？

12. 十灰散中配伍栀子、大黄的意义是什么？

13. 小蓟饮子有何功用？主治证的临床表现有哪些？

14. 黄土汤的主治病证及临床表现有哪些？

五、问答题

1. 简述血府逐瘀汤、通窍活血汤、膈下逐瘀汤、少腹逐瘀汤、身痛逐瘀汤在组成、功用、主治上的异同点。

2. 补阳还五汤主治何种病证？在临床运用中常用的加减法有哪些？

3. 试述温经汤的配伍意义。

4. 试述生化汤的配伍意义。

5. 使用止血剂时，应该注意哪些配伍方法？

6. 小蓟饮子主治证的发病机理是什么？方中药物是如何配伍的？

7. 十灰散与咳血方均可用于治疗上部出血证，二者如何区别使用？

8. 黄土汤与归脾汤均可用于治疗脾不统血之便血与崩漏证，临床应如何区别使用？

六、分析题

（一）病案分析题

要求：分析下列病例，作出中医证的诊断，拟定治法，开出处方，并分析方义。

1. 患者，男，63 岁。两年来常感左侧胸部疼痛，胸闷，反复发作。近月来，发作频繁，夜寐多梦，唇黯，两目黯黑，舌有瘀斑，脉涩。

2. 患者，男，78 岁。两天前自觉神疲乏力，继而渐觉左侧肢体不利，口眼㖞斜，语言謇涩，口角流涎，小便不禁，舌黯淡，苔白，脉缓无力。

3. 患者，男，25 岁。3 天前因琐事郁闷喝高粱酒 1 斤，及辣椒炒肉等大量辛辣炒炸之品，心烦易怒，胸胁作痛，咽干口苦，继而于今晨开始咳嗽痰中带血，舌红苔黄，脉数。

4. 患者，男，55 岁。素有胃疾，1 周前因气温骤降，胃脘疼痛更剧，经服西药 3 天后症状缓解。但今晨大便下血，血色黯淡，四肢不温，面色萎黄，舌淡苔白，脉沉细无力。

（二）处方分析题

要求：简要分析下列方剂的方义，并说明其功用、主治病证及证候。

1. 柴胡 9g　瓜蒌根 9g　当归 9g　红花 6g　穿山甲 6g　甘草 6g　酒大黄 12g　桃仁 10g　乳香 6g　没药 6g　玄胡 9g　水煎服

2. 桂枝 9g　茯苓 9g　丹皮 9g　桃仁 9g　赤芍 9g　陈皮 6g　香附 6g　水煎服

3. 全当归 24g　川芎 9g　桃仁 6g　炮姜 2g　甘草 2g　肉桂 3g　水煎服

4. 生地黄 9g　小蓟 9g　滑石 9g　木通 9g　蒲黄 9g　藕节 9g　淡竹叶 9g　当归 9g　山栀子 9g　甘草 6g　茜草 6g　白茅根 6g　水煎服

参考答案

一、填空题

1. 活血祛瘀　止血

2. 寒　热　虚　实

3. 益气活血

4. 引血下行　升提

5. 五灵脂　蒲黄

6. 丹皮　桃仁　芍药

7. 活血祛瘀

8. 血淋　尿血

9. 逐瘀泻热　下焦蓄血

10. 行气止痛

11. 消
12. 川芎
13. 气虚血滞　脉络瘀阻
14. 复元活血汤
15. 白芍　丹皮　麦冬
16. 当归　入血散寒　温经止痛
17. 黄土汤
18. 栀子　诃子

二、选择题

（一）A1 型题

1. C。答案分析：桃核承气汤以桃仁、大黄为君，配芒硝、桂枝、甘草而成，故具有逐瘀泻热的功用。

2. C。答案分析：桃核承气汤是由调胃承气汤减芒硝之量，加桃仁、桂枝而成。

3. B。答案分析：桃核承气汤组成中之"桃核"即"桃仁"，其"核"字并非指桃核（胡桃）。

4. D。答案分析：该方主治邪在太阳不解，随经入腑化热，与血热搏结于下焦之蓄血证；治当逐瘀泻热，用桃仁、大黄瘀热并治，共为君药。

5. C。答案分析：血府逐瘀汤主治血瘀胸中，气机阻滞，清阳郁遏不升之胸痛、头痛日久不愈、痛如针刺等，故选胸中血瘀证。

6. C。答案分析：血府逐瘀汤主治血瘀胸中，气机阻滞之胸痛证，以瘀血阻滞为主，故以桃仁破血行滞而润燥、红花活血祛瘀以止痛，共为君药。

7. D。答案分析：血府逐瘀汤由四逆散+桃红四物汤+桔梗、牛膝组成，故选 D。

8. D。答案分析：血府逐瘀汤具有活血化瘀，行气止痛之功。主治胸中瘀血所致的胸部刺痛、固定不移等症，故选之。

9. D。答案分析：王清任所创制的补阳还五汤由黄芪四两，当归尾二钱，赤芍一钱半，地龙一钱，川芎一钱，红花一钱，桃仁一钱组成，故选之。

10. B。答案分析：补阳还五汤由黄芪、当归尾、赤芍、地龙、川芎、红花、桃仁组成，故选之。

11. B。答案分析：补阳还五汤中重用黄芪补气，桃仁、红花等活血祛瘀，地龙通络，共呈补气活血通络之功。

12. D。答案分析：补阳还五汤主治证乃因气虚脉络瘀阻所致，症见半身不遂、口眼㖞斜、语言謇涩、口角流涎等。因此，主治证中不包括"谵语烦渴"之心经有热之症状。

13. B。答案分析：复元活血汤主治跌打损伤，瘀血留于胁下，痛不可忍者。

14. C。答案分析：复元活血汤为治跌打损伤之瘀血证，故大黄酒制为宜，以增其活血祛瘀之力。

15. C。答案分析：温经汤由吴茱萸、桂枝、当归、川芎、阿胶等组成。以吴茱萸、桂枝为君，温经散寒之力颇著；用当归、川芎为臣，养血活血调经之力亦佳，故其病机应为冲任虚寒，瘀血阻滞。

16. C。答案分析：温经汤是由吴茱萸、当归、芍药、川芎、人参、桂枝、阿胶、牡丹皮、生姜、甘草、半夏、麦冬组成的。

17. D。温经汤以吴茱萸、桂枝为君，当归、川芎为臣，并与丹皮、麦冬、半夏等相配，故具有温经散寒、祛瘀养血的功用。

18. A。答案分析：此为冲任虚寒，瘀血阻滞证。温经汤功能温经散寒，祛瘀养血，是冲任虚寒而有瘀滞之月经不调的常用方。

19. E。答案分析：生化汤由当归、川芎、炮姜、桃仁、甘草组成。

20. C。答案分析：生化汤以全当归为君，并配川芎、桃仁、炮姜等，故具有养血祛瘀、温经止痛之功。

21. C。答案分析：生化汤功能养血祛

瘀，温经止痛。主治产后血虚寒凝，瘀血内阻之恶露不行、小腹冷痛。

22. A。答案分析：失笑散具有活血祛瘀，散结止痛之功。其病机应为瘀血内停，脉道阻滞。

23. C。答案分析：失笑散由五灵脂、蒲黄组成，具有活血祛瘀、散结止痛之功。

24. E。答案分析：失笑散主治瘀血内停，脉道阻滞所致之心腹刺痛，或产后恶露不行，或月经不调，少腹急痛。

25. D。答案分析：桂枝茯苓丸以桂枝为君，配丹皮、桃仁、茯苓、芍药，故有活血化瘀、缓消癥块之功。

26. A。答案分析：桂枝茯苓丸以桂枝、丹皮、桃仁、茯苓、芍药等组成，具有活血化瘀、缓消癥块的作用，故可治瘀阻胞宫证。

27. E。答案分析：桂枝茯苓丸具有活血化瘀，缓消癥块之功。主治妇人素有癥块，妊娠漏下不止，或胎动不安，血色紫黑晦黯，腹痛拒按，或经闭腹痛，或产后恶露不尽而腹痛拒按，舌质紫黯或有瘀点，脉沉涩者。

28. D。答案分析：十灰散以大蓟、小蓟凉血止血为君，再配以栀子、大黄等大量清热泻火之品，故有凉血止血的功用。

29. A。答案分析：十灰散是由大蓟、小蓟、荷叶、侧柏叶、茅根、茜根、山栀、大黄、牡丹皮、棕榈皮等药组成。具有凉血止血之功用，故其主治证的病机应为血热妄行，损伤血络。

30. B。答案分析：十灰散主治火热炽盛，气火上冲，损伤血络，离经妄行之上部出血证，故便血者不宜使用。

31. D。答案分析：本方诸药烧灰存性，血见黑则止，故大黄的作用应为清热泻火、导热下行、止血。

32. A。答案分析：咳血方是由青黛、瓜蒌仁、海粉、山栀子、诃子组成的。

33. C。答案分析：咳血方以青黛、栀子清肝泻火，凉血止血为君。具有清肝宁肺，凉血止血之功。故可用于木火刑金而致的咳血证。

34. C。答案分析：咳血方以青黛、栀子、瓜蒌仁、海粉、诃子等组成。因方以善于清肝泻火，凉血止血之青黛、栀子为君，具有清肝宁肺、凉血止血之功，故主治证的病机应为肝火犯肺、损伤肺络。

35. D。答案分析：此为肝火犯肺，灼伤肺络证。咳血方具有清肝宁肺、凉血止血之功，为治木火刑金的咳血常用方。

36. B。答案分析：小蓟饮子由生地、小蓟、滑石、木通、蒲黄、藕节、淡竹叶等药组成。故具有凉血止血，利水通淋之功用。

37. C。答案分析：小蓟饮子以小蓟为君，具有凉血止血、利水通淋之功。临床用于尿中带血，小便频数，赤涩热痛，舌红，脉数之症。

38. C。答案分析：六一散由滑石、甘草组成。而小蓟饮子由生地黄、小蓟、滑石、木通、蒲黄、藕节、淡竹叶、当归、栀子、甘草组成，含有六一散组成。

39. E。答案分析：槐花散是由槐花、枳壳、侧柏叶、荆芥穗组成。

40. A。答案分析：槐花散以槐花为君，配荆芥、枳壳、侧柏叶等，故具有清肠止血、疏风行气之功。

41. C。答案分析：槐花散具有清肠止血、疏风行气之功，可用于治疗肠风、脏毒之下血证。

42. B。答案分析：黄土汤以灶心黄土为君，配附子、阿胶等组成，故具有温阳健脾、养血止血之功。

43. C。答案分析：黄土汤以灶心黄土为君，配附子、阿胶、白术等药组成。具有温阳健脾、养血止血之功。故其病机应为脾阳不足，统摄无权。

44. E。答案分析：黄土汤以灶心黄土为君，配附子、阿胶、白术等药组成。具有温阳健脾，养血止血之功。其所治的便血、崩漏应属脾阳不足，统摄无权所致。

45. E。答案分析：黄土汤主治脾阳不足，统摄无权之便血、崩漏，故其辨证要点应为血色黯淡、舌淡苔白、脉沉细无力。

（二）B1 型题

1. A。答案分析：桃核承气汤是以桃仁、大黄活血祛瘀，下瘀泄热为君组成方剂。其功用为逐瘀泻热。

2. E。答案分析：十灰散以大蓟、小蓟为君长于凉血止血，故具有凉血止血作用。

3. A。答案分析：血府逐瘀汤由桃红四物汤＋四逆散＋桔梗、牛膝组成，具有活血祛瘀、行气止痛之功。

4. D。答案分析：复元活血汤由柴胡、瓜蒌根、当归、红花、甘草、穿山甲、大黄、桃仁组成，具有活血祛瘀、疏肝通络之功。

5. A。答案分析：血府逐瘀汤由桃仁、红花、当归、生地、川芎、赤芍、牛膝、桔梗、柴胡、枳壳、甘草组成。

6. B。答案分析：补阳还五汤由黄芪、当归尾、赤芍、地龙、川芎、红花、桃仁组成。

7. A。答案分析：温经汤具有温经散寒、祛瘀养血之功用，故可治冲任虚寒、瘀血阻滞证。

8. B。答案分析：生化汤具有养血祛瘀、温经止痛之功用，故可治产后血虚寒凝、瘀血阻滞证。

9. C。答案分析：桂枝茯苓丸具有活血化瘀、缓消癥块之功用，故可用治瘀阻胞宫证。

10. A。答案分析：十灰散主治血热妄行之出血证，故方中以大蓟、小蓟长于凉血

止血，且能祛瘀为君。

11. B。答案分析：咳血方主治肝火犯肺之咳血证，故方中以青黛、栀子清肝泻火、凉血止血为君。

12. A。答案分析：小蓟饮子具有凉血止血，利水通淋之功。主治热结下焦之尿中带血，小便频数，赤涩热痛，舌红，脉数之证。

13. B。答案分析：槐花散具有清肠止血，疏风行气之功。临床治疗便血，血色鲜红或晦黯，舌红，苔黄，脉数者。

14. C。答案分析：黄土汤具有温阳健脾，养血止血之功。临床治疗大便下血，先便后血，血色黯淡，四肢不温，面色萎黄，舌淡苔白，脉沉细无力者。

（三）X 型题

1. ABCDE。答案分析：桃核承气汤是由桃仁、大黄、桂枝、甘草、芒硝组成的。

2. ACD。答案分析：桃核承气汤由桃仁、大黄、桂枝、甘草、芒硝组成；复元活血汤由柴胡、瓜蒌根、当归、红花、甘草、穿山甲、大黄、桃仁组成；十灰散由大蓟、小蓟、荷叶、侧柏叶、白茅根、茜草根、栀子、大黄、丹皮、棕榈皮组成。三方的组成中均含大黄。

3. BC。答案分析：血府逐瘀汤是四逆散＋桃红四物汤＋桔梗、牛膝组成的。

4. ABD。答案分析：血府逐瘀汤、复元活血汤、失笑散三方均由桃仁、红花、或穿山甲、或五灵脂等活血祛瘀药物为主组成，故均有活血祛瘀之功。

5. ABD。答案分析：补阳还五汤的功用是补气，活血，通络。

6. AD。答案分析：补阳还五汤中黄芪的作用是补益元气，意在气旺则血行，瘀去则络通。

7. AD。答案分析：复元活血汤用酒制大黄荡涤凝瘀败血，导瘀下行；柴胡疏肝行

气，并可引诸药入肝经共为君药。

8. ACE。答案分析：温经汤是由吴茱萸、当归、芍药、川芎、人参、桂枝、阿胶、牡丹皮、生姜、甘草、半夏、麦冬组成。

9. BD。答案分析：温经汤是由吴茱萸、当归、芍药、川芎、人参、桂枝、阿胶、牡丹皮、生姜、甘草、半夏、麦冬组成，故具有温经散寒、养血祛瘀之功。

10. ABC。答案分析：生化汤中重用当归补血活血，化瘀生新，行滞止痛为君药。

11. ABCDE。答案分析：桂枝茯苓丸是由桂枝、茯苓、丹皮、桃仁、芍药组成的。

12. ABC。答案分析：鳖甲煎丸以鳖甲、赤硝、大黄、䗪虫等组成，具有行气活血、祛湿化痰、软坚消癥之功。

13. ABC。答案分析：十灰散、咳血方、小蓟饮子三方均有凉血止血之功。

14. ABDE。答案分析：咳血方具有清肝宁肺，凉血止血之功。主治肝火犯肺之咳血证，故以咳痰带血、胸胁作痛、舌红苔黄、脉弦数为辨证要点。

15. ABC。答案分析：小蓟饮子主治下焦瘀热，损伤膀胱脉络，气化失司之血淋、尿血证。故方中当归作用是养血和血，引血归经，并防诸药寒凉滞血。

16. BD。答案分析：槐花散由槐花、侧柏叶、荆芥穗、枳壳组成，故具有清肠止血、疏风行气之功。

17. BCD。答案分析：黄土汤由甘草、干地黄、地龙、白术、炮附子、阿胶、黄芩、灶心黄土组成，故具有寒热并用、标本兼顾、刚柔相济的配伍特点。

三、改错题

1. "黄连"改为"大黄"，"肉桂"改为"桂枝"。答案分析：桃核承气汤是由桃仁、大黄、桂枝、炙甘草、芒硝组成的。

2. "阴虚阳亢"改为"气虚血瘀"。答案分析：补阳还五汤主治中风，属气虚血瘀证。

3. "烧灰"改为"烧炭存性"。答案分析：十灰散中十味药物应烧炭存性方显药效。

4. "补血行血"改为"凉血止血"。答案分析：咳血方的功用是清肝宁肺，凉血止血。

5. "臣"改为"君"。答案分析：小蓟饮子中以功擅清热凉血，又可利水通淋之小蓟为君药。

6. "鲜红"改为"黯淡"。答案分析：黄土汤具有温阳健脾、养血止血之功，主治脾阳不足、脾不统血证，故血色应为"黯淡"。

四、简答题

1. 凡以理血药为主组成，具有活血化瘀或止血作用，治疗瘀血或出血病证的方剂，统称理血剂。

2. 由于逐瘀过猛或久用逐瘀，均易耗血伤正，因此在使用活血祛瘀药时，常辅以养血益气之品，使祛瘀而不伤正。

3. 据气为血帅，气行则血行之理，活血祛瘀方中常配伍理气之药，以加强活血祛瘀的作用。

4. 桃核承气汤主治下焦蓄血证。症见少腹急结，小便自利，甚则谵语烦躁，神志如狂，至夜发热，以及血瘀经闭，痛经，脉沉实而涩者。

5. 桂枝辛甘温，通行血脉，既助桃仁活血祛瘀，又防硝黄寒凉凝血之弊。桂枝得硝黄则温通而不助热，硝黄得桂枝则寒下又不凉遏。

6. 黄土汤的配伍特点是寒热并用，标本兼顾，刚柔相济。刚药温阳而不伤阴，柔药滋阴又不损阳。

7. 血府逐瘀汤的配伍特点有三：一为活血与行气相伍，既行血分瘀滞，又解气分郁结；二是祛瘀与养血同施，则活血而无耗血之虑，行气又无伤阴之弊；三为升降兼顾，既能升达清阳，又佐降泄下行，使气血和调。

8. 补阳还五汤主治气虚血瘀证，重用生黄芪补益元气，意在气旺则血行，瘀去络通，为君药。当归尾活血通络而不伤血，用以为臣药。赤芍、川芎、桃仁、红花四味，协同当归尾以活血祛瘀，为佐药；地龙通经活络，力专善走，周行全身，配合诸药以行药力，为佐使药。合而用之，则气旺、瘀消、络通，诸症向愈。

9. 补阳还五汤的配伍特点是：重用补气药与少量活血药相配伍，使气旺血行以治本，祛瘀通络以治标，标本兼顾；且补气而不壅滞，活血又不伤正。

10. 复元活血汤重用酒制大黄，荡涤凝瘀败血，导瘀下行，推陈致新；柴胡疏肝行气，并可引诸药入肝经。两药合用，一升一降，以攻散胁下之瘀滞。

11. 温经汤主治冲任虚寒，瘀血阻滞证。症见漏下不止，或血色黯而有块，淋漓不畅，月经不调，超前延后，或逾期不止，或一月再行，或经停不至，而见傍晚发热，手心烦热，唇口干燥，少腹里急，腹满，舌质黯红，脉细而涩。亦治妇人宫冷，久不受孕。

12. 由于十灰散主治之出血证，乃因火热炽盛，气火上冲，损伤血络所致。故用栀子、大黄清热泻火，挫其鸱张之势，可使邪热从大小便而去，使气火降而助血止。

13. 小蓟饮子的功用是凉血止血，利水通淋。主治热结下焦之血淋、尿血，尿中带血，小便频数，赤涩热痛，舌红，脉数。

14. 黄土汤主治脾阳不足，脾不统血证。症见大便下血、先便后血，以及吐血、衄血、妇人崩漏，血色黯淡，四肢不温，面色萎黄，舌淡苔白，脉沉细无力。

五、问答题

1. 五逐瘀汤各方均以桃仁、红花、川芎、赤芍、当归等为基础药物，都有活血祛瘀止痛作用，主治瘀血所致的病证。其中血府逐瘀汤中配伍行气宽胸的枳壳、桔梗、柴胡以及引血下行的牛膝，故宜通胸胁气滞，引血下行之力较好，主治胸中瘀阻之证；通窍活血汤中配伍通阳开窍的麝香、老葱等，故活血通窍作用较优，主治瘀阻头面之证；膈下逐瘀汤中配伍香附、乌药、枳壳等疏肝行气止痛药，故行气止痛作用较大，主治瘀血结于膈下，肝郁气滞之两胁及腹部胀痛有痞块者；少腹逐瘀汤中配伍温通下气之小茴香、官桂、干姜，故温经止痛作用较强，主治血瘀少腹之积块、月经不调、痛经等；身痛逐瘀汤中配伍通络宣痹止痛的秦艽、羌活、地龙等，故多用于瘀血痹阻经络而致的肢体痹痛或周身关节疼痛等证。

2. 补阳还五汤主治中风之气虚血瘀证。方中生黄芪用量独重，但开始可先用小量（一般从 30～60g 开始），效果不明显时，再逐渐增加；原方活血祛瘀药用量较轻，使用时，可根据病情适当加大。若半身不遂以上肢为主者，可加桑枝、桂枝以引药上行，温经通络；下肢为主者，加牛膝、杜仲以引药下行，补益肝肾；日久效果不显著者，加水蛭、虻虫以破瘀通络；语言不利者，加石菖蒲、郁金、远志等以化痰开窍；口眼㖞斜者，可加牵正散以化痰通络；痰多者，加制半夏、天竺黄以化痰；偏寒者，加熟附子以温阳散寒；脾胃虚弱者，加党参、白术以补气健脾。

3. 温经汤主治冲任虚寒，瘀血阻滞证。治宜温经散寒，祛瘀养血。方中以吴茱萸、桂枝温经散寒，通利血脉，且吴茱萸功擅散寒止痛；桂枝长于温通血脉，共为君药。当归、川芎活血祛瘀，养血调经；丹皮既助诸药活血散瘀，又能清血分虚热，共为臣药。阿胶甘平，养血止血，滋阴润燥；白芍酸苦微寒，养血敛阴，柔肝止痛；麦冬甘苦微寒，养阴清热。三药合用，养血调肝，滋阴润燥，且清虚热，并制吴茱萸、桂枝之温燥。人参、甘草益气健脾，以资生化之源，阳生阴长，气旺血充；半夏辛开以通降胃气，不仅和胃安中散结，而且与参、草相伍，健脾和胃，以助祛瘀调经；生姜既温胃气以助生化，又助吴茱萸、桂枝以温经散寒。以上均为佐药。甘草尚能调和诸药，兼为使药。全方用药，温清补通兼备，恰与方证病机之虚寒瘀热对应，堪称遣药组方丝丝入扣。

4. 生化汤主治产后血虚寒凝，瘀血阻滞证。法宜养血祛瘀，温经止痛。方中重用全当归补血活血，化瘀生新，行滞止痛，为君药。川芎活血行气，桃仁活血祛瘀，均为臣药。炮姜入血散寒，温经止痛；黄酒温通血脉以助药力，共为佐药。炙甘草和中缓急，调和诸药，用以为使。原方另用童便同煎（现多已不用）者，乃取其益阴化瘀，引败血下行之意。全方配伍得当，寓生新于化瘀之内，使瘀血化新血生，诸症向愈。正如唐宗海所云："血瘀可化之，则所以生之，产后多用"（《血证论》），故名"生化"。

5. 使用止血剂时，在配伍上应注意：①如因血热妄行者，治宜凉血止血，用药如小蓟、侧柏叶、白茅根、槐花等为主，配以清热泻火药组成方剂；②因于阳虚不能摄血者，治宜温阳止血，用药如灶心黄土、炮姜、艾叶、棕榈炭等为主，配以温阳益气药组合成方剂；③若因于冲任虚损者，治宜养血止血，用药如阿胶等为主，配以补益冲任之品组成方剂。④上部出血可酌配少量引血下行药，如牛膝、代赭石之类以降逆；⑤下部出血则辅以少量升提药，如焦芥穗、黑升麻之类兼以升举；⑥若突然大出血者，则采用急则治标之法，着重止血；如气随血脱，则又急需大补元气，以挽救气脱危证为先；⑦慢性出血，应着重治本，或标本兼顾；⑧至于出血兼有瘀滞者，止血又应适当配以活血祛瘀之品，以防血止留瘀。同时，止血应治本，切勿一味止血，应在止血的基础上，还要根据出血的病因加以治疗。

6. 小蓟饮子主治证因下焦瘀热，损伤膀胱血络，气化失司所致。热聚膀胱，损伤血络，血随尿出，故尿中带血。其痛者为血淋，若不痛者为尿血。由于瘀热蕴结下焦，膀胱气化失司，故见小便频数、赤涩热痛，舌红脉数亦为热结之证。方以小蓟甘凉入血分，功擅清热凉血止血，又可利尿通淋，尤宜于尿血、血淋，是为君药。生地黄甘苦性寒，凉血止血，养阴清热；蒲黄、藕节助君药凉血止血，并能消瘀，共为臣药。君臣相配，使血止而不留瘀。热在下焦，宜因势利导，故以滑石、竹叶、木通清热利水通淋；栀子清泄三焦之火，导热从下而出；当归养血和血，引血归经，尚有防诸药寒凉滞血之功，合而为佐。使以甘草缓急止痛，和中调药。诸药合用，共成凉血止血为主，利水通淋为辅之方。

7. 十灰散用于治疗因火热炽盛，气火上冲，损伤血络，离经妄行之上部出血诸症，如呕血、吐血、咯血、嗽血、衄血等。临床应用时以血色鲜红、舌红苔黄、脉数为辨证要点，为一首急救止血之方。咳血方则适用于肝火犯肺，灼伤肺络所致之咳血证，以咳嗽痰稠带血、咯吐不爽、心烦易怒、胸胁作痛、咽干口苦、颊赤便秘、舌红苔黄、脉弦数为临床表现，方中虽不专用止血药，但火热得清则血不妄行，出血自止，为图本之法。

8. 黄土汤与归脾汤均可用于治疗脾不

162

统血之出血证。但黄土汤用于治疗脾阳不足，统摄无权所致之便血、崩漏等诸出血证，应以血色黯淡、四肢不温、舌淡苔白、脉沉细无力为辨证要点；而归脾汤则用于治疗脾气亏虚，统摄无权之便血、崩漏等证，应以体倦食少、舌淡、脉细弱为辨证要点，同时归脾汤尚可用于治疗心脾两虚、气血不足所致之失眠、健忘、多梦、心悸、怔忡等证。

六、分析题

（一）病案分析题

1. 辨证：瘀血阻胸，气机郁滞。

治法：活血化瘀，行气止痛。

处方：血府逐瘀汤。

桃仁12g　红花9g　当归9g　生地黄9g　川芎4.5g　赤芍6g　牛膝9g　桔梗4.5g　柴胡3g　枳壳6g　水煎服

方义分析：方中桃仁破血行滞而润燥，红花活血祛瘀而止痛，共为君药。赤芍、川芎助君药活血祛瘀；牛膝活血通经，祛瘀止痛，引血下行，共为臣药。生地、当归养血益阴，清热活血；桔梗、枳壳，一升一降，宽胸行气，桔梗并能载药上行；柴胡疏肝解郁，升达清阳，与桔梗、枳壳同用，尤善理气行滞，使气行则血行；以上均为佐药。甘草调和诸药，为使药。

2. 辨证：正气亏虚，气虚血滞，脉络瘀阻。

治法：益气，活血，通络。

处方：补阳还五汤加石菖蒲。

生黄芪60g　当归尾6g　赤芍5g　地龙6g　川芎6g　红花6g　桃仁6g　石菖蒲10g　水煎服

方义分析：重用生黄芪补益元气，意在气旺则血行，瘀去络通，为君药；当归尾活血通络而不伤血，用以为臣药；赤芍、川芎、桃仁、红花协同当归尾以活血祛瘀，为

佐药；地龙通经活络，力专善走，周行全身，配合诸药以行药力，为佐使药。另加石菖蒲化痰开窍。

3. 辨证：肝火犯肺，灼伤肺络。

治法：清肝宁肺，凉血止血。

处方：咳血方。

青黛6g　瓜蒌仁9g　海浮石15g　诃子6g　炒栀子9g　水煎服

方义分析：方中青黛咸寒，入肝、肺二经，清肝泻火，凉血止血；山栀子苦寒，入心肝肺经，清热凉血，泻火除烦，炒黑可入血分而止血。两药合用，澄本清源，共为君药。火热灼津成痰，痰不清则咳不止，咳不止则血难宁，故用瓜蒌仁甘寒入肺，清热化痰，润肺止咳；海浮石清肺降火，软坚化痰，共为臣药。诃子苦涩平入肺与大肠经，清降敛肺，化痰止咳，用以为佐。诸药合用，共奏清肝宁肺之功，使木火不刑金，肺复宣降，痰化咳平，其血自止。

4. 辨证：脾阳不足，统摄无权。

治法：温阳健脾，养血止血。

处方：黄土汤加炮姜炭。

灶心黄土30g　阿胶9g（烊）　炮附子6g　白术9g　熟地黄9g　黄芩10g　甘草6g　炮姜炭5g　水煎服

方义分析：方中灶心黄土辛温而涩，温中止血，用以为君药。白术、附子温阳健脾，助君药以复脾土统血之权，共为臣药。然辛温之术、附易耗血动血，且出血者，阴血每亦亏耗，故以生地、阿胶滋阴养血止血；更配苦寒之黄芩与甘寒滋润之生地、阿胶，既可补阴血之不足，又能制约术、附过于温燥之性，均为佐药。甘草调药和中为使。另加炮姜炭温中止血。

（二）处方分析题

1. 本方系复元活血汤加乳香、没药、玄胡。方中重用酒制大黄，荡涤凝瘀败血，导瘀下行，推陈致新；柴胡疏肝行气，并可

163

引诸药入肝经。二药合用，一升一降，以攻散肝经之瘀滞。桃仁、红花活血祛瘀，消肿止痛；穿山甲破瘀通络，消肿散结。当归补血活血，瓜蒌根"续绝伤"、"消仆损瘀血"，又可清热润燥；甘草缓急止痛，调和诸药。加乳香、没药及玄胡增强活血消肿止痛之力。诸药配伍，共呈活血祛瘀、疏肝通络之功。主治跌打损伤，瘀血阻滞证，症见瘀阻胁下、痛不可忍。

2. 本方是桂枝茯苓丸加陈皮、香附。方中桂枝辛甘温，温通血脉，以行瘀滞；桃仁甘平，活血祛瘀，丹皮、赤芍味苦而寒，既可活血祛瘀，又能凉血以清退瘀久所化之热；茯苓渗湿祛痰，健脾益胃，以扶正气。加陈皮、香附则有理气行滞之效。诸药合用，共奏活血行气、缓消癥块之功，主治瘀阻胞宫而兼气滞证。症见妇人素有癥块，妊娠漏下不止，或胎动不安，血色紫黑晦暗，腹部胀满，腹痛拒按或经闭腹痛，或产后恶露不尽而腹痛拒按，舌质紫黯或有瘀点，脉沉涩。

3. 本方系生化汤加肉桂。方中重用全当归补血活血，化瘀生新，行滞止痛；川芎活血行气；桃仁活血祛瘀；炮姜散寒，温经止痛；炙甘草和中缓急，调和诸药。加肉桂温经行血。诸药合用，共奏养血祛瘀、温经止痛之功。故可用于治疗产后血虚寒凝，瘀血阻滞证，症见产后恶露不行、小腹冷痛。

4. 本方系小蓟饮子加茜草、白茅根。方中小蓟甘凉入血，既可清热凉血止血，又能利水通淋；生地黄凉血止血，养阴清热；蒲黄、藕节既可凉血止血，又能消瘀；滑石、竹叶、木通清热利水通淋；栀子清泄三焦之火，导热从下而出；当归养血和血，引血归经，尚有防诸药寒凉滞血之功；甘草缓急止痛，和中调药。加茜草、茅根增强凉血止血之力。诸药合用，共呈凉血止血，利水通淋之功。故可用治热结下焦之血淋、尿血。症见尿中带血，小便频数，赤涩热痛，舌红，脉数者。

第十三章 治风剂

习题

一、填空题

1. 治风剂分为_____和_____两类。

2. 川芎茶调散的功用是_____，主治_____。

3. 大秦艽汤的功用是_____，_____。主治_____。

4. 由白附子、僵蚕、全蝎组成的方剂是_____。

5. 消风散主治_____、_____。方中用以养血活血的药物是_____、_____、_____。

6. 羚角钩藤汤的臣药是_____、_____，其在方中的配伍意义是_____。

7. 镇肝熄风汤重用_____为君药，其在方中的作用是_____，并有补益肝肾之效。

8. 镇肝熄风汤的临床应用应以_____，脑部热痛，面色如醉，脉_____为辨证要点。

9. 消风散主治风疹、湿疹，应用时应以_____、_____、脉浮为辨证要点。

10. 羚角钩藤汤主治肝热生风之证，应用时应以_____、手足抽搐、_____、脉弦数为辨证要点。

11. 具有平肝熄风，清热活血，补益肝肾功用的方剂是_____。其主治_____，_____。

12. 大定风珠的应用以_____，_____，_____为辨证要点。

13. 大定风珠的君药是_____、

14. 天麻钩藤饮的临床运用应以头痛，眩晕，_____，_____，脉弦为辨证要点。

二、选择题

（一）A1 型题

1. 川芎茶调散主治（　　）
   A. 外感风邪头痛
   B. 肝阳上亢头痛
   C. 气虚不升头痛
   D. 血虚不荣头痛
   E. 瘀血阻络头痛

2. 症见头痛，或偏或正，或巅顶作痛，目眩鼻塞，或微恶风发热，舌苔薄白，脉浮。治宜首选（　　）
   A. 桂枝汤
   B. 麻黄汤
   C. 川芎茶调散
   D. 九味羌活汤
   E. 天麻钩藤饮

3. 以祛风散邪为主，配伍补血、活血、益气、清热之品组方的方剂是（　　）
   A. 大秦艽汤
   B. 独活寄生汤
   C. 消风散
   D. 玉真散
   E. 川芎茶调散

4. 症见口眼㖞斜，舌强不能言语，手足不能运动，或恶寒发热，苔白或黄，脉浮数或弦细。治宜首选（　　）
   A. 补阳还五汤
   B. 牵正散
   C. 镇肝熄风汤

D. 大秦艽汤

E. 川芎茶调散

5. 具有祛风除湿，化痰通络，活血止痛功用的方剂是(　　)

　　A. 大秦艽汤

　　B. 小活络丹

　　C. 川芎茶调散

　　D. 独活寄生汤

　　E. 玉真散

6. 症见口眼㖞斜，或面肌抽动，舌淡红苔白。治宜首选(　　)

　　A. 补阳还五汤

　　B. 大秦艽汤

　　B. 玉真散

　　D. 镇肝熄风汤

　　E. 牵正散

7. 治风寒痰湿瘀血痹阻经络之痹证，最宜选用(　　)

　　A. 独活寄生汤

　　B. 大秦艽汤

　　C. 九味羌活汤

　　D. 小活络丹

　　E. 玉真散

8. 组成中含有细辛、薄荷的方剂是(　　)

　　A. 小青龙汤

　　B. 川芎茶调散

　　C. 大秦艽汤

　　D. 银翘散

　　E. 败毒散

9. 牵正散的功用是(　　)

　　A. 祛风化痰，通络止痉

　　B. 祛风除湿，活血止痛

　　C. 祛风清热，养血活血

　　D. 祛风散寒，宣痹止痛

　　E. 活血化瘀，通经活络

10. 牵正散主治证的病机是(　　)

　　A. 气虚脉络瘀阻

　　B. 风寒犯于头部

　　C. 气血上壅清窍

　　D. 风寒湿阻于经络

　　E. 风痰阻于头面经络

11. 消风散的功用是(　　)

　　A. 祛风散寒，活血止痛

　　B. 疏风除湿，清热养血

　　C. 祛风化痰，止痉定痛

　　D. 祛风化痰，通络止痉

　　E. 祛风解表，散寒除湿

12. 治风疹、湿疹，皮肤瘙痒，疹出色红，遍身云片斑点，抓破后渗出津水，苔黄，脉浮数。治宜选用(　　)

　　A. 消风散

　　B. 败毒散

　　C. 犀角地黄汤

　　D. 清营汤

　　E. 升麻葛根汤

13. 以祛风为主，配伍祛湿、清热、养血之品组方的方剂是(　　)

　　A. 川芎茶调散

　　B. 玉真散

　　C. 牵正散

　　D. 败毒散

　　E. 消风散

14. 下列属于疏散外风类的方剂是(　　)

　　A. 羚角钩藤汤

　　B. 川芎茶调散

　　C. 大定风珠

　　D. 镇肝熄风汤

　　E. 天麻钩藤饮

15. 羚角钩藤汤的功用是(　　)

　　A. 镇肝熄风，滋阴潜阳

　　B. 凉肝熄风，增液舒筋

　　C. 平肝熄风，补益肝肾

　　D. 凉血解毒，清热熄风

　　E. 滋阴熄风，养心安神

16. 症见高热不退，烦闷躁扰，手足抽

搐，舌绛而干，脉弦数。治宜首选（　　）

    A. 犀角地黄汤

    B. 白虎汤

    C. 羚角钩藤汤

    D. 大定风珠

    E. 天麻钩藤饮

17. 以凉肝熄风为主，配伍滋阴、化痰、安神之品组方的方剂是（　　）

    A. 镇肝熄风汤

    B. 天麻钩藤饮

    C. 大定风珠

    D. 羚角钩藤汤

    E. 钩藤饮

18. 羚角钩藤汤中配伍桑叶、菊花的意义是（　　）

    A. 疏风清热

    B. 清热平肝

    C. 清肝明目

    D. 清利头目

    E. 清热肃肺

19. 组成中含有鲜生地、白芍的方剂是（　　）

    A. 镇肝熄风汤

    B. 天麻钩藤饮

    C. 清营汤

    D. 消风散

    E. 羚角钩藤汤

20. 镇肝熄风汤的君药是（　　）

    A. 怀牛膝

    B. 生赭石

    C. 生龟板

    D. 生牡蛎

    E. 白芍

21. 具有镇肝熄风，滋阴潜阳的方剂是（　　）

    A. 镇肝熄风汤

    B. 天麻钩藤饮

    C. 羚角钩藤汤

    D. 补阳还五汤

    E. 龙胆泻肝汤

22. 症见头目眩晕，目胀耳鸣，脑部热痛，面色如醉，心中烦热，肢体渐觉不利，口眼渐形㖞斜，脉弦长有力。治宜首选（　　）

    A. 镇肝熄风汤

    B. 天麻钩藤饮

    C. 补阳还五汤

    D. 牵正散

    E. 龙胆泻肝汤

23. 组成中含有茵陈、川楝子、生麦芽的方剂是（　　）

    A. 越鞠丸

    B. 茵陈蒿汤

    C. 镇肝熄风汤

    D. 一贯煎

    E. 保和丸

24. 镇肝熄风汤与补阳还五汤均可治中风口眼㖞斜，然病机迥异。镇肝熄风汤的脉象应是（　　）

    A. 弦滑

    B. 滑数

    C. 弦涩

    D. 弦长有力

    E. 弦细弱

25. 具有平肝熄风，清热活血，补益肝肾功用的方剂是（　　）

    A. 镇肝熄风汤

    B. 六味地黄丸

    C. 犀角地黄汤

    D. 羚角钩藤汤

    E. 天麻钩藤饮

26. 天麻钩藤饮主治（　　）

    A. 肝阳偏亢，肝风上扰

    B. 肝肾阴虚，肝阳上亢

    C. 肝经热盛，热极动风

    D. 真阴亏虚，虚风内动

E. 阳亢风动，气血逆乱

27. 症见头痛，眩晕，失眠多梦，面红口苦，舌红苔黄，脉弦。治宜首选（　　）

    A. 镇肝熄风汤

    B. 川芎茶调散

    C. 天麻钩藤饮

    D. 半夏白术天麻汤

    E. 血府逐瘀汤

28. 大定风珠的功用是（　　）

    A. 滋阴熄风

    B. 平肝熄风

    C. 清热熄风

    D. 祛风止痉

    E. 滋阴潜阳

29. 温病后期，症见手足瘛疭，形消神倦，舌绛少苔，脉气虚弱。治宜首选（　　）

    A. 青蒿鳖甲汤

    B. 羚角钩藤汤

    C. 大定风珠

    D. 玉真散

    E. 紫雪

30. 大定风珠主治证的病机是（　　）

    A. 肝肾阴虚，阳亢化风

    B. 肝阳偏亢，肝风上扰

    C. 肝经热盛，热极动风

    D. 脾虚失运，风痰上扰

    E. 阴液大亏，虚风内动

（二）B1 型题

    A. 疏风止痛

    B. 疏风清热，养血活血

    C. 祛风化痰，通络止痉

    D. 祛风除湿，清热养血

    E. 散寒解表，祛风除湿

1. 川芎茶调散的功用是（　　）

2. 大秦艽汤的功用是（　　）

    A. 风邪初中经络证

    B. 风寒湿痹

    C. 外感风邪头痛

    D. 风疹、湿疹

    E. 外感风寒表证

3. 川芎茶调散主治（　　）

4. 消风散主治（　　）

    A. 牵正散

    B. 消风散

    C. 玉真散

    D. 大秦艽汤

    E. 川芎茶调散

5. 组成中含有苍术的方剂是（　　）

6. 组成中含有全蝎的方剂是（　　）

    A. 肝经热盛，热极动风

    B. 肝肾阴虚，肝阳上亢，气血逆乱

    C. 肝阳偏亢，肝风上扰

    D. 阴液大亏，虚风内动

    E. 元气亏虚，脉络瘀阻

7. 羚角钩藤汤主治证的病机是（　　）

8. 大定风珠主治证的病机是（　　）

    A. 六味地黄丸

    B. 补阳还五汤

    C. 镇肝熄风汤

    D. 天麻钩藤饮

    E. 半夏白术天麻汤

9. 以头目眩晕，脑部热痛，面色如醉，脉弦长有力为辨证要点的方剂是（　　）

10. 以头痛，眩晕，失眠，舌红苔黄，脉弦为辨证要点的方剂是（　　）

    A. 镇肝熄风汤

    B. 天麻钩藤饮

    C. 羚角钩藤汤

    D. 地黄饮子

    E. 大定风珠

11. 组成中含有生地、麦冬、白芍的方剂是（　　）

12. 组成中含有玄参、天冬、白芍的方剂是（　　）

（三）X 型题

1. 平熄内风类方剂适用于（　　）

A. 肝经热盛，热极生风之抽搐

B. 风毒侵入经脉之破伤风

C. 肝阳偏亢，风阳上扰之眩晕

D. 阴液亏虚，虚风内动之抽搐

E. 风邪上犯头部之头痛

2. 川芎茶调散的组成中有（　　）

A. 当归

B. 薄荷

C. 羌活

D. 白芷

E. 菊花

3. 大秦艽汤配伍秦艽的意义是（　　）

A. 祛风

B. 清热

C. 退黄

D. 通络

E. 除湿

4. 小活络丹的功用是（　　）

A. 养血活血

B. 祛风除湿

C. 化痰通络

D. 解表散寒

E. 活血止痛

5. 大定风珠的辨证要点（　　）

A. 高热不退

B. 瘈疭神倦

C. 烦闷躁扰

D. 舌绛苔少

E. 脉虚弱

6. 消风散的君药是（　　）

A. 防风

B. 生地

C. 荆芥

D. 蝉蜕

E. 牛蒡子

7. 羚角钩藤汤的组成中有（　　）

A. 麦冬

B. 鲜生地

C. 生白芍

D. 玄参

E. 牛膝

8. 羚角钩藤汤的辨证要点应包括（　　）

A. 高热烦躁

B. 手足抽搐

C. 舌绛而干

D. 神昏谵语

E. 脉弦数

9. 镇肝熄风汤中重用牛膝为君的意义是（　　）

A. 活血祛瘀

B. 强筋健骨

C. 引血下行

D. 补益肝肾

E. 通利关节

10. 镇肝熄风汤与大定风珠的组成中均含有（　　）

A. 天冬

B. 生龟板

C. 生牡蛎

D. 生白芍

E. 麻仁

11. 镇肝熄风汤主治类中风的病机是（　　）

A. 肝肾阴虚

B. 肝阳偏亢

C. 肝风内动

D. 气血逆乱

E. 痰迷心窍

12. 镇肝熄风汤中配伍茵陈、川楝子、生麦芽的意义是（　　）

A. 利湿退黄

B. 理气止痛

C. 消食导滞

D. 清泄肝热

E. 疏肝理气

13. 天麻钩藤饮中用以补益肝肾的药物是(　　)
　　A. 山茱萸
　　B. 牛膝
　　C. 续断
　　D. 桑寄生
　　E. 杜仲
14. 大定风珠的君药是(　　)
　　A. 阿胶
　　B. 鸡子黄
　　C. 生地
　　D. 白芍
　　E. 龟板

三、改错题

1. 川芎茶调散主治肝阳上亢头痛。
2. 羚角钩藤汤主治阴虚风动证。
3. 镇肝熄风汤的功用是清热凉肝，熄风止痉。
4. 大定风珠主治热盛动风证。
5. 牵正散主治气虚血瘀之口眼㖞斜。
6. 消风散治风疹、湿疹，应以皮肤瘙痒、疹出色淡、脉浮为辨证要点。

四、简答题

1. 何谓治风剂？
2. 运用治风剂应注意哪些问题？
3. 川芎茶调散是以何药为君？为什么？
4. 简述大秦艽汤的功用、主治。
5. 大秦艽汤中配伍熟地、当归、白芍、川芎的意义怎样？
6. 川芎茶调散中重用薄荷有何意义？
7. 请写出小活络丹的主治证病机及辨证要点。
8. 牵正散以何药为君？为什么？
9. 简述消风散的组成与功用。
10. 简述羚角钩藤汤配伍羚羊角、钩藤的意义。

11. 羚角钩藤汤主治热盛动风证，方中为何配伍鲜生地、白芍？
12. 请写出镇肝熄风汤的主治证候。
13. 镇肝熄风汤主治类中风，方中为何配伍茵陈、川楝子、生麦芽？
14. 消风散主治风疹、湿疹，方中为何配伍养血活血之生地、当归、胡麻仁？
15. 大定风珠由何方变化而成？变化的依据是什么？
16. 大定风珠为何能治阴虚风动之证？

五、问答题

1. 疏散外风剂与平熄内风剂各适应于哪些病证？其组方、配伍有何不同？
2. 如何理解"治风先治血，血行风自灭"的意义？试举例说明。
3. 试述川芎茶调散的主治及方义。
4. 羚角钩藤汤与大定风珠在配伍、功用、主治及证候方面有何不同？
5. 试述镇肝熄风汤与天麻钩藤饮在组方配伍、功用及主治方面的异同。
6. 大秦艽汤与牵正散均治风中经络之口眼㖞斜，两方主治证的病机、证候、用药配伍及功用有何不同？

六、分析题

（一）病案分析题

要求：分析下列病例，作出中医证的诊断，拟定治法，开出处方，并分析方义。

1. 患者，男，58岁。患高血压病6年余，常有眩晕头痛。近日来因工作紧张，头目眩晕加重，目胀耳鸣，脑部热痛，口苦面赤，左上肢渐觉不利，舌红少苔，脉弦长有力。

2. 患者，男，16岁。因外出郊游回家后遂发热头痛，5天来高热持续不退，烦躁不安，昨日并见手足抽搐，大便已3日未解，舌绛而干，脉弦而数。

3. 患者，女，36岁。昨日下午外出劳动时突发皮肤瘙痒难忍，并迅速出现大小不等的扁平隆起风团，色红，微有发热恶风，舌质红，苔薄黄，脉浮数。

（二）处方分析题

要求：简要分析下列处方的方义，并说明其功用、主治病证及证候。

1. 川芎18g 荆芥12g 薄荷24g 防风6g 白芷6g 羌活6g 细辛3g 甘草6g 红花5g 全蝎3g 绿茶1g（以药汁泡） 水煎服

2. 鸡子黄2枚（后入） 阿胶9g（烊化） 生地黄18g 麦冬18g 生白芍18g 生牡蛎12g（先煎） 生龟板12g（先煎） 生鳖甲12g（先煎） 胡麻仁6g 五味子6g 炙甘草12g 水煎服

3. 秦艽9g 独活6g 羌活3g 防风3g 白芷3g 细辛3g 当归6g 白芍6g 川芎6g 生地黄3g 熟地黄3g 白术3g 茯苓3g 甘草6g 水煎服

参考答案

一、填空题

1. 疏散外风　平熄内风
2. 疏风止痛　外感风邪头痛
3. 疏风清热　养血活血　风邪初中经络证
4. 牵正散
5. 风疹　湿疹　当归　生地　胡麻仁
6. 桑叶　菊花　清热平肝
7. 怀牛膝　引血下行
8. 头目眩晕　弦长有力
9. 皮肤瘙痒　疹出色红
10. 高热烦躁　舌绛而干
11. 天麻钩藤饮　肝阳偏亢　肝风上扰
12. 瘛疭神倦　舌绛少苔　脉虚弱
13. 鸡子黄　阿胶
14. 失眠　舌红苔黄

二、选择题

（一）A1型题

1. A。答案分析：川芎茶调散具有疏风止痛之功，是治疗外感风邪头痛的常用方。本方集众多辛散疏风之品于一方，故肝阳上亢、气虚、血虚以及瘀血头痛均不宜。

2. C。答案分析：此系外感风邪所致的头痛。川芎茶调散功能疏散风邪而止头痛，是主治外感风邪头痛之常用方。

3. A。答案分析：大秦艽汤以秦艽、细辛、羌活、独活、防风、白芷疏风散邪，熟地、当归、白芍、川芎养血活血，生地、石膏、黄芩清热，白术、茯苓、甘草益气健脾以生血组方。

4. D。答案分析：此证系风邪初中经络证。大秦艽汤功能疏风清热、养血活血，是治疗风邪初中经络之常用方。

5. B。答案分析：小活络丹由川乌、草乌、天南星、地龙、乳香、没药组成，故有祛风除湿、化痰通络、活血止痛之功。

6. E。答案分析：此证系风痰阻于头面经络所致的口眼㖞斜。牵正散具有祛风化痰、通络止痉之功，是治疗风痰阻于头面经络之常用方。

7. D。答案分析：小活络丹功能祛风除湿，化痰通络，活血止痛。是治疗风寒湿痰瘀血留滞经络的常用方。

8. B。答案分析：川芎茶调散由川芎、羌活、白芷、细辛、防风、荆芥、薄荷、甘草、茶清组成。

9. A。答案分析：牵正散由白附子、僵蚕、全蝎组成。功能祛风化痰，通络止痉。

10. E。答案分析：牵正散功能祛风化痰，通络止痉，尤善祛头面之风痰，是主治风痰阻于头面经络所致口眼㖞斜的常用方。

11. B。答案分析：消风散由祛风的荆

芥、牛蒡子、防风、蝉蜕，配伍苦参、苍术、木通、石膏、知母、生地、当归、胡麻等祛湿、清热、养血活血之品组方。功能祛风除湿，清热养血。

12. A。答案分析：消风散功能祛风除湿，清热养血，是主治风湿、风热所致风疹、湿疹的常用方。

13. E。答案分析：消风散由祛风透邪之荆芥、防风、牛蒡子、蝉蜕，配伍祛湿之苍术、苦参、木通，清热之石膏、知母，养血和血之当归、生地、胡麻等组方。

14. B。答案分析：川芎茶调散集川芎、羌活、白芷、薄荷、细辛、荆芥、防风等诸辛散疏风药于一方，具有疏风止痛之功，主治外感风邪头痛之证。

15. B。答案分析：羚角钩藤汤由羚羊角、钩藤、桑叶、菊花、生地、白芍、贝母、茯神木、竹茹、甘草组成。功能凉肝熄风，增液舒筋。

16. C。答案分析：此证系肝经热盛，热极动风。羚角钩藤汤功能凉肝熄风，增液舒筋，是治热盛动风证之常用方。

17. D。答案分析：羚角钩藤汤由羚羊角、钩藤配桑叶、菊花清热凉肝，熄风止痉；生地、白芍养阴增液，川贝母、竹茹清热化痰，茯神木平肝宁心安神。是以凉肝熄风为主，配伍滋阴、化痰、安神之品组方。

18. B。答案分析：羚角钩藤汤主治肝经热盛，热极动风之证。方中配伍桑叶、菊花清热平肝，以加强羚羊角、钩藤凉肝熄风之力。

19. E。答案分析：羚角钩藤汤由羚羊角、桑叶、川贝母、鲜生地、钩藤、菊花、茯神木、生白芍、生甘草、淡竹茹组成。

20. A。答案分析：镇肝熄风汤主治之类中风，是由肝肾阴虚，肝阳偏亢，肝风内动，气血逆乱，并走于上所致。牛膝善于引血下行，并有补益肝肾之效，故重用为君

药。

21. A。答案分析：镇肝熄风汤由怀牛膝、代赭石、生龙骨、生牡蛎、生龟板、生白芍、玄参、天冬、茵陈、川楝子、生麦芽、甘草组成。功能镇肝熄风，滋阴潜阳。

22. A。答案分析：此病为类中风，系由肝肾阴虚，肝阳偏亢，肝风内动，气血逆乱，并走于上所致。镇肝熄风汤功能镇肝熄风，滋阴潜阳，且善于引血下行。为治肝肾阴虚，肝阳上亢，气血逆乱所致类中风的常用方。

23. C。答案分析：镇肝熄风汤由怀牛膝、生赭石、生龙骨、生牡蛎、生龟板、生白芍、天冬、玄参、茵陈、川楝子、生麦芽、甘草组成。

24. D。答案分析：镇肝熄风汤主治肝肾阴虚，肝阳上亢之类中风，但以肝阳偏亢为主。脉弦长有力为肝阳有余之征。

25. E。答案分析：天麻钩藤饮由天麻、钩藤、石决明、山栀、黄芩、川牛膝、杜仲、桑寄生、益母草、夜交藤、朱茯神组成。功能平肝熄风，清热活血，补益肝肾。

26. A。答案分析：天麻钩藤饮功能平肝熄风，清热活血，补益肝肾。是主治肝阳偏亢，肝风上扰所致眩晕、头痛之常用方。

27. C。答案分析：此系肝阳偏亢，肝风上扰证。天麻钩藤饮功能平肝熄风，清热活血，补益肝肾。主治肝阳偏亢，肝风上扰所致眩晕、头痛之常用方。

28. A。答案分析：大定风珠由阿胶、鸡子黄、生地、白芍、麦冬、胡麻、生龟板、生牡蛎、生鳖甲、五味子、甘草组成。以大队滋阴养液药为主，配伍介类潜阳之品，故功能滋阴熄风。

29. C。答案分析：此系阴虚动风证。大定风珠功能滋阴熄风，是治疗阴虚风动证的常用方。

30. E。答案分析：大定风珠以大队滋阴

养液之品为主，配伍介类潜阳之品组方。功能滋阴熄风，是治疗阴虚风动证的常用方。

（二）B1 型题

1. A。答案分析：川芎茶调散由川芎、荆芥、薄荷、细辛、防风、白芷、羌活、甘草、茶清组成，功能疏风止痛。

2. B。答案分析：大秦艽汤由秦艽、羌活、独活、防风、白芷、细辛辛散疏风，当归、川芎、白芍、熟地养血活血，生地、石膏、黄芩清热，白术、茯苓、甘草益气健脾组方。功能疏风清热，养血活血。

3. C。答案分析：川芎茶调散功能疏风止痛，为治外感风邪头痛之常用方。

4. D。答案分析：消风散功能祛风除湿、清热养血，为治风疹、湿疹的常用方。

5. B。答案分析：消风散由当归、生地、防风、蝉蜕、知母、苦参、胡麻仁、荆芥、苍术、牛蒡子、石膏、木通、甘草组成。

6. A。答案分析：牵正散由白附子、僵蚕、全蝎组成。

7. A。答案分析：羚角钩藤汤功能凉肝熄风、增液舒筋，为主治肝经热盛、热极动风证的常用方。

8. D。答案分析：大定风珠功能滋阴熄风，为主治阴液大亏、虚风内动证的常用方。

9. C。答案分析：镇肝熄风汤主治肝肾阴虚，肝阳偏亢，肝风内动，气血逆乱所致的类中风。临床以头目眩晕，脑部热痛，面色如醉，脉弦长有力为辨证要点。

10. D。答案分析：天麻钩藤饮主治肝阳偏亢，生风化热之证。临床以头痛眩晕，失眠，舌红苔黄，脉弦为辨证要点。

11. E。答案分析：大定风珠由生白芍、阿胶、生龟板、干地黄、麻仁、五味子、生牡蛎、麦冬、炙甘草、鸡子黄、鳖甲组成。

12. A。答案分析：镇肝熄风汤由怀牛膝、生赭石、生龙骨、生牡蛎、生龟板、生

杭芍、玄参、天冬、川楝子、生麦芽、茵陈、甘草组成。

（三）X 型题

1. ACD。答案分析：平熄内风类方剂适用于内风的病证。肝经热盛，热极生风；肝阳偏亢，风阳上扰；阴液亏虚，虚风内动等属内风的范畴。

2. BCD。答案分析：川芎茶调散由薄荷叶、川芎、荆芥、细辛、防风、白芷、羌活、甘草、茶清组成。

3. AD。答案分析：大秦艽汤主治风邪初中经络之口眼㖞斜，舌强不能言语，手足不能运动，故以秦艽祛风通络，为君药。

4. BCE。答案分析：小活络丹由川乌、草乌、地龙、天南星、乳香、没药组成。功能祛风除湿，化痰通络，活血止痛。

5. BDE。答案分析：大定风珠主治阴虚动风之证。临床应用以瘈疭神倦，舌绛苔少，脉气虚弱为辨证要点。

6. ACDE。答案分析：消风散主治风湿或风热浸淫血脉，郁于肌腠所致的风疹、湿疹。止痒必先疏风，故以防风、荆芥、蝉蜕、牛蒡子疏风散邪为君药。

7. BC。答案分析：羚角钩藤汤由羚羊角、桑叶、川贝母、鲜生地、钩藤、菊花、茯神木、生白芍、生甘草、淡竹茹组成。

8. ABCE。答案分析：羚角钩藤汤主治肝经热盛，热极动风之证。临床应用以高热烦躁，手足抽搐，舌绛而干，脉弦数为辨证要点。

9. CD。答案分析：镇肝熄风汤主治肝肾阴虚，肝阳偏亢，肝风内动，气血逆乱，并走于上所致的类中风。故方中重用牛膝为君，取其引血下行，并能补益肝肾。

10. BCD。答案分析：镇肝熄风汤由怀牛膝、生赭石、生龙骨、生牡蛎、生龟板、生杭芍、玄参、天冬、川楝子、生麦芽、茵陈、甘草组成；大定风珠由生白芍、阿胶、

生龟板、干地黄、麻仁、五味子、生牡蛎、麦冬、炙甘草、鸡子黄、生鳖甲组成。两方的组成中均有生龟板、生牡蛎、生白芍。

11. ABCD。答案分析：镇肝熄风汤功能镇肝熄风，滋阴潜阳，并善于引血下行。是主治肝肾阴虚，肝阳偏亢，肝风内动，气血逆乱所致类中风的代表方。

12. DE。答案分析：镇肝熄风汤主治肝肾阴虚，肝阳偏亢，肝风内动，气血逆乱之类中风。肝为刚脏，喜疏泄条达而恶抑郁，方中过用重镇之品以镇肝降逆，强制肝阳下行，势必影响其升发条达之性，故配茵陈、川楝子、生麦芽清泄肝热，疏肝理气，以遂肝气条达之性，以利肝阳之潜降。

13. BDE。答案分析：天麻钩藤饮由天麻、钩藤、生决明、山栀、黄芩、牛膝、杜仲、益母草、桑寄生、夜交藤、朱茯神组成。主治肝肾不足，肝阳偏亢，肝风上扰之证，故以桑寄生、牛膝、杜仲补益肝肾。

14. AB。答案分析：大定风珠主治阴液大亏之虚风内动证，治当滋阴以熄虚风。阿胶、鸡子黄为血肉有情之品，厚味浓浊，滋阴养液以熄虚风，共为君药。

三、改错题

1. "肝阳上亢"改为"外感风邪"。答案分析：川芎茶调散集川芎、羌活、白芷、荆芥、防风、薄荷、细辛等辛散疏风药于一方，功能疏散风邪以止头痛，故治外感风邪头痛。

2. "阴虚风动"改为"热盛动风"。答案分析：羚角钩藤汤由清热凉肝，熄风止痉之羚羊角、钩藤，配伍桑叶、菊花、鲜生地、白芍等组方。功能凉肝熄风，增液舒筋，故主治热盛动风证。

3. "清热凉肝，熄风止痉"改为"镇肝熄风，滋阴潜阳"。答案分析：镇肝熄风汤由引血下行，补益肝肾之牛膝；配伍镇肝

降逆，滋阴潜阳之代赭石、龙骨、牡蛎、龟板、白芍、玄参、天冬；疏肝清热之茵陈、川楝子、生麦芽等组方。功能镇肝熄风，滋阴潜阳。

4. "热盛动风"改为"阴虚风动"。答案分析：大定风珠以大队滋阴养液之品为主，配伍介类潜阳之药组方，功能滋阴熄风，故主治阴虚风动之证。

5. "气虚血瘀"改为"风痰阻于头面经络（风中头面经络）"。答案分析：牵正散功能祛风化痰，通络止痉，为主治风痰阻于头面经络所致口眼㖞斜之常用方。

6. "疹出色淡"改为"疹出色红"。答案分析：消风散功能疏风除湿，清热养血，主治风湿热邪侵袭所致之风疹、湿疹。临床运用应以皮肤瘙痒，疹出色红，脉浮为辨证要点。

四、简答题

1. 凡以辛散祛风或熄风止痉药为主组成，具有疏散外风或平熄内风作用，治疗风病的方剂，统称治风剂。

2. 首先应辨清风病的属内、属外，外风治宜疏散，而不宜平熄；内风只宜平熄，而忌用疏散。其次，应辨清病邪的兼夹及病情的虚实，分别配合相应的治法，以切合具体的病情。

3. 川芎茶调散以川芎为君。因本方主治外感风邪头痛，治宜疏风止痛。川芎善于疏风活血止痛，长于治少阳、厥阴头痛。

4. 大秦艽汤功能疏风清热，养血活血。主治风邪初中经络之口眼㖞斜、舌强不能言语、手足不能运动，或恶寒发热，苔白或黄，脉浮数或弦细。

5. 大秦艽汤主治之口眼㖞斜、舌强不能言语、手足不能运动，除风邪痹阻经络外，与血虚不能养筋相关，且风药多燥，易伤阴血。方中配伍熟地、当归、白芍、川芎

等养血活血，使血足而筋自荣，络通则风易散，寓有"治风先治血，血行风自灭"之意，且能制风药之温燥，使之不伤阴血。

6. 川芎茶调散中重用薄荷疏风止痛，清利头目，并以其之凉，制约诸风药之温燥，且兼顾风为阳邪，易于化热化燥之特点。

7. 小活络丹主治风寒痰湿瘀血痹阻经络之痹证。临床以肢体筋脉挛痛，关节屈伸不利，舌淡紫，苔白为辨证要点。

8. 牵正散以白附子为君。因本方主治风痰阻于头面经络之口眼㖞斜，法当祛风、化痰、通络。白附子辛温燥烈，入阳明经而走头面，善散头面之风而化痰。

9. 消风散由当归、生地、防风、蝉蜕、知母、苦参、胡麻仁、荆芥、苍术、牛蒡子、石膏、木通、甘草组成。功能疏风除湿，清热养血。

10. 羚角钩藤汤是主治肝经热盛，热极动风之证。法当清热凉肝，熄风止痉为主。方中羚羊角善于凉肝熄风，钩藤能清热平肝，熄风止痉，二药共为君药。

11. 羚角钩藤汤主治肝经热盛动风之证。除热极动风外，与风火相煽、灼伤津液、筋脉失养相关，故配鲜地黄凉血滋阴，白芍养阴柔肝舒筋，以增强熄风解痉之力。

12. 镇肝熄风汤主治类中风。临床表现为头目眩晕，目胀耳鸣，脑部热痛，面色如醉，心中烦热，或时常嗳气，或肢体渐觉不利，口眼渐形㖞斜，甚或眩晕颠仆，昏不知人，移时始醒，或醒后不能复元，脉弦长有力。

13. 镇肝熄风汤配伍此三药的意义是：①疏肝理气。肝为刚脏，性喜疏泄条达而恶抑郁，过用重镇降逆之品，强制肝阳下行，势必郁遏其升发条达之性，故方中配伍茵陈、川楝子、生麦芽疏达肝气，遂其条达之性，使镇肝而不郁遏，以利于肝阳之潜降。

②清泄肝热，以折肝阳上亢之势。

14. 消风散中配伍生地、当归、胡麻仁养血活血的意义在于：①风热内郁，易耗伤阴血；②湿热浸淫，易瘀阻血脉，此即"治风先治血，血行风自灭"之意。

15. 大定风珠由加减复脉汤加鸡子黄、五味子、龟板、鳖甲、牡蛎变化而成。由于温病时久，灼伤真阴，虚风内动，故加入滋阴潜阳之品，以熄虚风。

16. 大定风珠主治温病后期，阴液大亏，虚风内动之证。方中以大队滋阴养液药物，配伍介类潜阳之品组方，使真阴得复，浮阳得潜，则虚风自熄。

五、问答题

1. 疏散外风剂适用于风邪外袭，侵入肌肉、经络、筋骨、关节等所致之病证，常以辛散祛风药为主组方，根据病者体质的强弱、感邪的轻重以及病邪的兼夹等不同，分别配伍祛寒、清热、祛湿、祛痰、养血、活血之品。平熄内风剂适用于热极动风，阳亢化风，阴虚生风等内风之病证。治疗内风应分清虚实，阳亢热盛生风属实，以平肝熄风药为主组方；阳亢热盛，易灼伤津液，或炼液为痰，故常配清热、滋阴、化痰之品。阴亏血虚生风属虚，以滋阴养血药为主组方，阴虚多阳浮，阳浮亦动风，故常配平肝潜阳之品。

2. 治风包括内风与外风，治血包含行血与补血。治风之所以要治血，因风病与血病密切相关。①血虚生风，症见头目眩晕、肢体震颤、手足瘈疭、或肌肤瘙痒等，治以补血，血足而风自灭，如阿胶鸡子黄汤治邪热久羁，阴血不足，虚风内动，方中以阿胶、鸡子黄、生地、白芍等滋阴养血；②风为阳邪，易于化热化燥伤阴血，血虚则络虚，易被风邪所中，治以补血，既可补虚，又可防风药燥伤阴血，如大秦艽汤治风邪初

175

中经络所致的口眼㖞斜、舌强不能言、手足不能动，方中配伍熟地、当归、白芍等养血之品；③风中经络，或风邪久留入络，每致脉络瘀阻，无形之风邪依附于有形之瘀血，则难以疏散，治以行血，血行流畅，则风无留着之地，如小活络丹治风寒痰湿瘀血痹阻经络之痹证，方中配伍乳香、没药、地龙活血通络。

3. 川芎茶调散主治外感风邪头痛。症见偏正头痛，或巅顶作痛，目眩鼻塞，或恶风发热，舌苔薄白，脉浮。方中川芎祛风活血而止头痛，为治诸经头痛要药，为君；薄荷、荆芥以助疏风止痛，并能清利头目，共为臣药；羌活、白芷疏风止痛，细辛祛风止痛，防风辛散上部风邪，共助君、臣药疏风止痛之力，俱为佐药；甘草益气和中，调和诸药，为使。茶清清上降下，既可清利头目，又能制诸风药之过于温燥与升散，亦为佐药。本方集众多风药于一方，升散中寓以清降，疏风而不温燥，共奏疏风止痛之功。

4. 羚角钩藤汤以清热凉肝，熄风止痉之品为主，配伍养阴增液，柔筋缓急，化痰安神之药组方，重在凉肝熄风，兼能增液舒筋。主治温病之极期，肝经热盛，热极动风之高热烦躁、手足抽搐、舌绛而干、脉弦数，其证属实；大定风珠以大队滋阴养液之品为主，配伍介类潜阳之"三甲"，长于养阴而熄风，主治温病后期，阴液大亏，虚风内动之手足瘈疭、形消神倦、舌绛少苔、脉气虚弱，其证属虚。两方治证，一实一虚，迥然不同。

5. 两方均以平肝潜阳为主，配伍补益肝肾之品组方，以治肝肾不足，肝阳偏亢，肝风内动，风阳上扰之头痛、眩晕之证。然而镇肝熄风汤重用怀牛膝引血下行，配伍代赭石、龙骨、牡蛎镇肝降逆潜阳，龟板、白芍、玄参、天冬壮水涵木，滋阴柔肝，茵陈、川楝子、生麦芽清热疏肝，故镇肝潜阳熄风之功大，并善引血下行。主治肝肾阴虚，肝阳偏亢，风阳上扰而偏于气血升逆之头痛眩晕，甚或中风者。天麻钩藤饮以天麻、钩藤、石决明平肝潜阳熄风，川牛膝、杜仲、桑寄生补益肝肾，栀子、黄芩、益母草、夜交藤、朱茯神清热、活血、安神，故镇肝潜阳之力较逊，但兼清热安神之功。主治肝阳偏亢，肝风上扰，生风化热之头痛眩晕，伴有失眠者。

6. 大秦艽汤以秦艽为君，配伍羌活、独活、防风、白芷、细辛祛风散邪通络，熟地、当归、白芍、川芎养血活血以养筋，生地、黄芩、石膏清热，白术、茯苓、甘草益气健脾以生血。功能祛风清热，养血活血。主治营血虚弱，风邪初中经络，气血痹阻之口眼㖞斜、舌强不能言语、手足不能运动之常用方。牵正散以白附子祛风化痰为君，配伍僵蚕、全蝎助祛风化痰，并能通络止痉。功能祛风化痰，通络止痉，尤善祛头面风痰，为主治风痰阻于头面经络之口眼㖞斜之常用方。

六、分析题

（一）病案分析题

1. 辨证：肝肾阴虚，肝阳化风，气血逆乱。

治法：镇肝熄风，滋阴潜阳。

处方：镇肝熄风汤。

怀牛膝30g　代赭石30g　生龙骨15g　生牡蛎15g　生龟板15g　生白芍15g　玄参15g　天冬15g　茵陈6g　生麦芽6g　川楝子6g　甘草4.5g　水煎服

方义分析：方中重用怀牛膝引血下行，并能补益肝肾，为君。代赭石镇肝降逆，合牛膝以引气血下行；龙骨、牡蛎、龟板、白芍益阴潜阳，镇肝熄风，共为臣药。玄参、天冬滋阴清热，合龟板、白芍壮水以涵木，滋阴以柔肝；茵陈、川楝子、生麦芽清泄肝热，疏肝理气，遂其条达之性，俱为佐药。甘草调和诸药，合生麦芽和胃调中，防金石、贝壳类药物碍胃，为使药。诸药合用，具有镇肝熄风、滋阴潜阳之效。

2. 辨证：肝经热盛，热极动风，兼热结阳明。

治法：凉肝熄风，增液舒筋，兼泻下热结。

处方：羚角钩藤汤加味。

羚羊角4.5g（先煎）　钩藤9g　桑叶6g　菊花9g　川贝母12g　生地黄15g　生白芍9g　淡竹茹15g　茯神木9g　大黄6g　甘草3g　水煎服

方义分析：方中以羚羊角凉肝熄风；钩藤清热平肝，熄风止痉，共为君药。桑叶、菊花清热平肝，以加强凉肝熄风之效，用为臣药。生地凉血滋阴，白芍养阴泄热，二药合甘草酸甘化阴，养阴增液，舒筋缓急，加强熄风止痉之功；茯神木平肝，宁心安神；川贝母、竹茹清热化痰；大黄泻热通便，并导热下行，以上俱为佐药。甘草调和诸药为使。诸药合用，共奏凉肝熄风、增液舒筋、泻下热结之功。

3. 辨证：风湿热邪，浸淫血脉，郁于肌腠。

治法：疏风除湿，清热养血。

处方：消风散。

荆芥6g　防风6g　牛蒡子6g　蝉蜕6g　石膏15g　知母6g　生地6g　当归6g　苍术6g　胡麻仁6g　苦参6g　木通3g　甘草3g　水煎服

方义分析：方中荆芥、防风、牛蒡子、蝉蜕疏风散邪，止痒先疏风之义，共为君药。石膏、知母清热泻火；苍术散风燥湿，苦参清热燥湿，木通渗利湿热，共为臣药。生地、当归、胡麻仁养血活血，寓"治风先治血，血行风自灭"之意，为佐药。甘草清热解毒，和中调药，为使药。合而用之，具有疏风除湿、清热养血之效。

（二）处方分析题

1. 此方系川芎茶调散加红花、全蝎而成。方中川芎祛风活血止痛，长于治少阳、厥阴经头痛，尤善治头风头痛，故重用为君药。荆芥、薄荷疏风止痛，并清利头目，共为臣药。羌活、白芷疏风止痛，其中羌活长于治太阳经头痛，白芷长于治阳明经头痛，细辛祛风止痛，防风辛散上部风邪，红花、全蝎搜风活血通络，俱为佐药。甘草和中调药，为使。清茶清利头目，并防诸风药过于温燥与升散，亦为佐药。诸药相伍，具有疏风活血止痛之功。主治外感风邪，久病入络之头风。症见偏正头痛，或巅顶作痛，反复发作，休止无时，目眩鼻塞，或微恶风发热，苔薄白，脉浮。

2. 本方为大定风珠。方中以鸡子黄、阿胶滋阴养液以熄虚风，为君。白芍、生地、麦冬滋阴柔肝，壮水涵木，以助滋阴之力，共为臣药。麻仁滋阴润燥，五味子收敛真阴，合甘草酸甘化阴；龟板、鳖甲、牡蛎滋阴潜阳，以助熄风，以上俱为佐药。甘草调和诸药为使。合用共收滋阴熄风之功，主治阴虚风动证，症见手足瘛疭、形消神倦、舌绛少苔、脉气虚弱。

3. 此方为大秦艽汤去石膏、黄芩。方中以秦艽为君，以祛风通络。羌活、独活、防风、白芷、细辛以助君药疏风散邪，共为臣药。生地、熟地、当归、白芍、川芎养血活血，并制诸风药之温燥；白术、茯苓、甘草益气健脾以生血，以上均为佐药。甘草调和诸药，兼使药之用。合而用之，共成疏风养血、活血通络之剂，主治风邪初中经络证，症见口眼㖞斜、舌强不能言语、手足不能运动、微恶风寒、舌淡苔白、脉浮细。

第十四章 治 燥 剂

习题

一、填空题

1. 燥证有_____和_____之分。前者是_____所致，后者是_____所致。

2. 治燥剂分为_____和_____两类。

3. 杏苏散主治_____证，桑杏汤主治_____证。

4. 清燥救肺汤具有_____，_____功用。主治_____，_____证。

5. 治疗虚热肺痿的常用方是_____。

6. 增水行舟法的代表方剂是_____。

7. 麦门冬汤的药物组成是麦冬、粳米、大枣、_____、_____、_____。

8. 百合固金汤具有_____，_____功用。

二、选择题

(一) A1 型题

1. 清燥救肺汤之君药是(　　)
   A. 桑叶
   B. 桑叶、麦冬
   C. 枇杷叶
   D. 石膏
   E. 杏仁、桑叶

2. 症见喉间起白如腐，不易拭去，咽喉肿痛，鼻干唇燥，呼吸有声，似喘非喘，脉数无力。治当首选(　　)
   A. 麦门冬汤
   B. 玉液汤
   C. 杏苏散
   D. 清燥救肺汤

E. 养阴清肺汤

3. 症见咳逆上气，或咳吐涎沫，口干咽燥，手足心热，舌红少苔，脉虚数。治当首选(　　)
   A. 杏苏散
   B. 增液汤
   C. 养阴清肺汤
   D. 麦门冬汤
   E. 六味地黄汤

4. 症见身热头痛，干咳无痰，气逆而喘，咽喉干燥，口渴鼻燥，胸膈满闷，舌干少苔，脉虚大而数。治当首选(　　)
   A. 杏苏散
   B. 清燥救肺汤
   C. 麦门冬汤
   D. 养阴清肺汤
   E. 百合固金汤

5. 依据"燥淫于内，治以苦温，佐以甘辛"理论而组方的是(　　)
   A. 桑杏汤
   B. 百合固金汤
   C. 杏苏散
   D. 桑菊饮
   E. 清燥救肺汤

6. 杏苏散的功用是(　　)
   A. 宣利肺气，疏风止咳
   B. 宣肺解表，祛痰止咳
   C. 发散风寒，降气化痰
   D. 轻宣凉燥，理肺化痰
   E. 发汗解表，宣肺平喘

7. 清燥救肺汤证的病机是(　　)
   A. 温燥伤肺，气阴两伤
   B. 温燥外袭，肺津受灼

C. 凉燥外袭，肺失宣降

D. 肺肾阴虚，虚火上炎

E. 胃阴不足，虚火灼肺

8. 清燥救肺汤中用量最大的药物是（　　）

A. 石膏

B. 麦冬

C. 人参

D. 阿胶

E. 桑叶

9. 麦门冬汤、炙甘草汤、旋覆代赭汤三方含有的相同药物是（　　）

A. 麦冬、大枣、人参

B. 大枣、人参、甘草

C. 人参、甘草、半夏

D. 半夏、甘草、桂枝

E. 甘草、桂枝、生姜

10. 治疗外感温燥证，下列方中宜首选（　　）

A. 麻黄汤

B. 桂枝汤

C. 桑杏汤

D. 桑菊饮

E. 杏苏散

11. 增液汤的药物组成是（　　）

A. 人参、麦冬、生地

B. 玄参、麦冬、生地

C. 人参、天冬、生地

D. 沙参、麦冬、生地

E. 人参、麦冬、熟地

12. 下列药物不属于清燥救肺汤组成的是（　　）

A. 桑叶、石膏

B. 杏仁、胡麻仁

C. 人参、甘草

D. 薄荷、桔梗

E. 阿胶、麦冬、枇杷叶

13. 具有增液润燥功用的方剂是（　　）

A. 黄龙汤

B. 疏凿饮子

C. 败毒散

D. 五仁丸

E. 增液汤

14. 症见头微痛，恶寒无汗，咳嗽稀痰，鼻塞咽干，苔白脉弦。治当首选（　　）

A. 麻黄汤

B. 桂枝汤

C. 参苏饮

D. 杏苏散

E. 桑杏汤

15. 下列不属于清燥救肺汤主治证候的是（　　）

A. 胸膈满闷，口渴

B. 恶寒无汗

C. 咽喉干燥，鼻燥

D. 头痛身热

E. 干咳无痰，气逆而喘

16. 下列药物为麦门冬汤组成部分的是（　　）

A. 人参、生姜、甘草、大枣

B. 人参、干姜、甘草、大枣

C. 人参、生姜、甘草、粳米

D. 人参、干姜、甘草、粳米

E. 人参、大枣、甘草、粳米

17. 清燥救肺汤与桑杏汤方中共有的药物是（　　）

A. 杏仁、桑叶

B. 桔梗、枳壳

C. 沙参、麦冬

D. 杏仁、桔梗

E. 杏仁、枇杷叶

18. 增液汤主治津亏便秘证，用量宜（　　）

A. 轻用

B. 重用

C. 适中

D. 视病情而定

E. 可轻、可重

19. 外感凉燥，治宜选用（　　）

A. 杏苏散

B. 桑杏汤

C. 清燥救肺汤

D. 麦门冬汤

E. 香苏散

20. 外感温燥，肺津受灼之轻证，治宜选用（　　）

A. 杏苏散

B. 桑杏汤

C. 清燥救肺汤

D. 麦门冬汤

E. 桑菊饮

21. 温燥伤肺，气阴两伤证，治宜选用（　　）

A. 杏苏散

B. 养阴清肺汤

C. 清燥救肺汤

D. 麦门冬汤

E. 百合固金汤

（二）B1 型题

A. 杏苏散

B. 桑杏汤

C. 清燥救肺汤

D. 麦门冬汤

E. 桑菊饮

1. 主治凉燥的代表方是（　　）

2. 主治温燥伤肺轻证的常用方是（　　）

A. 风热袭表证

B. 外感风寒证

C. 外感凉燥证

D. 虚热肺痿

E. 温燥伤肺，气阴两伤证

3. 杏苏散主治（　　）

4. 清燥救肺汤主治（　　）

A. 石膏

B. 桑叶

C. 生地

D. 玄参

E. 麦冬

5. 清燥救肺汤的君药是（　　）

6. 养阴清肺汤的君药是（　　）

（三）X 型题

1. 杏苏散组成中含有的药物是（　　）

A. 前胡

B. 桑叶

C. 桔梗

D. 枳壳

E. 柴胡

2. 桑杏汤组成中含有的药物是（　　）

A. 陈皮

B. 半夏

C. 贝母

D. 栀子

E. 桑叶

3. 麦门冬汤组成中含有的药物是（　　）

A. 陈皮

B. 半夏

C. 人参

D. 甘草

E. 生姜

4. 清燥救肺汤组成中含有的药物是（　　）

A. 桑叶

B. 石膏

C. 人参

D. 阿胶

E. 杏仁

5. 百合固金汤组成中含有的药物是（　　）

A. 麦冬

B. 半夏

180

C. 玄参

D. 芍药

E. 当归

6. 增液汤的辨证要点有(　　)

A. 便秘

B. 口渴

C. 口不渴

D. 舌质淡

E. 脉细数或沉而无力

7. 麦门冬汤主治病证包括有(　　)

A. 肺热咳嗽

B. 虚热肺痿

C. 肝阴不足

D. 胃阴不足

E. 肝肾不足

三、改错题

1. 杏苏散的功用是轻宣温燥,理肺化痰。

2. 清燥救肺汤和桑杏汤相同的药物是杏仁、桔梗。

3. 清燥救肺汤的君药是石膏。

4. 增液汤由人参、麦冬、生地组成。

四、简答题

1. 何谓治燥剂?

2. 外燥与内燥在治法上有何不同?

3. 杏苏散主治何证?辨证要点有哪些?

4. 桑杏汤主治何证?辨证要点有哪些?

5. 清燥救肺汤主治何证?辨证要点有哪些?

6. 增液汤主治何证?辨证要点有哪些?

7. 清燥救肺汤中石膏、麦冬用量为何少于桑叶?

8. 清燥救肺汤为何用甘温之人参?

9. 麦门冬汤为何用辛苦而温之半夏?

五、问答题

1. 杏苏散与桑杏汤轻宣外燥有何不同?

2. 桑杏汤与清燥救肺汤治疗温燥伤肺证有何不同?

3.《金匮要略》用麦门冬汤主治何种病证?其配伍特点是什么?

六、分析题

(一) 病案分析题

要求:分析下列病例,作出中医证的诊断,拟定治法,开出处方,并分析方义。

1. 患者,男,52岁。咽部不适月余,口干咽燥,时而呃逆,咳吐涎沫,舌红少苔,脉虚数。

2. 患者,女,36岁。时值秋日,身热,体温38.5℃,头痛,口渴,咽干,鼻燥,干咳无痰,神疲乏力,胸满胁痛,舌干少苔,脉虚大而数。

(二) 处方分析题

要求:简要分析下列方剂的方义,并说明其功用、主治病证及其证候。

1. 生地12g　麦冬9g　生甘草3g　玄参9g　贝母5g　丹皮5g　薄荷3g　白芍5g　射干9g　马勃6g　水煎服

2. 百合12g　熟地9g　生地9g　当归9g　白芍6g　甘草3g　玄参6g　贝母6g　麦冬9g　白茅根9g　白及6g　水煎服

参考答案

一、填空题

1. 外燥　内燥　感受秋令燥邪　脏腑津亏液耗

2. 轻宣外燥　滋阴润燥

3. 外感凉燥　外感温燥

4. 清燥润肺　养阴益气　温燥伤肺气阴两伤

5. 麦门冬汤

6. 增液汤

7. 人参　半夏　甘草

8. 滋养肺肾　止咳化痰

二、选择题

（一）A1 型题

1. A。答案分析：清燥救肺汤中重用桑叶，质轻性寒，清透肺中燥热之邪，故为君药。

2. E。答案分析：此为白喉，属阴虚燥热证。治宜养阴清肺，解毒利咽。故方选养阴清肺汤。

3. D。答案分析：此为虚热肺痿，治宜清养肺胃、降逆下气，故方选麦门冬汤。

4. B。答案分析：此为温燥伤肺，气阴两伤证。治宜清燥润肺、养阴益气，故方选清燥救肺汤。

5. C。答案分析："燥淫于内，治以苦温，佐以甘辛"是治疗外感凉燥证的立法依据，故方选杏苏散。

6. D。答案分析：杏苏散由清宣凉燥的苏叶，化痰止咳的杏仁、前胡、半夏、陈皮、茯苓、桔梗等组成。故以轻宣凉燥，理肺化痰为其功用。

7. A。答案分析：清燥救肺汤功能清燥润肺，养阴益气。故其病机乃温燥伤肺，气阴两伤。

8. E。答案分析：方中桑叶质轻性寒，清透肺中燥热之邪，且为君药，用量最大。

9. B。答案分析：麦门冬汤由麦冬、半夏、人参、甘草、粳米、大枣组成；炙甘草汤由炙甘草、生姜、人参、生地黄、桂枝、阿胶、麦冬、麻仁、大枣组成；旋覆代赭汤由旋覆花、人参、生姜、代赭石、甘草、半夏、大枣组成。三方药物组成中均有大枣、甘草、人参，故选之。

10. C。答案分析：治疗外感温燥，治宜轻宣温燥，润肺止咳，故方宜首选桑杏汤。

11. B。答案分析：增液汤由玄参、麦冬、生地组成。

12. D。答案分析：清燥救肺汤由桑叶、石膏、人参、甘草、麻仁、阿胶、麦冬、杏仁、枇杷叶组成。

13. E。答案分析：增液汤由养阴之玄参、麦冬、生地组成，故有增液润燥之功。

14. D。答案分析：此为外感凉燥证，故首选杏苏散。

15. B。答案分析：清燥救肺汤主治温燥伤肺，气阴两伤证。症见头痛身热，干咳无痰，气逆而喘，咽喉干燥，口渴鼻燥，胸膈满闷，舌干少苔，脉虚大而数，并无恶寒无汗症。

16. E。答案分析：麦门冬汤组成中不含姜，宜选人参、大枣、甘草、粳米。

17. A。答案分析：清燥救肺汤由桑叶、石膏、人参、甘草、麻仁、阿胶、麦冬、杏仁、枇杷叶组成；桑杏汤由桑叶、杏仁、沙参、象贝、香豉、栀子、梨皮组成。两方组成均有杏仁、桑叶。

18. B。答案分析：增液汤组方咸寒苦甘同用，旨在增水行舟，非属攻下，欲使其通便，必须重用。

19. A。答案分析：杏苏散功能清宣凉燥、理肺化痰，主治外感凉燥，故选之。

20. B。答案分析：桑杏汤功能清宣温燥、润肺止咳，主治外感温燥，故选之。

21. C。答案分析：治宜清燥润肺、养阴益气，故方选清燥救肺汤。

（二）B1 型题

1. A。答案分析：杏苏散功能清宣凉燥、理肺化痰，为治疗外感凉燥证的代表方。

2. B。答案分析：桑杏汤功能清宣温燥、润肺止咳，为治疗温燥伤肺轻证的常用方。

3. C。答案分析：杏苏散具有轻宣凉

燥、理肺化痰功用，主治外感凉燥。

4. E。答案分析：清燥救肺汤具有清燥润肺、养阴益气功用，主治温燥伤肺。

5. B。答案分析：清燥救肺汤重用桑叶质轻性寒，清透肺中燥热之邪，故为君药。

6. C。答案分析：养阴清肺汤主治白喉，具有养阴清肺、解毒利咽功用，方中重用生地黄养阴清热为君。

（三）X 型题

1. ACD。答案分析：杏苏散的组成是苏叶、杏仁、半夏、茯苓、橘皮、前胡、桔梗、枳壳、甘草、生姜、大枣。

2. CDE。答案分析：桑杏汤的组成是桑叶、杏仁、沙参、贝母、香豉、栀子、梨皮。

3. BCD。答案分析：麦门冬汤的组成是麦门冬、半夏、人参、甘草、粳米、大枣。

4. ABCDE。答案分析：清燥救肺汤的组成是桑叶、石膏、人参、甘草、胡麻仁、阿胶、麦门冬、杏仁、枇杷叶。

5. ACDE。答案分析：百合固金汤的组成是百合、熟地、生地、当归、白芍、甘草、桔梗、玄参、贝母、麦冬。

6. ABE。答案分析：增液汤临床应用以便秘，口渴，舌干红，脉细数或沉而无力为辨证要点。

7. BD。答案分析：麦门冬汤的主治病证有二：一为虚热肺痿，一为胃阴不足。

三、改错题

1. "温燥"改为"凉燥"。答案分析：杏苏散主治凉燥，其功用当为轻宣凉燥、理肺化痰。

2. "桔梗"改为"桑叶"。答案分析：清燥救肺汤和桑杏汤二方相同的药物是杏仁、桑叶。

3. "石膏"改为"桑叶"。答案分析：清燥救肺汤重用桑叶质轻性寒，善于清透肺中燥热之邪，为君药。

4. "人参"改为"玄参"。答案分析：增液汤由生地、玄参、麦冬组成。

四、简答题

1. 凡以轻宣辛散或甘凉滋润的药物为主组成，具有轻宣外燥或滋阴润燥等作用，用以治疗燥证的方剂，统称治燥剂。

2. 燥证有外燥与内燥之分。外燥指感受秋令燥邪所致的病证，内燥是属于脏腑津亏液耗所致的病证。在治法上，外燥宜轻宣，内燥宜滋润。

3. 杏苏散主治外感凉燥证。临床运用以恶寒无汗，咳嗽痰稀，咽干，苔白，脉弦为辨证要点。

4. 桑杏汤主治外感温燥证。临床运用以身热不甚，干咳无痰，或痰少而粘，右脉数大为辨证要点。

5. 清燥救肺汤主治温燥伤肺重证。临床运用以身热，干咳无痰，气逆而喘，舌红少苔，脉虚大而数为辨证要点。

6. 增液汤主治阳明温病，津亏秘结证。临床运用以便秘，口渴，舌干红，脉细数或沉而无力为辨证要点。

7. 清燥救肺汤主治温燥伤肺，气阴两伤证。治当清宣润肺与养阴益气兼顾，辛香、苦寒之品慎用，以免更加伤阴耗气。方中重用质轻性寒，善于清透肺中燥热之邪的桑叶为君；轻用沉寒之石膏、滋润之麦冬清泄肺热，养阴润肺为臣。

8. 清燥救肺汤主治温燥伤肺、气阴两伤证。"损其肺者，益其气"，而脾胃为肺之母，故用人参补肺脾之气而生津液。

9. 麦门冬汤主治虚热肺痿，或胃阴不足证。由于肺胃阴虚，痰涎不化，肺胃气逆而出现诸症。方中重用麦门冬甘寒清润，养阴生津，滋液润燥；佐以少量半夏降逆下气，化其痰涎，虽属辛温之性，但与大量麦门冬配伍，则其燥性减而降逆之性存，独取其善降肺胃虚逆之气，且又使麦门冬滋而不腻，相反相成。

五、问答题

1. 杏苏散与桑杏汤均可轻宣外燥，用治外燥咳嗽。但杏苏散所治系外感凉燥证，凉燥外束，津液不布，故以杏仁与苏叶为君，配以宣肺化痰之品，所谓苦温甘辛法，意在轻宣凉燥，宣肺化痰，必使肺气宣畅，则津液布散，肺燥自解。桑杏汤所主系外感温燥证，温燥外袭，肺津受灼，故以杏仁与桑叶为君，配伍清热润燥，止咳生津之品，所谓辛凉甘润法，意在轻宣温燥，凉润肺金，必使燥热清而津液复，其症方除。

2. 桑杏汤与清燥救肺汤同治温燥伤肺，但邪气有深浅，病证有轻重。桑杏汤证属温燥伤肺，肺津受灼之轻证，症见身热不甚、干咳少痰、右脉数大；清燥救肺汤证为燥热甚而气阴两伤之重证，症见身热、干咳无痰、气逆而喘、胸膈满闷、脉虚大而数。故桑杏汤以清宣温燥为主，兼以润肺；清燥救肺汤以清肺燥与养气阴并进，其养阴润肺作用较强。

3.《金匮要略》用麦门冬汤治疗虚热肺痿，症见咳嗽气喘、咽喉不利、咳痰不爽、或咳唾涎沫、口干咽燥、手足心热、舌红少苔、脉虚数。治当清养肺胃，降逆下气。方中重用麦门冬，辅以人参、甘草、粳米、大枣，佐以少量半夏降逆下气。其配伍特点有二：一是体现"培土生金"法；二是于大量甘润剂中少佐辛燥之品，主从有序，润燥得宜，使滋而不腻，燥不伤津。

六、分析题

（一）病案分析题

1. 辨证：虚热肺痿。

治法：清养肺胃，降逆下气。

处方：麦门冬汤。

麦门冬30g　半夏10g　人参9g　甘草6g　粳米5g　大枣2枚　水煎服

方义分析：方中重用麦冬为君，甘寒清润，既养肺胃之阴，又清肺胃虚热。人参益气生津为臣。佐以甘草、粳米、大枣益气养胃，合人参益胃生津，胃津充足，自能上归于肺，此正"培土生金"之法。肺胃阴虚，虚火上炎，不仅气机逆上，而且进一步灼津为痰，故又佐以少量半夏降逆下气，化其痰涎，虽属辛温之品，但用量轻，与大量麦门冬配伍，则其燥性减而降逆之性存，且能开胃行津以润肺，又使麦门冬滋而不腻，相反相成。甘草并能润肺利咽，调和诸药，兼作使药。

2. 辨证：温燥伤肺，气阴两伤。

治法：清燥润肺，养阴益气。

处方：清燥救肺汤。

桑叶9g　石膏12g　麦冬10g　党参10g　胡麻仁6g　阿胶6g　杏仁9g　枇杷叶6g　甘草3g　水煎服

方义分析：方以桑叶轻宣肺燥，透邪于外，为君。石膏清泄肺热，麦冬滋养肺阴，为臣药。人参、甘草益气生津；麻仁、阿胶养阴润肺；杏仁、枇杷叶宣降肺气，为佐药。甘草能调和药性，为使药。九药合用，温燥得消，气阴得补，则诸症自愈。

（二）处方分析题

1. 本方系养阴清肺汤加射干、马勃。方中重用生地甘寒入肾，养阴清热，为君药。玄参养阴生津，泻火解毒，善利咽喉；麦冬养阴清肺，共为臣药。佐以丹皮清热凉血，散瘀消肿；白芍益阴养血；贝母清热润肺，化痰散结；少量薄荷辛凉而散，疏表利咽。生甘草泻火解毒利咽，并调和诸药，以为佐使。加射干、马勃则解毒利咽之力增。诸药配伍，共奏养阴清肺、解毒利咽之功。主治白喉，或咽痛属阴虚燥热证。症见喉间起白如腐，不易拭去，并逐渐扩展，咽喉肿痛，初起或发热或不发热，鼻干唇燥，或咳或不咳，呼吸有声，似喘非喘，脉数无力或细数。

2. 本方为百合固金汤减桔梗，加白及、白茅根而成。方中百合甘苦微寒，滋阴清热，润肺止咳；生地、熟地并用，既能滋阴养血，又能清热凉血，共为君药。麦冬甘寒，协百合以滋阴清热，润肺止咳；玄参咸寒，助二地滋阴壮水，以清虚火，兼利咽喉，共为臣药。当归治咳逆上气，伍白芍以养血和血；贝母清热润肺，化痰止咳，俱为佐使药。生甘草清泄肺热，调和诸药，为使药。加白及、白茅根凉血止血。全方具有滋养肺肾，止咳化痰，兼凉血止血之功。主治肺肾阴亏，虚火上炎，热伤血络证。症见咳嗽气喘，痰中带血，咽喉燥痛，头晕目眩，午后潮热，舌红少苔，脉细数。

第十五章 祛湿剂

习题

一、填空题

1. 凡以祛湿药物为主组成，具有_____、_____作用，治疗水湿为病的一类方剂，统称为祛湿剂。

2. 祛湿剂属八法中之_____法。

3. 祛湿剂中常配伍理气之品，以求_____。

4. 祛湿剂多由_____或_____之药组成，易于耗伤阴津。故素体阴虚津亏，病后体弱，以及孕妇，均应慎用。

5. 平胃散以_____为君，其作用为_____。

6. 平胃散是治疗_____证的基础方，其辨证要点为_____、_____。

7. 藿香正气散中配伍桔梗，取其宣肺利膈，既益_____，又助_____。

8. 茵陈蒿汤的功用是_____。

9. 临床应用茵陈蒿汤的辨证要点为_____、_____、_____、_____。

10. 八正散与导赤散共有的药物是_____、_____。

11. 甘露消毒丹主治证的病机是_____，_____。

12. 连朴饮中用量最重的药物是_____，其作用是_____，_____，_____。

13. 当归拈痛汤的功用是_____，_____。

14. 当归拈痛汤中配伍益气养血滋阴之品，其作用是_____，_____。

15. 二妙散的组成是_____、_____。

16. 五苓散以_____为君，作用为_____。

17. 猪苓汤五药合方，其功用以_____为主，_____为辅。

18. 防己黄芪汤主治_____证。

19. 苓桂术甘汤的功用是_____，_____。

20. 真武汤主治证的病机为_____，_____。

21. 实脾散主治_____。

22. 萆薢分清散的功用是_____、_____，主治_____之膏淋、白浊。

23. 羌活胜湿汤重用_____、_____为君，作用为_____，_____。

24. 独活寄生汤中能补益肝肾，强壮筋骨的药物是_____、_____、_____。

25. 当归拈痛汤与独活寄生汤均可治疗痹证，但后者的病机应属_____，_____。

二、选择题

（一）A1 型题

1. 平胃散主治证的病机是（　　）

　A. 湿滞脾胃

　B. 湿热中阻

　C. 外寒内湿

　D. 脾虚失运

　E. 湿热下注

2. 平胃散中长于行气除满，且可化湿的药物是（　　）

　A. 厚朴

　B. 苍术

　C. 陈皮

186

D. 茯苓

E. 半夏

3. 治疗湿滞脾胃证的基础方是( )

　　A. 藿香正气散

　　B. 平胃散

　　C. 香砂六君子汤

　　D. 厚朴温中汤

　　E. 三仁汤

4. 患者脘腹胀满，不思饮食，恶心呕吐，嗳气吞酸，肢体沉重，怠惰嗜卧，舌苔白腻而厚，脉缓。治宜首选( )

　　A. 藿香正气散

　　B. 保和丸

　　C. 枳实导滞丸

　　D. 健脾丸

　　E. 平胃散

5. 患者上吐下泻，恶寒发热，头痛，脘腹疼痛，舌苔白腻。治宜首选( )

　　A. 平胃散

　　B. 藿香正气散

　　C. 三仁汤

　　D. 连朴饮

　　E. 小青龙汤

6. 藿香正气散主治证的病机是( )

　　A. 外感风寒，内有痰饮

　　B. 外感暑热，内有湿滞

　　C. 外感风寒，内伤湿滞

　　D. 脾虚食停，生湿化热

　　E. 脾虚停湿，郁而化热

7. 平胃散与藿香正气散共有的药物是( )

　　A. 苍术、白术、甘草

　　B. 厚朴、陈皮、藿香

　　C. 白术、茯苓、甘草

　　D. 陈皮、厚朴、甘草

　　E. 苍术、厚朴、甘草

8. 藿香正气散中具有表里同治，辟秽止呕作用的药物是( )

A. 陈皮

B. 白术

C. 桔梗

D. 藿香

E. 半夏

9. 治疗湿热黄疸的常用方是( )

　　A. 茵陈四逆汤

　　B. 甘露消毒丹

　　C. 茵陈蒿汤

　　D. 当归拈痛汤

　　E. 导赤散

10. 茵陈蒿汤中用大黄的作用是( )

　　A. 泻热攻积，导积滞下行

　　B. 泻热逐瘀，导瘀热下行

　　C. 清热泻火，导火热下行

　　D. 活血祛瘀，导蓄血下行

　　E. 泻下攻积，清热解毒

11. 茵陈蒿汤的功用是( )

　　A. 清热燥湿退黄

　　B. 清热泻火退黄

　　C. 清热解毒退黄

　　D. 清热利水通淋

　　E. 清热利湿退黄

12. 茵陈蒿汤主治证的病机是( )

　　A. 湿热阻遏中焦

　　B. 痰湿阻滞中焦

　　C. 湿热郁蒸经络

　　D. 湿热流注下焦

　　E. 寒湿困阻中焦

13. 八正散中大黄的作用是( )

　　A. 泄热降火

　　B. 泻热通便

　　C. 清热解毒

　　D. 清热散瘀

　　E. 泻下湿热

14. 八正散与小蓟饮子组成中均含有的药物是( )

　　A. 木通、小蓟

B. 生地、滑石

C. 木通、滑石

D. 竹叶、甘草

E. 栀子、大黄

15. 八正散中栀子的作用是(　　)

A. 清热泻火

B. 泻火除烦

C. 清利湿热

D. 清热凉血

E. 清热解毒

16. 八正散组成中包含下列哪首方剂(　　)

A. 导赤散

B. 小蓟饮子

C. 六一散

D. 二妙散

E. 五苓散

17. 患者尿频尿急，溺时涩痛，淋沥不畅，尿色浑赤，小腹急满，口燥咽干，舌苔黄腻，脉滑数。治宜首选(　　)

A. 导赤散

B. 小蓟饮子

C. 八正散

D. 桑螵蛸散

E. 萆薢分清饮

18. 三仁汤中有"宣上、畅中、渗下"作用的代表药物是(　　)

A. 杏仁、半夏、滑石

B. 杏仁、厚朴、通草

C. 杏仁、白蔻仁、竹叶

D. 杏仁、白蔻仁、薏苡仁

E. 杏仁、半夏、通草

19. 三仁汤的功用是(　　)

A. 宣畅气机，清热解毒

B. 宣畅气机，清利湿热

C. 利湿化浊，清热解毒

D. 清热化湿，理气和中

E. 利湿化浊，利水通淋

20. 三仁汤主治证属于(　　)

A. 湿重于热

B. 热重于湿

C. 湿热并重

D. 湿热蕴毒

E. 湿浊中阻

21. 患者头痛恶寒，身重疼痛，面色淡黄，胸闷不饥，午后身热，苔白不渴，脉弦细而濡。治宜首选(　　)

A. 甘露消毒丹

B. 连朴饮

C. 藿香正气散

D. 三仁汤

E. 九味羌活汤

22. 三仁汤中配伍杏仁的意义是(　　)

A. 宣利上焦肺气

B. 宣肺止咳平喘

C. 宣肺以解表邪

D. 降气平喘化痰

E. 润肠通便

23. 被王士雄誉为"治湿温时疫之主方"的方剂是(　　)

A. 茵陈蒿汤

B. 八正散

C. 三仁汤

D. 甘露消毒丹

E. 连朴饮

24. 平胃散、三仁汤两方组成中共有的药物是(　　)

A. 茯苓

B. 陈皮

C. 厚朴

D. 甘草

E. 白蔻仁

25. 具有"利湿化浊，清热解毒"功用的方剂是(　　)

A. 六一散

B. 桂苓甘露饮

C. 三仁汤

D. 连朴饮

E. 甘露消毒丹

26. 甘露消毒丹主治证的病机是(　　)

A. 湿重热轻

B. 湿热并重

C. 湿轻热重

D. 湿热秽浊

E. 湿热中阻

27. 甘露消毒丹中用作君药的一组药物是(　　)

A. 滑石、木通、茵陈

B. 菖蒲、白豆蔻、藿香

C. 滑石、茵陈、黄芩

D. 射干、贝母、薄荷

E. 黄芩、连翘、射干

28. 三仁汤与甘露消毒丹均治湿温，但后者的功用特点是(　　)

A. 利湿之力大于清热

B. 清热利湿并重

C. 清热之力大于利湿

D. 利湿之中兼可解表

E. 清热之中又可攻下

29. 甘露消毒丹、八正散、蒿芩清胆汤组成中均含有的药物是(　　)

A. 木通

B. 薏苡仁

C. 滑石

D. 栀子

E. 车前子

30. 患者上吐下泻，胸脘痞闷，心烦躁扰，小便短赤，舌苔黄腻，脉滑数。治宜首选(　　)

A. 藿香正气散

B. 五苓散

C. 甘露消毒丹

D. 连朴饮

E. 三仁汤

31. 当归拈痛汤中的君药是(　　)

A. 当归、羌活

B. 白术、苍术

C. 羌活、茵陈

D. 羌活、防风

E. 升麻、葛根

32. 风湿热痹证，治宜首选(　　)

A. 九味羌活汤

B. 当归拈痛汤

C. 独活寄生汤

D. 川芎茶调散

E. 羌活胜湿汤

33. 既治痹证，又治脚气的方剂是(　　)

A. 大秦艽汤

B. 独活寄生汤

C. 当归拈痛汤

D. 九味羌活汤

E. 消风散

34. 外能发散风湿，内能利湿清热的方剂是(　　)

A. 当归拈痛汤

B. 九味羌活汤

C. 独活寄生汤

D. 藿香正气散

E. 连朴饮

35. 二妙散的功用是(　　)

A. 燥湿运脾

B. 清热解毒

C. 清热燥湿

D. 清热泻火

E. 清热利湿

36. 二妙散的主治证的病机是(　　)

A. 湿热熏蒸

B. 湿热中阻

C. 湿热挟毒

D. 湿热下注

E. 湿热兼暑

37. 五苓散中桂枝的作用是(　　)
　　A. 发汗解表
　　B. 温经通脉
　　C. 调和营卫
　　D. 温阳化气,解表散邪
　　E. 温心阳,通心脉

38. 五苓散主治证的病机是(　　)
　　A. 下焦虚寒,湿浊不化
　　B. 中阳不足,饮停心下
　　C. 太阳经腑同病,水蓄膀胱
　　D. 脾肾阳虚,水气内停
　　E. 湿滞脾胃

39. 五苓散的功用是(　　)
　　A. 利水渗湿,通淋泄浊
　　B. 利水渗湿,清热养阴
　　C. 利水渗湿,温阳化气
　　D. 清热利湿,行气消肿
　　E. 健脾利水,益气祛风

40. 猪苓汤的功用是(　　)
　　A. 清热解毒养阴
　　B. 利水清热养阴
　　C. 利水通淋消肿
　　D. 利水渗湿止泻
　　E. 利水温阳化气

41. 猪苓汤中阿胶的作用是(　　)
　　A. 润燥滋阴
　　B. 补血止血
　　C. 补血调经
　　D. 滋阴利水
　　E. 润燥活血

42. 猪苓汤主治证的病机是(　　)
　　A. 痰热互结,内阻中脘
　　B. 表邪未解,内传膀胱
　　C. 水热互结,热伤阴津
　　D. 脾虚湿盛,水溢肌肤
　　E. 气化失常,经腑同病

43. 兼有养阴功用方剂是(　　)
　　A. 五苓散

　　B. 苓桂术甘汤
　　C. 猪苓汤
　　D. 藿香正气散
　　E. 二妙散

44. 具有益气祛风,健脾利水功用的方剂是(　　)
　　A. 藿香正气散
　　B. 五苓散
　　C. 防己黄芪汤
　　D. 三仁汤
　　E. 当归拈痛汤

45. 防己黄芪汤中配伍黄芪的作用是(　　)
　　A. 补中益气
　　B. 益气升阳
　　C. 益气固表,兼以利水
　　D. 补气生血
　　E. 补气固表止汗

46. 病人小便不利,头痛微热,烦渴欲饮,甚则水入即吐,苔白脉浮。治宜首选(　　)
　　A. 三仁汤
　　B. 藿香正气散
　　C. 猪苓汤
　　D. 防己黄芪汤
　　E. 五苓散

47. 五苓散、猪苓汤组成中均含有的药物是(　　)
　　A. 桂枝
　　B. 猪苓
　　C. 茯苓
　　D. 白术
　　E. 泽泻

48. 具有温阳健脾,行气利水功用的方剂是(　　)
　　A. 真武汤
　　B. 五苓散
　　C. 苓桂术甘汤

D. 实脾散

E. 参苓白术散

49. 既治风水，又治风湿的方剂是（   ）

A. 独活寄生汤

B. 大秦艽汤

C. 消风散

D. 小活络丹

E. 防己黄芪汤

50. 体现"病痰饮者当以温药和之"之旨的方剂是（   ）

A. 大青龙汤

B. 苓桂术甘汤

C. 真武汤

D. 甘草干姜茯苓白术汤

E. 苏子降气汤

51. 苓桂术甘汤主治证的病机是（   ）

A. 脾虚湿盛，水溢肌肤

B. 脾肾阳虚，水气内停

C. 脾气虚弱，痰湿阻肺

D. 中阳不足，饮停心下

E. 水热互结，小便不利

52. 症见胸胁支满，目眩心悸，短气而咳，舌苔白滑。治宜首选（   ）

A. 五苓散

B. 五皮散

C. 真武汤

D. 二陈汤

E. 苓桂术甘汤

53. 苓桂术甘汤与五苓散均具有的功用有（   ）

A. 温阳

B. 清热

C. 燥湿

D. 解表

E. 平冲

54. 苓桂术甘汤中的君药是（   ）

A. 茯苓

B. 桂枝

C. 白术

D. 甘草

E. 茯苓、桂枝

55. 苓桂术甘汤中茯苓的主要作用是（   ）

A. 利水退肿

B. 宁心安神

C. 健脾利湿化饮

D. 健脾止泻

E. 健脾补中

56. 下列方剂组成中有生姜的方剂是（   ）

A. 生化汤

B. 理中丸

C. 四逆汤

D. 桃花汤

E. 真武汤

57. 真武汤的功用是（   ）

A. 温阳利水

B. 益气固表

C. 解表散寒

D. 行气利湿

E. 健脾化饮

58. 真武汤的辨证要点是（   ）

A. 腰腿酸软，小便清长，舌淡而胖，尺脉沉微

B. 四肢沉重或浮肿，小便不利，脉浮

C. 小便不利，肢体沉重或浮肿，舌质淡胖，苔白脉沉

D. 身半以下肿甚，胸腹胀满，舌淡苔腻，脉沉迟

E. 一身悉肿，心腹胀满，小便不利

59. 真武汤的君药是（   ）

A. 茯苓

B. 芍药

C. 白术

D. 生姜

E. 炮附子

60. 五苓散、猪苓汤、实脾散组成中均含有的药物是（　　）

    A. 白术

    B. 茯苓

    C. 猪苓

    D. 泽泻

    E. 甘草

61. 患者身半以下肿甚，手足不温，口中不渴，胸腹胀满，大便溏薄，舌苔白腻，脉沉弦。治宜首选（　　）

    A. 五苓散

    B. 五皮散

    C. 四逆汤

    D. 实脾散

    E. 附子汤

62. 实脾散的君药是（　　）

    A. 附子

    B. 干姜

    C. 附子、干姜

    D. 白术、茯苓

    E. 木香、槟榔

63. 实脾散与真武汤组成中均含有的药物有（　　）

    A. 附子、茯苓、白术

    B. 甘草、干姜、茯苓

    C. 芍药、生姜、白术

    D. 木香、茯苓、甘草

    E. 茯苓、白术、木瓜

64. 萆薢分清散的功用是（　　）

    A. 温补脾肾，利水消肿

    B. 温肾助阳，行气利水

    C. 温暖下元，壮阳缩尿

    D. 温肾利湿，分清化浊

    E. 温肾助阳，渗湿止泻

65. 《杨氏家藏方》之萆薢分清散主治证的病机是（　　）

    A. 湿热未清，清浊不分

    B. 脾肾两伤，固摄无权

    C. 下焦虚寒，湿浊不化

    D. 肾阴亏损，虚火伤络

    E. 湿热蕴结，膀胱气化不利

66. 羌活胜湿汤与九味羌活汤组成中均含有的药物是（　　）

    A. 羌活、独活

    B. 羌活、藁本

    C. 羌活、蔓荆子

    D. 防风、川芎

    E. 黄芩、川芎

67. 患者肩背痛，不可回顾，头痛身重，或腰脊疼痛，难以转侧，苔白脉浮。治宜首选（　　）

    A. 羌活胜湿汤

    B. 九味羌活汤

    C. 独活寄生汤

    D. 当归拈痛汤

    E. 大秦艽汤

68. 具有祛风湿，止痹痛，益肝肾，补气血功用的方剂是（　　）

    A. 小活络丹

    B. 大秦艽汤

    C. 独活寄生汤

    D. 羌活胜湿汤

    E. 九味羌活汤

69. 羌活胜湿汤、大秦艽汤、独活寄生汤组成中均含有的药物是（　　）

    A. 羌活

    B. 独活

    C. 秦艽

    D. 干地黄

    E. 当归

70. 独活寄生汤组成中包含有下列哪首方剂的组成药物（　　）

    A. 羌活胜湿汤

    B. 九味羌活汤

    C. 大秦艽汤

D. 四君子汤

E. 四物汤

71. 组成中含有白术、苍术的方剂有
（　　）

A. 平胃散

B. 二妙散

C. 当归拈痛汤

D. 藿香正气散

E. 参苓白术散

（二）B1 型题

A. 当归拈痛汤

B. 藿香正气散

C. 连朴饮

D. 清暑益气汤

E. 平胃散

1. 治疗外感风寒，内伤湿滞之霍乱吐
泻，宜选用（　　）

2. 治疗湿热霍乱吐泻，宜选用（　　）

3. 治疗湿滞脾胃，脘腹胀满，舌苔厚
腻。宜选用（　　）

A. 祛风湿，止痹痛，益肝肾，补气血

B. 祛风胜湿止痛

C. 利湿清热，疏风止痛

D. 祛风清热，养血活血

E. 祛风除湿，化痰通络，活血止痛

4. 当归拈痛汤的功用是（　　）

5. 独活寄生汤的功用是（　　）

A. 萆薢分清散

B. 平胃散

C. 茵陈蒿汤

D. 藿香正气散

E. 八正散

6. 治疗湿热黄疸的常用方剂是（　　）

7. 治疗湿热淋证的常用方剂是（　　）

A. 下焦虚寒，湿浊不化

B. 中阳不足，饮停心下

C. 太阳经腑同病，水蓄膀胱

D. 脾肾阳虚，水气内停

E. 脾肾阳虚，水气内停，气机不畅

8. 五苓散主治证的病机是（　　）

9. 苓桂术甘汤主治证的病机是（　　）

A. 八正散

B. 防己黄芪汤

C. 五皮散

D. 萆薢分清散

E. 猪苓汤

10. 组成中有泽泻的方剂是（　　）

11. 组成中有白术的方剂是（　　）

A. 温阳化饮，健脾利湿

B. 利水渗湿，温阳化气

C. 温肾利湿，分清化浊

D. 益气祛风，健脾利水

E. 温阳健脾，行气利水

12. 实脾散的功用是（　　）

13. 真武汤的功用是（　　）

A. 五苓散

B. 二妙散

C. 猪苓汤

D. 四苓散

E. 五皮散

14. 兼有养阴功用的方剂是（　　）

15. 兼有解表功用的方剂是（　　）

A. 连朴饮

B. 甘草干姜茯苓白术汤

C. 完带汤

D. 萆薢分清散

E. 桑螵蛸散

16. 虚寒白浊，治宜选用（　　）

17. 心肾两虚，尿如米泔，治宜选用
（　　）

（三）X 型题

1. 下列论述正确的有（　　）

A. 祛湿剂立法属八法中之下法

B. 祛湿剂多由芳香温燥或甘淡渗利
之品组成

C. 祛湿剂常配伍理气之品，使气化

则湿化

    D. 素体阴津亏虚之体宜慎用祛湿剂

    E. 祛湿剂以行气药为主组成

2. 平胃散的组成有(　　　)

    A. 苍术

    B. 白术

    C. 厚朴

    D. 半夏

    E. 陈皮

3. 关于平胃散的论述，正确的有(　　　)

    A. 平胃散为治疗湿滞脾胃的基础方

    B. 平胃散燥湿与行气并用，而以燥湿为主

    C. 平胃散由苍术、陈皮、半夏、甘草组成

    D. 临床应用平胃散以脘腹胀满，舌苔厚腻为辨证要点

    E. 平胃散以苍术、厚朴共为君药，意在燥湿行气并用

4. 藿香正气散的组成有(　　　)

    A. 藿香、白芷、紫苏

    B. 半夏、陈皮、甘草

    C. 苍术、茯苓、桔梗

    D. 厚朴、大腹皮

    E. 白术、桔梗、茯苓

5. 藿香正气散的配伍特点包括(　　　)

    A. 表里双解

    B. 辛开苦降

    C. 升清降浊

    D. 化湿辟秽

    E. 理气和中

6. 下列哪些方剂可治疗黄疸(　　　)

    A. 藿香正气散

    B. 四逆汤

    C. 茵陈蒿汤

    D. 栀子柏皮汤

    E. 茵陈四逆汤

7. 茵陈蒿汤的辨证要点是(　　　)

    A. 午后身热

    B. 身目俱黄，黄色鲜明

    C. 舌苔黄腻

    D. 胸闷不饥

    E. 脉沉数

8. 八正散组成中包含的药物有(　　　)

    A. 栀子、连翘

    B. 木通、滑石、萹蓄

    C. 泽泻、瞿麦

    D. 车前子、萹蓄

    E. 茯苓、猪苓

9. 甘露消毒丹的组成有(　　　)

    A. 滑石、黄芩、茵陈

    B. 菖蒲、贝母、木通

    C. 草豆蔻、苍术、木香

    D. 藿香、白蔻、连翘

    E. 薄荷、射干

10. 下列方剂组成中含有大黄的有(　　　)

    A. 茵陈蒿汤

    B. 八正散

    C. 复元活血汤

    D. 当归六黄汤

    E. 芍药汤

11. 下列方剂组成中同时含有茯苓、泽泻的有(　　　)

    A. 五苓散

    B. 八正散

    C. 猪苓汤

    D. 六味地黄丸

    E. 参苓白术散

12. 苓桂术甘汤的辨证要点是(　　　)

    A. 小便不利

    B. 泄泻

    C. 胸胁支满

    D. 目眩心悸

    E. 舌苔白滑

13. 真武汤中白芍的作用是（　　）
    A. 利小便以行水气
    B. 养血润燥
    C. 敛阴舒筋以解肌肉瞤动
    D. 柔肝以止腹痛
    E. 制约附子之温燥

14. 实脾散的辨证要点是（　　）
    A. 面目浮肿
    B. 腹痛身瞤动
    C. 身半以下肿甚
    D. 舌淡，脉沉迟
    E. 胸腹胀满

15. 具有温阳功用的方剂有（　　）
    A. 苓桂术甘汤
    B. 真武汤
    C. 猪苓汤
    D. 实脾散
    E. 五苓散

16. 独活寄生汤的功用是（　　）
    A. 祛风湿
    B. 止痹痛
    C. 益肝肾
    D. 清湿热
    E. 补气血

三、改错题

1. 湿属阴邪，其性重浊粘腻，最易阻碍气机，而气滞不行，又使湿邪不得运化，故祛湿剂中常配伍行气之品，以求气行则血行。

2. 平胃散的功用是燥湿运脾，消食和胃。

3. 茵陈蒿汤中大黄的作用是泻下攻积，荡涤肠胃邪热积滞。

4. 甘露消毒丹可治疗湿热留滞气分之证，其证夹有风热，故方中配伍疏散风热之品。

5. 三仁汤被王士雄誉为"治湿温时疫

之主方"。

6. 当归拈痛汤可治疗痹证，其病机为痹证日久，肝肾两虚，气血不足。

7. 五苓散主治中阳不足之痰饮。

8. 真武汤具有温阳利水之功，为治疗肝肾两虚，水饮内停的主要方剂。

9. 真武汤与实脾饮的病机均为脾肾阳虚，水气内停，但真武汤温脾之力胜于实脾饮。

10. 独活寄生汤的功用是祛风除湿，化痰通络，活血止痛。

四、简答题

1. 祛湿剂中为何常配伍温药？又为何常配伍行气之品？

2. 平胃散主治何证？临床表现有哪些？

3. 藿香正气散组方有何特点？方中配伍桔梗有何意义？

4. 简述大黄在茵陈蒿汤中的配伍意义。

5. 八正散的主治病证及临床表现是什么？

6. 三仁汤主治何证？其辨证要点是什么？

7. 甘露消毒丹主治何证？其辨证要点是什么？

8. 连朴饮中芦根用量有何特点？其作用是什么？

9. 五苓散的主治病证有哪些？其辨证要点是什么？

10. 五苓散中配伍桂枝的意义是什么？

11. 五苓散中"多饮暖水，汗出愈"的含义是什么？

12. 简述猪苓汤中配伍阿胶的意义。

13. 简述防己黄芪汤中防己配黄芪的意义。

14. 简述苓桂术甘汤中茯苓与桂枝的配伍意义。

15. 真武汤主治病证及辨证要点是什

么？

16. 真武汤中配伍芍药，重用生姜有何意义？

17. 实脾散的君药是什么？有何配伍意义？

18. 独活寄生汤的配伍特点是什么？

五、问答题

1. 分述大黄在茵陈蒿汤、八正散、大承气汤、复元活血汤中的作用。

2. 藿香正气散和香薷散均可解表化湿，应如何鉴别使用？

3. 试述藿香正气散的组成、功用、主治证及组方特点。

4. 八正散与导赤散均治小便淋痛，两方证治有何不同？

5. 比较三仁汤与甘露消毒丹在功用、主治病证、临床表现等方面的异同点。

6. 试述黄芪在防己黄芪汤、当归补血汤、补中益气汤、玉屏风散、玉液汤中的配伍意义是什么？

7. 五苓散、防己黄芪汤、真武汤、实脾散均可治疗水肿，如何区别使用？

8. 试述五苓散与苓桂术甘汤在功用、主治病证、临床表现方面的异同点。

9. 苓桂术甘汤与小青龙汤均可治疗痰饮证，试从主治、功用方面进行鉴别。

10. 藿香正气散与连朴饮均可治疗霍乱，应如何区别使用。

11. 试述桂枝在五苓散、苓桂术甘汤、当归四逆汤、桂枝茯苓丸中的配伍意义。

12. 比较羌活胜湿汤与九味羌活汤在组成、主治、功用方面的异同。

六、分析题

（一）病案分析题

要求：分析下列病例，作出中医证的诊断，拟定治法，开出处方，并分析方义。

1. 患者，男，22岁。上吐下泻1天，恶寒发热，头痛，脘腹疼痛，舌苔白腻，脉浮而濡。

2. 患者，男，45岁，农民。一身面目俱黄2天，黄色鲜明，小便短赤，腹部微满，舌苔黄腻，脉沉数。

3. 患者，男，32岁。于八月中旬前来就诊，肢体倦怠，胸闷不饥2天，头痛恶寒，午后身热，苔白，脉弦细而濡。

4. 患者，男，35岁。主述其尿频尿急，尿时疼痛，尿色浑赤3天，小腹急满，口燥咽干，舌苔黄腻，脉滑数。

5. 患者，女，46岁。浮肿半月余，身半以下肿甚，手足不温，口中不渴，胸腹胀满，舌淡苔腻，脉沉迟。

6. 患者，男，55岁。患风湿性关节炎10年余，近日来腰膝疼痛，肢节屈伸不利，麻木不仁，畏寒喜温，心悸气短，舌淡苔白，脉细弱。

（二）处方分析题

要求：简要分析下列方剂的方义，并说明其功用、主治病证及其证候。

1. 苍术12g　厚朴9g　陈皮6g　甘草3g　生姜2片　大枣2枚　水煎服

2. 厚朴6g　黄连3g　石菖蒲3g　半夏3g　香淡豆豉9g　栀子9g　芦根60g　水煎服

3. 防己12g　白术10g　甘草6g　黄芪15g　水煎服

4. 茯苓9g　芍药9g　白术6g　生姜9g　炮附子9g　水煎服

5. 羌活6g　独活6g　藁本3g　防风3g　甘草3g　蔓荆子2g　川芎1.5g　水煎服

📖 参考答案

一、填空题

1. 化湿利水　通淋泄浊

196

2. 消

3. 气化则湿化

4. 芳香温燥　甘淡渗利

5. 苍术　燥湿健脾

6. 湿滞脾胃　脘腹胀满　舌苔厚腻

7. 解表　化湿

8. 清热利湿退黄

9. 一身面目俱黄　黄色鲜明　舌苔黄腻　脉沉数或滑数有力

10. 木通　甘草

11. 湿温时疫　湿热并重

12. 芦根　清热和胃　止呕除烦　生津行水

13. 利湿清热　疏风止痛

14. 使祛邪不伤正，且能防诸药苦燥伤阴

15. 黄柏　苍术

16. 泽泻　利水渗湿

17. 利水渗湿　清热养阴

18. 表虚不固之风水、风湿

19. 温阳化饮　健脾利湿

20. 脾肾阳虚　水湿泛溢

21. 脾肾阳虚水肿

22. 温肾利湿　分清化浊　下焦虚寒

23. 羌活　独活　祛风除湿　通利关节

24. 桑寄生　杜仲　牛膝

25. 肝肾两虚　气血不足

二、选择题

(一) A1 型题

1. A。答案分析：平胃散为治疗湿滞脾胃之基础方。

2. A。答案分析：厚朴味辛苦性温，善行气除满，兼具芳香苦燥之性，故兼可化湿。

3. B。答案分析：平胃散功能燥湿运脾，行气和胃，为治疗湿滞脾胃之基础方。

4. E。答案分析：其证属湿滞脾胃为

患。治宜燥湿运脾，行气和胃。故以平胃散治疗。

5. B。答案分析：其证属外感风寒，内伤湿滞。治宜解表化湿，理气和中。故选用藿香正气散治疗。

6. C。答案分析：藿香正气散主治外感风寒，内伤湿滞之证。

7. D。答案分析：平胃散由苍术、厚朴、陈皮、甘草组成；藿香正气散由藿香、大腹皮、紫苏、茯苓、半夏、白术、陈皮、厚朴、桔梗、甘草组成。两方共有的药物包括陈皮、厚朴、甘草。

8. D。答案分析：藿香正气散中以藿香为君药，既取其辛温而解在表之风寒，又以其芳香而化在里之湿浊，且可辟秽和中止呕。

9. C。答案分析：茵陈蒿汤功能清热利湿退黄，为治湿热黄疸之主方。

10. B。答案分析：茵陈蒿汤方中佐以大黄，泻热逐瘀，通利大便，导瘀热从大便而下。

11. E。答案分析：茵陈蒿汤的功用是清热利湿退黄。

12. A。答案分析：茵陈蒿汤主治湿热黄疸，缘于邪热入里与脾湿相合，郁蒸肝胆而成。

13. E。答案分析：八正散用大黄荡涤内蕴之邪热，并能使湿热从大便而去。

14. C。答案分析：八正散由车前子、瞿麦、萹蓄、滑石、栀子仁、甘草、木通、大黄组成；小蓟饮子由小蓟、生地、滑石、木通、蒲黄、藕节、淡竹叶、当归、栀子、甘草组成。两方共有的药物包括木通、滑石、甘草、栀子。

15. C。答案分析：八正散中佐以山栀子仁，清泄三焦，通利水道，助君、臣药清热利水通淋之能。

16. C。答案分析：六一散由滑石、甘

草两药组成。

17. C。答案分析：此为湿热淋证。八正散功能清热泻火，利水通淋，为治疗湿热淋证的常用方。

18. D。答案分析：三仁汤以杏仁宣上、白蔻仁畅中、薏苡仁渗下，合用以分消三焦。

19. B。答案分析：三仁汤的功用是宣畅气机，清利湿热。

20. A。答案分析：三仁汤为主治湿温初起，邪在气分，湿重于热的常用方剂。

21. D。答案分析：其证属湿温初起，邪在气分，湿重于热，故以三仁汤治疗。

22. A。答案分析：肺主一身之气，三仁汤以杏仁宣利肺气，令气化则湿化。

23. D。答案分析：甘露消毒丹治疗湿温时疫湿热并重之证，为夏令暑湿季节常用方，故王士雄誉之为"治湿温时疫之主方"。

24. C。答案分析：平胃散由厚朴、陈皮、甘草、苍术组成；三仁汤由杏仁、白蔻仁、薏苡仁、滑石、竹叶、厚朴、通草、半夏组成。两方共有的药物为厚朴。

25. E。答案分析：甘露消毒丹具有利湿化浊，清热解毒之功。

26. B。答案分析：甘露消毒丹重用滑石、茵陈、黄芩，并配清热解毒之连翘、射干、薄荷，除湿化痰行气的菖蒲、木通、藿香、白蔻仁等，故属清热除湿并重之剂，而主治湿热并重之证。

27. C。答案分析：甘露消毒丹重用滑石、茵陈、黄芩共为君药。

28. B。答案分析：甘露消毒丹重用滑石、茵陈、黄芩，配伍辟秽和中，清热解毒之品，清热利湿并重，兼可化浊解毒。故宜于湿热并重，疫毒上攻之证。

29. C。答案分析：甘露消毒丹的药物组成：滑石、茵陈、黄芩、石菖蒲、川贝、木通、藿香、连翘、白蔻仁、薄荷、射干；

八正散的药物组成：车前子、萹蓄、瞿麦、滑石、山栀子、甘草、木通、大黄。

30. D。答案分析：此为湿热霍乱。治宜清热化湿，理气和中，故选用连朴饮治疗。

31. C。答案分析：当归拈痛汤重用羌活、茵陈为君，以祛湿疏风，清热止痛。

32. B。答案分析：当归拈痛汤为治疗风湿热痹及湿热脚气属湿邪偏重者之常用方。

33. C。答案分析：当归拈痛汤为治疗风湿热痹及湿热脚气属湿邪偏重者之常用方。

34. A。答案分析：当归拈痛汤中发散风湿的羌活、防风、升麻等与利湿清热的茵陈、苦参、苍术等相配伍，表里同治。

35. C。答案分析：二妙散由清热的黄柏、化湿的苍术组成，功能清热燥湿，为治疗湿热下注之基础方。

36. D。答案分析：二妙散由清热的黄柏、化湿的苍术组成，功能清热燥湿，为治疗湿热下注之基础方。

37. D。答案分析：五苓散方中佐以桂枝，以其温阳化气，以助利水之功，且桂枝兼可外解太阳之表。

38. C。答案分析：五苓散主治水湿内盛，膀胱气化不利之证。

39. C。答案分析：五苓散由利水之泽泻、猪苓、茯苓及温阳健脾之桂枝、白术组成，故功用为利水渗湿，温阳化气。

40. B。答案分析：猪苓汤由利水之二苓、泽泻与养阴之阿胶组成，功用为利水养阴清热。

41. A。答案分析：猪苓汤之阿胶滋阴润燥，既益已伤之阴，又防诸药渗利重伤阴血。

42. C。答案分析：伤寒之邪传入于里，化而为热，与水相搏，遂成水热互结，热伤阴津之证。

43. C。答案分析：猪苓汤由利水之二苓、泽泻与养阴之阿胶组成，功用为利水养阴清热。

44. C。答案分析：防己黄芪汤由益气健脾的黄芪、白术与祛风利水的防己等组成，故功用为益气祛风，健脾利水。

45. C。答案分析：防己黄芪汤中以防己、黄芪共为君药。防己祛风行水；黄芪益气固表，兼可利水。两者相合，祛风除湿而不伤正，益气固表而不留邪，使风湿俱去，表虚得固。

46. E。答案分析：其证属膀胱气化不利之蓄水证，治宜利水渗湿、温阳化气，故以五苓散治疗。

47. C。答案分析：五苓散的组成：猪苓、泽泻、白术、茯苓、桂枝；猪苓汤组成：猪苓、茯苓、泽泻、阿胶、滑石。

48. D。答案分析：实脾散由温阳之干姜、附子，健脾之白术、甘草，利水的茯苓、木瓜，行气的厚朴、木香等组成。故功用为温阳健脾，行气利水。

49. E。答案分析：防己黄芪汤是治疗风湿、风水属表虚证之常用方。

50. B。答案分析：苓桂术甘汤主治中阳不足之痰饮证，功能温阳化饮，其配伍体现了"病痰饮者当以温药和之"之旨。

51. D。答案分析：苓桂术甘汤由健脾利水燥湿之茯苓、白术与温阳化气之桂枝组成。功能温阳化饮，健脾利湿。主治中阳不足，饮停心下证。

52. E。答案分析：此为中阳不足饮停胸胁之证，故以苓桂术甘汤治疗。

53. A。答案分析：苓桂术甘汤与五苓散均为温阳化饮之常用方。

54. A。答案分析：苓桂术甘汤重用茯苓为君，取其甘淡渗利，健脾渗湿以化饮。

55. C。答案分析：苓桂术甘汤重用茯苓为君，取其甘淡渗利，健脾渗湿以化饮。

56. E。答案分析：真武汤的药物组成：茯苓、芍药、白术、生姜、附子。

57. A。答案分析：真武汤由温阳的附子与利水的茯苓等组成，故功用为温阳利水。

58. C。答案分析：真武汤主治阳虚水泛证。临床以小便不利、肢体沉重或浮肿，苔白脉沉为辨证要点。

59. E。答案分析：真武汤以附子为君药，本品辛甘性热，用之温肾助阳，以化气行水，兼暖脾土，以温运水湿。

60. B。答案分析：五苓散的组成：猪苓、泽泻、白术、茯苓、桂枝；猪苓汤组成：猪苓、茯苓、泽泻、阿胶、滑石；实脾散的药物组成：厚朴、白术、木瓜、木香、草果仁、槟榔、附子、茯苓、干姜、甘草。三方均有茯苓。

61. D。答案分析：此为阴水，乃由脾肾阳虚，阳不化水，水气内停所致，故以实脾散治疗。

62. C。答案分析：以附子、干姜为君，附子善于温肾阳而助气化以行水；干姜偏于温脾阳而助运化以制水。二药相合，温肾暖脾，扶阳抑阴。

63. A。答案分析：实脾散的药物组成：厚朴、白术、木瓜、木香、草果仁、槟榔、附子、茯苓、干姜、甘草；真武汤的药物组成：茯苓、芍药、白术、生姜、附子。两方均有附子、茯苓、白术。

64. D。答案分析：萆薢分清散的功用为温肾利湿，分清化浊。

65. C。答案分析：萆薢分清散主治下焦虚寒，湿浊不化之膏淋、白浊。

66. D。答案分析：羌活胜湿汤药物组成：羌活、独活、藁本、防风、炙甘草、川芎、蔓荆子；九味羌活汤的药物组成：羌活、防风、苍术、细辛、川芎、白芷、生地黄、黄芩、甘草。两方共同药物为防风、川芎。

67. A。答案分析：此为风湿在表之头身重痛而表证不明显者，治以羌活胜湿汤。

68. C。答案分析：独活寄生汤由祛风湿的独活、防风，补肝肾的杜仲、寄生，养血的当归、白术等组成。故功用为祛风湿，止痹痛，益肝肾，补气血。

69. B。答案分析：羌活胜湿汤药物组成：羌活、独活、藁本、防风、炙甘草、川芎、蔓荆子；大秦艽汤的组成：秦艽、川芎、独活、当归、白芍、石膏、甘草、羌活、防风、白芷、黄芩、白术、茯苓、生地、熟地、细辛；独活寄生汤的组成：独活、桑寄生、杜仲、牛膝、细辛、秦艽、茯苓、桂心、防风、川芎、人参、甘草、当归、芍药、干地黄。三方共同药物为独活。

70. E。答案分析：独活寄生汤的组成：独活、桑寄生、杜仲、牛膝、细辛、秦艽、茯苓、桂心、防风、川芎、人参、甘草、当归、芍药、干地黄。

71. C。答案分析：当归拈痛汤的药物组成：羌活、防风、升麻、葛根、白术、苍术、当归、人参、甘草、苦参、黄芩、知母、茵陈、猪苓、泽泻。

（二）B1 型题

1. B。答案分析：藿香正气散能解表化湿，理气和中。为治疗外感风寒，内伤湿滞之常用方。

2. C。答案分析：连朴饮为治疗湿热霍乱吐泻之常用方。

3. E。答案分析：平胃散为治疗湿滞脾胃之基础方。

4. C。答案分析：当归拈痛汤中发散风湿的羌活、防风、升麻等与利湿清热的茵陈、苦参、苍术等相配伍，表里同治，故功用为利湿清热，疏风止痛。

5. A。答案分析：独活寄生汤由祛风湿的独活、防风，补肝肾的杜仲、寄生，养血的当归、白术等组成。故功用为祛风湿，止痹痛，益肝肾，补气血。

6. C。答案分析：茵陈蒿汤为治疗湿热黄疸之常用方。

7. E。答案分析：八正散为治疗热淋的常用方，其证因湿热下注膀胱所致。

8. C。答案分析：五苓散在《伤寒论》中原治蓄水证，乃由太阳表邪不解，内传太阳之腑，导致膀胱气化不利，而成太阳经腑同病。

9. B。答案分析：苓桂术甘汤所治痰饮乃由中阳素虚，脾失健运，气化不利，水湿内停所致。

10. E。答案分析：猪苓汤的药物组成为猪苓、茯苓、泽泻、阿胶、滑石。

11. B。答案分析：防己黄芪汤的组成为防己、黄芪、白术、甘草。

12. E。答案分析：实脾散由温阳之干姜、附子，健脾之白术、甘草，利水之茯苓、木瓜，行气之厚朴、木香等组成。功用为温阳健脾，行气利水。

13. A。答案分析：真武汤由温阳的附子与利水的茯苓等组成，故功用为温阳利水。

14. C。答案分析：猪苓汤由利水之二苓、泽泻与养阴之阿胶组成，功用为利水养阴清热。

15. A。答案分析：五苓散方中又佐以桂枝，以其温阳化气，以助利水之功，且桂枝兼可外解太阳之表。

16. D。答案分析：萆薢分清散主治下焦虚寒之证。

17. E。答案分析：桑螵蛸散主治心肾两虚之证。

（三）X 型题

1. BCD。答案分析：祛湿剂立法属八法中之"消法"，以祛湿药物为主组成，常配伍以行气之品以求气化则湿化，多由芳香温燥或甘淡渗利之品组成，故素体阴津亏虚之人宜慎用。

2. ACE。答案分析：平胃散由陈皮、苍术、厚朴、甘草四药组成。

200

3. ABD。答案分析：平胃散由陈皮、苍术、厚朴、甘草四药组成，燥湿与行气并用，而以燥湿为主，方中以苍术燥湿健脾为君，为治疗湿滞脾胃之基础方。

4. ABDE。答案分析：藿香正气散由大腹皮、白芷、紫苏、茯苓、半夏曲、白术、陈皮、厚朴、苦桔梗、藿香、甘草组成。

5. ACDE。答案分析：藿香正气散的配伍特点是外散风寒与内化湿滞相伍，健脾利湿与理气和胃共施，使风寒外散，湿浊内化，气机通畅，脾胃调和，清升浊降，则霍乱自已。

6. CDE。茵陈蒿汤主治湿热黄疸，栀子柏皮汤主治黄疸热重于湿之证，茵陈四逆汤主治阴黄。

7. BCE。答案分析：茵陈蒿汤为治疗湿热黄疸之常用方，其证属湿热并重，以一身面目俱黄，黄色鲜明，舌苔黄腻，脉沉数为辨证要点。

8. BD。答案分析：八正散由车前子、瞿麦、萹蓄、滑石、山栀子仁、甘草、木通、大黄组成，集诸多清热利水通淋药于一方。

9. ABDE。答案分析：甘露消毒丹的药物组成：飞滑石、淡黄芩、绵茵陈、石菖蒲、川贝母、木通、藿香、连翘、白蔻仁、薄荷、射干。

10. ABCE。茵陈蒿汤由茵陈、栀子、大黄组成；八正散由车前子、瞿麦、栀子仁、滑石、木通、大黄、甘草组成；复元活血汤由桃仁、柴胡、甘草、大黄、红花、当归、穿山甲、瓜蒌根组成；芍药汤由黄芩、黄连、木香、官桂、当归、大黄、甘草、芍药、槟榔组成。四方中均含有大黄。

11. ACD。答案分析：五苓散由茯苓、猪苓、桂枝、泽泻、白术组成；猪苓汤由茯苓、猪苓、泽泻、阿胶、滑石组成；六味地黄丸由熟地、山药、山茱萸、泽泻、茯苓、丹皮组成。三方中均有茯苓、泽泻二药。

12. CDE。答案分析：苓桂术甘汤为治疗中阳不足，饮停心下之代表方。以胸胁支满，目眩心悸，舌苔白滑为辨证要点。

13. ACDE。答案分析：真武汤中配伍白芍的意义有四：一者利小便以行水气，二者柔肝缓急以止腹痛，三者敛阴舒筋以止筋惕肉𥆧，四者可防止附子燥热伤阴。

14. CDE。答案分析：实脾散为治疗阳虚水肿之常用方剂。其主治证以身半以下肿甚，胸腹胀满，舌淡苔腻，脉沉迟为辨证要点。

15. ABDE。答案分析：苓桂术甘汤的功用是温阳化饮，健脾利湿；真武汤的功用是温阳利水；实脾散的功用是温阳健脾，行气利水；五苓散的功用是利水渗湿，温阳化气。四方均有温阳的功用。

16. ABCE。答案分析：独活寄生汤的功用为祛风湿，止痹痛，益肝肾，补气血。

三、改错题

1. "气行则血行"改为"气行则湿化"。答案分析：行气之品能助湿邪运化。

2. "消食和胃"改为"行气和胃"。答案分析：平胃散由陈皮、苍术、厚朴、甘草组成，功用为燥湿运脾，行气和胃。

3. "泻下攻积，荡涤肠胃邪热积滞"改为"泻热逐瘀，通利大便，导瘀热从大便而下"。答案分析：茵陈蒿汤主治瘀热发黄，佐以大黄，泻热逐瘀，通利大便，导瘀热从大便而下。

4. "其证夹有风热，故方中配伍疏散风热之品。"改为"其证夹有疫毒，故方中配伍清热解毒之品"。答案分析：甘露消毒丹主治湿热并重，疫毒上攻之证，故方中配伍清热解毒之品。

5. "三仁汤"改为"甘露消毒丹"。答案分析：甘露消毒丹被王士雄誉为"治湿温时疫之主方"。

6. "痹证日久，肝肾两虚，气血不足"改为"湿热内蕴，复感风邪"。答案分析：当归拈痛汤治疗湿热痹证。病机为湿热内蕴，复感风邪，或风湿化热而致风湿热三邪合而为患者，而以湿邪偏重为其特点。

7. "中阳不足之痰饮"改为"膀胱气化不利之蓄水证"。答案分析：五苓散主治下焦蓄水证，其证因于水停下焦，膀胱气化不利所致。

8. "肝肾两虚"改为"脾肾阳虚"。答案分析：真武汤为治疗脾肾阳虚，水气内停的主要方剂。

9. "真武汤温脾之力胜于实脾饮"改为"实脾饮温脾之力胜于真武汤"。答案分析：实脾饮以附子、干姜共为君药，故温脾之力胜于真武汤。

10. "祛风除湿，化痰通络，活血止痛"改为"祛风湿，止痹痛，益肝肾，补气血"。答案分析：独活寄生汤以祛风寒湿邪为主，辅以补肝肾、益气血之品，邪正兼顾，祛邪不伤正，扶正不碍邪。

四、简答题

1. 湿为阴邪，其性粘腻重着，易伤人体阳气，温药能助阳。另一方面，脾主运化水湿，喜燥恶湿，喜温恶寒，喜运恶滞，得阳始运，而温药温运脾阳，使脾复运化水湿之功能。故前人说，湿为阴邪，"非温不化"。

水湿之邪，其性重着粘滞，易阻碍气机，而气机阻滞，又使湿邪不得运化，故祛湿剂中常配伍理气之品，以求气化则湿化。

2. 平胃散主治湿滞脾胃证。临床表现为脘腹胀满，不思饮食，口淡无味，恶心呕吐，嗳气吞酸，肢体沉重，怠惰嗜卧，常多自利，舌苔白腻而厚，脉缓。

3. 藿香正气散的组方特点是表里双解，化湿辟秽，升清降浊，理气和中。方中配伍桔梗宣肺利膈，既益解表，又助其化湿。

4. 茵陈蒿汤主治湿热黄疸。方中大黄泻热逐瘀，通利大便，使瘀热从大便而去，加之茵陈、栀子利胆退黄，引热从小便而去。三者相伍，利湿与泻热并进，通利二便，前后分消，湿邪得除，瘀热得去，黄疸自退。

5. 八正散主治湿热淋证。临床表现为尿频尿急，尿时疼痛，淋沥不畅，尿色浑赤，甚则癃闭不通，小腹急满，口燥咽干，舌苔黄腻，脉滑数。

6. 三仁汤主治湿温初起，湿重于热之证。临床应用以头痛恶寒，身重疼痛，午后身热，苔白不渴为辨证要点。

7. 甘露消毒丹主治湿温时疫，湿热并重之证。临床应用以身热肢酸，口渴尿赤，或咽痛身黄，舌苔白腻或微黄为辨证要点。

8. 连朴饮主治湿热霍乱而以吐为主者。方中芦根用量奇重，取其味甘性寒，清热止呕除烦。前人认为芦根有良好的清热和胃，止呕除烦之功，加之其药力平缓，故须重用方显效。

9. 五苓散主治病证甚广，如蓄水证，或水湿内停之水肿、泄泻、小便不利、霍乱及痰饮证，均可用此方加减化裁。临床应用以小便不利，苔白为辨证要点。

10. 五苓散配伍桂枝，一者取其辛散之功，外解太阳之表；二者用其温化之力内助膀胱气化，以助利小便，与二苓、泽泻合用，以收温阳利水之效。

11. 五苓散中"多饮暖水，汗出愈"的含义有二：一是取其发汗以解太阳之表邪；二是发汗宣肺，肺为水之上源，通调水道，以助利水。

12. 猪苓汤主治水热互结，热伤阴津证。方中用阿胶，取其甘咸柔润之性，润燥养阴，同方中利水药相伍，利水而不伤阴，滋阴而不敛邪。

13. 防己黄芪汤主治表虚不固之风水、风湿证。方中防己祛风行水；黄芪益气固表，且能行水消肿。两者配伍，祛风不伤表，固表不留邪。

14. 苓桂术甘汤主治中阳不足之痰饮，方中茯苓利水渗湿，桂枝温阳化气，二者配伍，而达温阳化饮之功。

15. 真武汤主治阳虚水泛证。临床应用以小便不利，肢体沉重或浮肿，舌质淡胖，苔白脉沉为辨证要点。

16. 真武汤主治阳虚水泛证，方中配芍药，取其利小便行水气，柔肝止腹痛，敛阴疏筋止筋惕肉瞤，防止附子燥热伤阴。重用生姜，取其辛散之性以行水气，又可助附子温阳祛寒。

17. 实脾散以附子、干姜为君。附子善于温肾阳而助气化以行水；干姜偏于温脾阳而助运化以制水。二药相合，温肾暖脾，扶阳抑阴。

18. 独活寄生汤配伍特点是以祛风散寒、除湿止痛为主，补肝肾、养气血为辅，体现了"治风先治血，血行风自灭"的配伍方法。

五、问答题

1. 大黄在茵陈蒿汤中取其泻热逐瘀，通利大便，导瘀热由大便而下；八正散中用大黄，取其泻热降火；大承气汤中用大黄，取其苦寒泻下之功，荡涤肠胃邪热积滞；复元活血汤中用大黄，取其荡涤留瘀败血，引瘀血下行。

2. 藿香正气散与香薷饮同治暑温感寒之吐泻证。不同点在于：藿香正气散表证较轻，而湿滞较重；临床表现以恶寒发热，头痛，胸膈满闷，脘腹疼痛，恶心呕吐，肠鸣泄泻，舌苔白腻为特点；故以芳香化湿，理气和中为主，兼以解表散寒。而香薷饮以恶寒发热，无汗，头身重痛为主证；其腹痛泄泻、胸闷等湿滞之里证较轻，故以祛暑解表为主，兼以化湿和中。

3. 藿香正气散由藿香、紫苏、白芷、大腹皮、茯苓、半夏、白术、陈皮、厚朴、苦桔梗、甘草组成。功用是解表化湿，理气和中。主治外感风寒，内伤湿滞之霍乱。其组方特点是表里兼顾，重在化湿和胃，解表散寒之力稍缓；升清降浊，理气和中，能使风寒外散，湿浊内化，气机通畅，脾胃调和。

4. 两方虽均治小便淋痛，但在病因病机、临床表现、治法用药上有本质不同。八正散主治湿热下注膀胱之证，症见小腹急满、口渴咽干、舌苔黄腻、脉滑数，其证属热属实，故治宜清热通淋。方用木通、滑石、车前子、瞿麦、萹蓄等一派利水通淋之品，清利湿热，伍以栀子、大黄泻热降火。以上诸药，或清热以下降，或导浊以分消，故邪去痛止。导赤散主治心经有热，移于小肠之淋痛，症见心胸烦热、口渴面赤、口舌生疮、舌尖红、脉细数，其证属虚实夹杂，故治宜清心利水通淋养阴。方中以木通清心降火，利水通淋，同生地凉血滋阴之品相伍，利水而不伤阴，补阴而不敛邪。配合清上导下之竹叶、和中泻火之甘草，共奏上清心经之火，下利小肠之热的作用。

5. 两方均可清热利湿，芳化湿浊。均主治湿温等初起之证。不同点是：三仁汤治湿温初起之湿重于热证，症见头痛恶寒、身重疼痛、面色淡黄、胸闷不饥、午后身热、苔白不渴、脉弦细而濡。方中以三仁配合利湿清热之品，三焦同治，重在祛湿，宣畅气机。甘露消毒丹治疗湿温时疫，湿热并重之证，症见身热肢酸、口渴尿赤、或咽痛身黄、舌苔白腻。方中重用滑石、茵陈、黄芩，配伍悦脾和中，清热解毒之品，利湿清热并重，兼可化浊解毒，故宜于湿热并重，疫毒上攻之证。

6. 黄芪在防己黄芪汤中起益气固表，利水消肿作用，与防己相配祛风不伤表，固表不留邪，以治风水、风湿兼表虚者。当归补血汤中重用黄芪，大补脾肺之气，同当归相配，补气生血。补中益气汤中重用黄芪，一者补中益气，二者升阳，三者固表。玉屏风散中用黄芪内可大补脾肺之气，外可固表止汗，配防风则一散一补，祛邪不伤正，固表不留。玉液汤中用黄芪补脾肺之气，益气生水，配知母、山药等治消渴。

7. 四方均治水肿，但各有不同。五苓散主治水湿内盛，膀胱气化不利之证；临床应用以小便不利，舌苔白，脉浮或缓为辨证要点。防己黄芪汤主治表虚卫气不固之风水；临床应用以汗出恶风，小便不利，苔白脉浮为辨证要点。真武汤主治脾肾阳虚，重在肾阳不足，水气内停之阴水；临床应用以水肿，小便不利，舌质淡胖，苔白脉沉为辨证要点。实脾散亦治阴水，但偏于脾阳虚，气滞腹胀者；临床应用以身半以下肿，胸腹胀满，舌淡苔腻，脉沉为辨证要点。

8. 两方皆可治疗水饮内停之证，组成中均有茯苓、桂枝、白术。五苓散以泽泻为君，臣以茯苓、猪苓，直达下焦，利水渗湿为主，同时配以桂枝，外解太阳表邪，内助膀胱气化，主治膀胱气化不利之蓄水证；其临床表现以小便不利，头痛微热，烦渴欲饮，水入即吐，头目眩晕，水肿，泄泻等为特点。苓桂术甘汤以茯苓为君，臣以桂枝温阳化饮；功能温阳化饮，健脾利湿；主治中阳不足，饮停中焦之胸胁支满、头眩、心悸等。

9. 苓桂术甘汤与小青龙汤均为仲景之方，用治痰饮，但理法不同。苓桂术甘汤主治中阳不足，饮停心下之痰饮病；症见胸胁支满，目眩心悸；其病位在中焦，治法重在温阳利水，使饮邪从小便而去。小青龙汤主治风寒客表，水饮内停之证；症见恶寒发热，无汗，咳嗽喘息，痰多而稀，口不渴，饮邪客于肺部；治法偏于温肺散寒，化饮平喘，其治痰饮重在温化，故不用渗利之品。

10. 藿香正气散与连朴饮均为治疗霍乱吐泻之常用方。不同点在于：藿香正气散主治外感风寒，内伤湿滞之寒霍乱轻证；其证多伴有恶寒发热等表证；治法重在化湿和胃，而解表散寒之力弱。连朴饮主治湿热霍乱以呕吐为主者；其证伴有胸脘烦闷，小便短赤，舌苔黄腻，脉滑数等湿热之象；治法重在清热利湿，理气和中。

11. 列举各方均有桂枝，但因组方原则不一，方药配伍有别，治证各异，故取桂枝之用亦不相同。五苓散主治太阳经腑同病之蓄水证，桂枝一药二用，既外解太阳表邪，又内助膀胱气化；苓桂术甘汤治中阳不足，饮停心下之证，用桂枝温通中阳，配茯苓温阳利水；当归四逆汤主治血虚寒厥证，用桂枝温通经脉，同当归相配，乃养血温通之法；桂枝茯苓丸主治瘀阻胞宫证，用桂枝配合桃仁等活血之品来温通经脉而行瘀滞。

12. 羌活胜湿汤与九味羌活汤均可祛风胜湿，止头身痛；组成上均有羌活、防风、川芎等。不同点在于：羌活胜湿汤主治风湿在表之痹证，以头身重痛为主，而表证不显者；方中祛风胜湿止痛之品，重在祛风湿、止痹痛，而解表之力弱。九味羌活汤主治外有风寒湿邪，兼有里热之证；临床表现以恶寒发热无汗，兼肢体酸楚疼痛、口苦而渴为特点；方中配有苍术、细辛、白芷、黄芩、生地等解表清热之品，则发汗解表之力强，且兼清热之效。

六、分析题

（一）病案分析题

1. 辨证：外感风寒，内伤湿滞。
治法：解表化湿，理气和中。

处方：藿香正气散。

藿香 15g　紫苏 10g　白芷 10g　半夏 10g　陈皮 6g　白术 10g　茯苓 10g　厚朴 10g　大腹皮 6g　桔梗 6g　甘草 3g　生姜 3g　大枣 3 枚　水煎服

方义分析：方中藿香、紫苏、白芷解表散寒，内化湿浊；半夏、陈皮燥湿和胃，降逆止呕；白术、茯苓健脾运湿止泻，厚朴、大腹皮行气化湿除满，桔梗宣肺以利解表化湿；甘草、姜枣调和诸药及营卫。

2. 辨证：湿热阳黄。

治法：清热利湿退黄。

处方：茵陈蒿汤。

茵陈 30g　栀子 10g　大黄 10g　水煎服

方义分析：方中茵陈清热利湿退黄；栀子泻火解毒，导湿热从小便而去；大黄泻热逐瘀通利大便，导瘀热从大便而下。

3. 辨证：湿温初起，邪在气分，湿重于热。

治法：宣畅气机，清利湿热。

处方：三仁汤。

杏仁 15g　白蔻仁 6g　薏苡仁 18g　滑石 18g　通草 6g　竹叶 6g　半夏 15g　厚朴 6g　水煎服

方义分析：方中以三仁宣畅三焦气机，气化则湿亦化；滑石、通草、竹叶清热利湿；半夏、厚朴行气化湿，散结除满。诸药合用，气畅湿行，暑解热清，三焦通畅，诸证自除。

4. 辨证：湿热淋证。

治法：清热泻火，利水通淋。

处方：八正散。

车前子 12g　瞿麦 10g　萹蓄 10g　滑石 18g　山栀子 12g　木通 8g　大黄 10g　甘草 8g　水煎服

方义分析：方中木通、车前子、滑石、瞿麦、萹蓄均可清热利水通淋；栀子清泻三焦湿热；大黄泻热降火，导热下行；甘草调

和诸药而止茎中痛。

5. 辨证：脾肾阳虚，水停气滞。

治法：温阳健脾，行气利水。

处方：实脾散。

炮附子 9g　干姜 9g　木香 6g　厚朴 9g　槟榔 9g　草果 6g　白术 9g　茯苓 9g　木瓜 10g　甘草 3g　水煎服

方义分析：方中以附子、干姜为君，温肾暖脾，扶阳抑阴；臣以茯苓、白术渗湿健脾；佐用厚朴、木香、槟榔、草果、木瓜行气导滞，令气化则湿化。诸药相伍，脾肾同治，寓行气于温利之中。

6. 辨证：痹证日久，肝肾两虚，气血不足。

治法：祛风湿，止痹痛，益肝肾，补气血。

处方：独活寄生汤。

独活 9g　细辛 6g　防风 6g　秦艽 6g　桂心 6g　桑寄生 6g　杜仲 6g　牛膝 6g　当归 6g　川芎 6g　生地 6g　白芍 6g　人参 6g　茯苓 6g　甘草 6g　水煎服

方义分析：方中独活、细辛、防风、秦艽、桂心祛风胜湿，散寒止痛；桑寄生、杜仲、牛膝补肝肾，强筋骨；当归、川芎、地黄、白芍养血和血；人参、茯苓、甘草健脾益气。

（二）处方分析题

1. 此系平胃散。方中苍术、厚朴化湿行气；陈皮理气和胃，燥湿健脾；甘草调和诸药，且能益气健脾；生姜、大枣调和脾胃。功用为燥湿运脾，行气和胃。主治湿滞脾胃证。症见脘腹胀满，不思饮食，口淡无味，恶心呕吐，嗳气吞酸，肢体沉重，怠惰嗜卧，便溏，舌苔白腻而厚，脉缓。

2. 此系连朴饮。方中黄连清热燥湿；厚朴、石菖蒲行气化湿；半夏降逆和胃；栀子、淡豆豉清热除烦；芦根清热和胃，同半夏相伍和胃以止呕。功用为清热化湿，理气

和中。主治湿热霍乱证。症见上吐下泻，胸脘痞闷，心烦躁扰，小便短赤，舌苔黄腻，脉滑数。

3. 此系防己黄芪汤。方中防己祛风利水，黄芪益气固表行水，二者相配，祛风不伤表，固表不留邪。白术健脾燥湿以消内湿之源；甘草培土和中，调和诸药。功用为益气祛风，健脾行水。主治表虚不固，外受风邪的风水或风湿。症见汗出恶风，身重，小便不利，舌淡苔白，脉浮。

4. 此系真武汤。方中附子大辛大热，温肾助阳以化气行水，兼暖脾土以温运水湿；茯苓利水渗湿；白术健脾燥湿，三药相伍而达温阳利水之功。生姜辛散以行水气，且可助附子温阳散寒；白芍乃一药四用：一者利小便行水气，二者柔肝缓急以止痛，三者敛阴舒筋以解筋惕肉瞤，四者可防附子温燥伤阴。功用为温阳利水，主治阳虚水泛证。症见畏寒肢厥，小便不利，心下悸动不宁，头目眩晕，身体筋肉瞤动，站立不稳，四肢沉重，浮肿以腰下为甚，或腹痛、泄泻；或咳喘、呕逆，舌质淡胖，边有齿痕，舌苔白滑，脉沉细。

5. 此系羌活胜湿汤。方中重用羌活、独活以散一身上下之风湿，通利关节而止痹痛；防风、藁本、蔓荆子助二活祛风除湿，且善止头痛；川芎活血行气，祛风止痛；甘草调和诸药。功用为祛风胜湿止痛，主治风湿在表之痹证。症见肩背痛不可回顾，头痛身重，难以转侧，苔白，脉浮。

第十六章 祛痰剂

习题

一、填空题

1. 二陈汤中半夏、橘红以_____，故方以"二陈"为名。

2. 二陈汤中用少许乌梅_____，与半夏相伍，_____，使祛痰而不伤正。

3. 温胆汤用竹茹为臣，_____，止呕除烦。

4. 小陷胸汤原治伤寒表证误下，邪热内陷，痰热结于心下的_____。

5. 小陷胸汤证与半夏泻心汤证均有胸脘痞闷一症，但前者按之_____，后者但满而_____。

6. 贝母瓜蒌散为润燥化痰之剂。临床应用以咳嗽呛急，_____，咽喉干燥，苔白而干为辨证要点。

7. 苓甘五味姜辛汤中佐以五味子_____，与细辛、干姜相伍，为仲景用以_____的常用组合。

8. 半夏白术天麻汤主治_____证。临床应用以眩晕头痛，_____，脉弦滑为辨证要点。

二、选择题

（一）A1 型题

1. 二陈汤组成中含有（　　）
   A. 半夏、橘红、生姜、大枣
   B. 半夏、橘红、生姜、乌梅
   C. 半夏、橘红、炙甘草、大枣
   D. 半夏、橘红、生姜、五味子
   E. 半夏、橘红、白术、茯苓

2. 乌梅在二陈汤中的配伍意义是（　　）
   A. 涩肠止泻
   B. 收敛止血
   C. 安蛔止痛
   D. 生津止渴
   E. 收敛肺气

3. 症见咳嗽痰多，色白易咯，胸膈痞闷，恶心呕吐，肢体困重，舌苔白滑，脉滑者。治宜选用（　　）
   A. 茯苓丸
   B. 温胆汤
   C. 小陷胸汤
   D. 二陈汤
   E. 苓甘五味姜辛汤

4. 二陈汤中的君药是（　　）
   A. 橘红
   B. 半夏
   C. 茯苓
   D. 乌梅
   E. 炙甘草

5. 症见胆怯易惊，头眩心悸，心烦不眠，呕恶呃逆，癫痫，舌苔白腻，脉弦滑者。治宜选用（　　）
   A. 温胆汤
   B. 清气化痰丸
   C. 定痫丸
   D. 酸枣仁汤
   E. 滚痰丸

6. 温胆汤的功用是（　　）
   A. 燥湿行气，软坚化痰
   B. 燥湿化痰，理气和中
   C. 理气化痰，和胃利胆

D. 清热化痰，宽胸散结

E. 温肺化痰，降逆消食

7. 温胆汤所治证的病机是(　　)

　　A. 火热犯肺，灼津为痰

　　B. 邪热内陷，痰热结胸

　　C. 脾湿生痰，风痰上扰

　　D. 胆胃不和，痰热内扰

　　E. 胆胃不和，痰浊内扰

8. 症见咳嗽气喘，咯痰黄稠，胸膈痞闷，甚则气急呕恶，烦躁不宁，舌质红，苔黄腻，脉滑数者。治宜选用(　　)

　　A. 滚痰丸

　　B. 半夏白术天麻汤

　　C. 清气化痰丸

　　D. 温胆汤

　　E. 苓甘五味姜辛汤

9. 清气化痰丸的功用是(　　)

　　A. 清热化痰，宽胸散结

　　B. 清热化痰，理气止咳

　　C. 荡涤实热，攻逐顽痰

　　D. 理气化痰，和胃利胆

　　E. 和解少阳，清化痰热

10. 小陷胸汤所治证的病机是(　　)

　　A. 火热犯肺，灼津为痰

　　B. 胆胃不和，痰浊内扰

　　C. 肺胃痰火，肺气上逆

　　D. 邪热内陷，痰热结胸

　　E. 实热老痰，上蒙清窍

11. 症见胸脘痞闷，按之则痛，或咳痰黄稠，舌红苔黄腻，脉滑数者。治宜选用(　　)

　　A. 清气化痰丸

　　B. 小陷胸汤

　　C. 滚痰丸

　　D. 贝母瓜蒌散

　　E. 柴胡陷胸汤

12. 小陷胸汤的功用是(　　)

　　A. 清热化痰，宽胸散结

B. 清热化痰，理气止咳

C. 荡涤实热，攻逐顽痰

D. 理气化痰，和胃利胆

E. 燥湿行气，软坚化痰

13. 贝母瓜蒌散主治(　　)

　　A. 湿痰咳嗽证

　　B. 热痰咳嗽证

　　C. 燥痰咳嗽证

　　D. 寒痰咳嗽证

　　E. 风痰咳嗽证

14. 症见咳嗽呛急，咯痰不爽，涩而难出，咽喉干燥，苔白而干者。治宜选用(　　)

　　A. 二陈汤

　　B. 清气化痰丸

　　C. 清燥救肺汤

　　D. 百合固金汤

　　E. 贝母瓜蒌散

15. 贝母瓜蒌散的功用是(　　)

　　A. 滋阴保肺，止咳化痰

　　B. 清燥润肺，止咳化痰

　　C. 清热化痰，理气止咳

　　D. 理气化痰，和胃利胆

　　E. 润肺清热，理气化痰

16. 半夏白术天麻汤的功用是(　　)

　　A. 润肺清热，理气化痰

　　B. 化痰熄风，健脾祛湿

　　C. 燥湿化痰，理气和中

　　D. 燥湿行气，软坚化痰

　　E. 燥湿健脾，软坚化痰

17. 症见眩晕头痛，胸膈痞闷，恶心呕吐，舌苔白腻，脉弦滑者。治宜选用(　　)

　　A. 二陈汤

　　B. 半夏白术天麻汤

　　C. 平胃散

　　D. 大定风珠

　　E. 镇肝熄风汤

18. 半夏白术天麻汤所治证的病机是

（　　）

    A. 阳虚阴盛，水饮内停

    B. 实热老痰，上蒙清窍

    C. 邪热内陷，痰热结胸

    D. 脾湿生痰，风痰上扰

    E. 胆胃不和，痰浊内扰

19. 症见咳嗽痰多，清稀色白，胸满不舒，舌苔白滑，脉弦滑者。治宜选用（　　）

    A. 小青龙汤

    B. 二陈汤

    C. 三子养亲汤

    D. 苓甘五味姜辛汤

    E. 半夏白术天麻汤

（二）B1 型题

    A. 湿痰咳嗽

    B. 寒痰咳嗽

    C. 热痰咳嗽

    D. 风痰咳嗽

    E. 燥痰咳嗽

1. 清气化痰丸主治（　　）

2. 贝母瓜蒌散主治（　　）

    A. 清热化痰，理气止咳

    B. 润肺清热，理气化痰

    C. 清热化痰，宽胸散结

    D. 荡涤实热，攻逐顽痰

    E. 理气化痰，和胃利胆

3. 清气化痰丸的功用是（　　）

4. 小陷胸汤的功用是（　　）

    A. 清热化痰剂

    B. 润燥化痰剂

    C. 燥湿化痰剂

    D. 化痰熄风剂

    E. 温化寒痰剂

5. 苓甘五味姜辛汤属于（　　）

6. 温胆汤属于（　　）

（三）X 型题

1. 清气化痰丸中的君药是（　　）

    A. 半夏

    B. 黄芩

    C. 瓜蒌仁

    D. 陈皮

    E. 胆星

2. 临床应用小陷胸汤的辨证要点是（　　）

    A. 胸脘痞闷

    B. 按之则痛

    C. 咳痰黄稠

    D. 舌苔黄腻

    E. 脉滑数

3. 半夏白术天麻汤的君药是（　　）

    A. 半夏

    B. 白术

    C. 天麻

    D. 茯苓

    E. 橘红

4. 下列祛痰剂中含有半夏的方剂是（　　）

    A. 二陈汤

    B. 温胆汤

    C. 茯苓丸

    D. 清气化痰丸

    E. 定痫丸

5. 在组成中含有五味子的方剂是（　　）

    A. 清气化痰丸

    B. 生脉散

    C. 定痫丸

    D. 小青龙汤

    E. 苓甘五味姜辛汤

6. 在组成中含有大黄的方剂是（　　）

    A. 茵陈蒿汤

    B. 凉膈散

    C. 大柴胡汤

    D. 复元活血汤

    E. 滚痰丸

7. 温胆汤与蒿芩清胆汤组成中均含有

的药物是(　　)

    A. 半夏

    B. 枳实

    C. 黄芩

    D. 竹茹

    E. 茯苓

8. 半夏、生姜、茯苓、甘草并用的方剂是(　　)

    A. 清气化痰丸

    B. 温胆汤

    C. 茯苓丸

    D. 二陈汤

    E. 半夏白术天麻汤

9. 陈皮、半夏、茯苓并用的方剂是(　　)

    A. 清气化痰丸

    B. 温胆汤

    C. 藿香正气散

    D. 茯苓丸

    E. 定痫丸

三、改错题

1. 温胆汤属清热化痰剂。

2. 苓甘五味姜辛汤具有温肺化饮之功，主治外寒里饮之咳嗽。

3. 半夏白术天麻汤为治风痰眩晕的常用方，对于阴虚阳亢，气血不足所致之眩晕亦可加减治疗。

4. 小陷胸汤主治痰热互结之痞证。

四、简答题

1. 祛痰剂为何要配伍健脾、理气药？

2. 二陈汤中配伍乌梅的用意何在？

3. 简述二陈汤的配伍特点和辨证要点。

4. 半夏白术天麻汤与天麻钩藤饮均可治疗眩晕、头痛，其主治病机和立法有何不同？

5. 清气化痰丸主治痰热咳嗽的辨证要点是什么？方中为何配伍辛温而燥的半夏？

6. 简述苓甘五味姜辛汤的主治病证和配伍意义。

7. 贝母瓜蒌散为润燥化痰剂，为何配伍温燥、渗利药？

五、问答题

1. 试述二陈汤的组方原理，临证如何加减变化？

2. 试述温胆汤的主治证候及配伍意义。

3. 小陷胸汤与大陷胸汤的主要区别是什么？

4. 如何理解苓甘五味姜辛汤是小青龙汤的变法？

六、分析题

(一) 病案分析题

要求：分析下列病例，作出中医辨证，拟定治法，开出处方，并分析方义。

1. 患者，男，44 岁。心烦不眠数年，夜多异梦，易于惊醒，每晚非服安眠药不能入睡，伴目眩心悸，舌苔白腻，脉弦滑。就诊前曾服酸枣仁汤 1 周，未获显效。

2. 患者，女，54 岁。眩晕间断发作 5 年，加重 7 天。发作时视物旋转，头重如裹，伴胸闷恶心，呕吐痰涎，舌苔白腻，脉弦滑。就诊前曾服天麻钩藤汤 1 周，未获显效。

(二) 处方分析题

要求：简要分析下列方剂的方义，并说明其功用、主治病证及其证候。

1. 黄连 6g　清半夏 12g　枳实 9g　全瓜蒌 20g　水煎温服

2. 法半夏 9g　炒苏子 9g　陈皮 9g　茯苓 9g　炒白芥子 6g　炙甘草 3g　生姜 5 片　炒莱菔子 9g　水煎温服

参考答案

一、填空题

1. 陈久者良
2. 收敛肺气 散中兼收
3. 清热化痰
4. 小结胸病
5. 则痛 不痛
6. 咯痰难出
7. 敛肺止咳 温肺化饮
8. 风痰上扰 舌苔白腻

二、选择题

(一) A1 型题

1. B。答案分析：二陈汤由半夏、橘红、茯苓、炙甘草、生姜、乌梅组成。

2. E。答案分析：二陈汤中用少许乌梅，收敛肺气，与半夏、橘红相伍，散中兼收，防其燥散伤正之虞。

3. D。答案分析：此为湿痰证，与二陈汤证相对应。

4. B。答案分析：二陈汤为燥湿化痰的基础方。方中半夏辛温性燥，善能燥湿化痰，且又和胃降逆，故为君药。

5. A。答案分析：此为胆郁痰扰证，与温胆汤证相对应。

6. C。答案分析：方中半夏与竹茹相伍，一温一凉，化痰和胃，止呕除烦之功备；陈皮与枳实相合，亦为一温一凉，而理气化痰之力增。佐以茯苓，健脾渗湿，以杜生痰之源；煎加生姜、大枣调和脾胃，且生姜兼制半夏毒性。以甘草为使，调和诸药。共奏理气化痰，和胃利胆之功。

7. E。答案分析：温胆汤证多因素体胆气不足，复由情志不遂，胆失疏泄，气郁生痰，痰浊内扰，胆胃不和所致。

8. C。答案分析：此证为痰热咳嗽，与清气化痰丸证相对应。

9. B。答案分析：清气化痰丸以胆南星、瓜蒌仁清热化痰共为君药，配伍制半夏、黄芩、杏仁、陈皮、枳实、茯苓，姜汁为丸，共奏清热化痰，理气止咳之功。

10. D。答案分析：小陷胸汤原治伤寒表证误下，邪热内陷，与痰浊结于心下的小结胸病。

11. B。答案分析：此为痰热内结证，与小陷胸汤证相对应。

12. A。答案分析：小陷胸汤中全瓜蒌甘寒，清热涤痰，宽胸散结；黄连苦寒泄热除痞；半夏辛温化痰散结。共奏清热化痰，宽胸散结之功。

13. C。答案分析：贝母瓜蒌散功能润肺清热，理气化痰，故能主治燥痰咳嗽证。

14. E。答案分析：此为燥痰咳嗽证，与贝母瓜蒌散证相对应。

15. E。答案分析：方中瓜蒌与贝母润肺清热化痰，相须为用，共为君药，并伍花粉、茯苓、橘红、桔梗，共奏润肺清热，理气化痰之功。

16. B。答案分析：方中半夏、天麻为治风痰眩晕头痛之要药；白术、茯苓健脾祛湿；橘红、甘草、姜、枣。共奏化痰熄风，健脾祛湿之功。

17. B。答案分析：此为风痰上扰证，与半夏白术天麻汤证相对应。

18. D。答案分析：半夏白术天麻汤证缘于脾湿生痰，湿痰壅遏，引动肝风，风痰上扰清空所致。

19. D。答案分析：此证为寒饮咳嗽，与苓甘五味姜辛汤证相对应。

(二) B1 型题

1. C。答案分析：清气化痰丸功能清热化痰，理气止咳，故能主治热痰咳嗽。

2. E。答案分析：贝母瓜蒌散功能润肺清热，理气化痰，故能主治燥痰咳嗽。

3. A。答案分析：清气化痰丸以胆南星、瓜蒌仁清热化痰共为君药，配伍制半夏、黄芩、杏仁、陈皮、枳实、茯苓，姜汁为丸。共奏清热化痰，理气止咳之功。

4. C。答案分析：小陷胸汤中全瓜蒌甘寒，清热涤痰，宽胸散结。臣以黄连苦寒泄热除痞，半夏辛温化痰散结。共奏清热化痰，宽胸散结之功。

5. E。答案分析：苓甘五味姜辛汤功能温肺化饮，主治寒饮咳嗽，故属温化寒痰剂。

6. C。答案分析：温胆汤功能理气化痰，和胃利胆，主治胆郁痰扰证，故属燥湿化痰剂。

（三）X型题

1. CE。答案分析：清气化痰丸主治痰热咳嗽，治以清热化痰，理气止咳为法。方中胆南星苦凉，瓜蒌仁甘寒，为清热化痰的常用组合，瓜蒌仁尚能导痰热从大便而下，故二者共为君药。

2. ABDE。答案分析：小陷胸汤为治疗痰热内结证的常用方。临床应用以咯痰黄稠，胸膈痞闷，按之则痛，舌红苔黄腻，脉滑数为辨证要点。

3. AC。答案分析：半夏白术天麻汤主治风痰上扰证，治以化痰熄风，健脾祛湿为法。方中半夏燥湿化痰，降逆止呕；天麻平肝熄风，而止头眩。两者合用，为治风痰眩晕头痛之要药。李杲在《脾胃论》中说："足太阴痰厥头痛，非半夏不能疗，眼黑头眩，风虚内作，非天麻不能除。"故以两味为君药。

4. ABCDE。答案分析：二陈汤、温胆汤、茯苓丸、清气化痰丸、定痫丸组成中皆含有半夏。

5. BDE。答案分析：生脉散、小青龙汤、苓甘五味姜辛汤组成中皆含有五味子。

6. ABCDE。答案分析：茵陈蒿汤、凉膈散、大柴胡汤、复元活血汤、滚痰丸组成中皆含有大黄。

7. ADE。答案分析：温胆汤与蒿芩清胆汤组成中均含有半夏、竹茹、茯苓。

8. BDE。答案分析：温胆汤、二陈汤、半夏白术天麻汤组成中均含有半夏、生姜、茯苓、甘草。

9. ABCE。答案分析：清气化痰丸、温胆汤、定痫丸、藿香正气散组成中均含有陈皮、半夏、茯苓。

三、改错题

1. "清热化痰剂"改为"燥湿化痰剂"。答案分析：温胆汤功能理气化痰、和胃利胆，主治胆郁痰扰证，故属燥湿化痰剂。

2. "外寒里饮"改为"寒饮"。答案分析：苓甘五味姜辛汤只具有温肺化饮之功，而无解表散寒之用，有别于小青龙汤。

3. "亦可用之加减治疗"改为"不可使用"。答案分析：方中半夏、橘红、生姜、大枣等均为温燥之品，故对于阴虚阳亢，气血不足所致之眩晕不可使用。

4. "痞证"改为"小结胸证"。答案分析：小陷胸汤功能清热化痰，宽胸散结，主治痰热互结之小结胸证病。

四、简答题

1. 治疗痰病，不仅要消除已生之痰，而且要着眼于杜绝生痰之源。因脾为生痰之源，故治痰剂中每多配伍健脾祛湿药，以图标本同治，张介宾曾说："善治痰者，惟能使之不生，方是补天之手。"祛痰剂中又常配伍理气药，因痰随气而升降，气滞则痰聚，气顺则痰消，诚如庞安常所说："善治痰者，不治痰而治气，气顺则一身之津液亦随气而顺矣。"

2. 二陈汤中佐以少许乌梅，收敛肺气，与半夏、橘红相伍，散中兼收，防其燥散伤

212

正。

3. 二陈汤为燥湿化痰的基础方。其配伍特点是结构严谨，散收相合，标本兼顾，燥湿理气祛已生之痰，健脾渗湿杜生痰之源。临床应用以咳嗽，呕恶，痰多色白易咯，舌苔白腻，脉滑为辨证要点。

4. 半夏白术天麻汤所治眩晕、头痛，缘于脾湿生痰，湿痰壅遏，引动肝风，风痰上扰清空所致；症见胸膈痞闷，恶心呕吐，舌苔白腻，脉弦滑；治当化痰与熄风并进，辅以健脾祛湿。天麻钩藤饮所治眩晕、头痛，多由肝肾不足，肝阳偏亢，生风化热所致；症见失眠多梦，或口苦面红，舌红苔黄，脉弦或数；治当平肝熄风为主，兼以清热活血，补益肝肾。

5. 清气化痰丸为治痰热咳嗽的常用方。临床应用以咯痰黄稠，胸膈痞闷，舌红苔黄腻，脉滑数为辨证要点。本方证因痰阻气滞，气郁化火，痰热互结所致。吴昆《医方考》卷2："气之不清，痰之故也，能治其痰，则气清矣。"制半夏虽辛温，但与苦寒之黄芩相合，一化痰散结，一清热降火，相制为用，共为臣药。

6. 苓甘五味姜辛汤主治寒饮咳嗽。症见咳嗽痰多，清稀色白，或喜唾涎沫，胸满喘促，舌苔白滑，脉弦滑或沉弦。治当温阳化饮。方以干姜为君，既温肺散寒以化饮，又温运脾阳以化湿。臣以细辛，取其辛散之性，温肺散寒，助干姜温肺散寒化饮之力；复以茯苓健脾渗湿、化饮利水，一以导水饮之邪从小便而去，一以杜绝生饮之源，合干姜温化渗利，健脾助运；为防干姜、细辛耗伤肺气，又佐以五味子敛肺止咳，与干姜、细辛相伍，一温一散一敛，使散不伤正，敛不留邪，且能调节肺司开合之职，为仲景用以温肺化饮的常用组合。使以甘草和中调药。

7. 贝母瓜蒌散为润燥化痰剂，主治燥痰咳嗽。然而，痰因湿聚，湿自脾来，无论湿痰抑或燥痰，皆须配伍橘红理气化痰、茯苓健脾渗湿，此乃祛痰剂配伍通则，但橘红温燥、茯苓渗利，故用量颇轻，少佐于贝母、瓜蒌、花粉等寒性药中，则可去性留用，并能加强脾运，输津以润肺燥。

五、问答题

1. 二陈汤主治湿痰证。症见咳嗽痰多，色白易咯，恶心呕吐，胸膈痞闷，肢体困重，或头眩心悸，舌苔白滑或腻，脉滑。治宜燥湿化痰，理气和中。方中半夏辛温性燥，善能燥湿化痰，且又和胃降逆，为君药。橘红为臣，既可理气行滞，又能燥湿化痰。君臣相配，寓意有二：一为等量合用，不仅相辅相成，增强燥湿化痰之力，而且体现治痰先理气，气顺则痰消之意；二为半夏、橘红皆以陈久者良，而无过燥之弊，故方名"二陈"，此为本方燥湿化痰的基本结构。佐以茯苓健脾渗湿，渗湿以助化痰之力，健脾以杜生痰之源，鉴于橘红、茯苓是针对痰因气滞和生痰之源而设，故二药为祛痰剂中理气化痰、健脾渗湿的常用组合；煎加生姜，既能制半夏之毒，又能协助半夏化痰降逆，和胃止呕；复用少许乌梅，收敛肺气，与半夏、橘红相伍，散中兼收，防其燥散伤正之虞。以甘草为佐使，健脾和中，调和诸药。

本方加减化裁，可用于多种痰证。湿痰，可加苍术、厚朴以增燥湿化痰之力；热痰，可加胆星、瓜蒌以清热化痰；寒痰，可加干姜、细辛以温化寒痰；风痰眩晕，可加天麻、僵蚕以化痰熄风；食痰，可加莱菔子、麦芽以消食化痰；郁痰，可加香附、青皮、郁金以解郁化痰；痰流经络之瘰疬、痰核，可加海藻、昆布、牡蛎以软坚化痰。

2. 温胆汤主治胆郁痰扰证。症见胆怯易惊，头眩心悸，心烦不眠，夜多异梦，或

213

呕恶呃逆，眩晕，癫痫，苔白腻，脉弦滑。治宜理气化痰，和胃利胆。方中半夏辛温，燥湿化痰，和胃止呕，为君药。臣以竹茹，取其甘而微寒，清热化痰，除烦止呕。半夏与竹茹相伍，一温一凉，化痰和胃，止呕除烦之功备；陈皮辛苦温，理气行滞，燥湿化痰；枳实辛苦微寒，降气导滞，消痰除痞。陈皮与枳实相合，亦为一温一凉，而理气化痰之力增。佐以茯苓，健脾渗湿，以杜生痰之源；煎加生姜、大枣调和脾胃，且生姜兼制半夏毒性。以甘草为使，调和诸药。综合全方，半夏、陈皮、生姜偏温，竹茹、枳实偏凉，温凉兼进，令全方不寒不燥，理气化痰以和胃，胃气和降则胆郁得舒，痰浊得去而胆无邪扰，如是则复其宁谧，诸症自愈。

3. 小陷胸汤与大陷胸汤虽皆主治热实结胸，但病因、病位、病情、病势不尽相同，故方有大、小陷胸之分。大陷胸汤证为水热互结心下，涉及胸腹，病情较重，病势较急，可见心下痛，按之石硬，甚则从心下至少腹硬满而痛不可近，脉象沉紧，故用大黄、芒硝与甘遂配伍，泻热逐水破结。小陷胸汤证为痰热互结心下，病位局限，正在心下，病情相对较轻，病势较缓，仅见心下痞闷，按之始痛，脉象浮滑，故用瓜蒌与黄连、半夏相伍，清热涤痰散结。

4. 苓甘五味姜辛汤原治支饮服小青龙汤后，咳虽减，但其人冲气上逆，出现气从小腹上冲胸咽之状，继投桂苓五味甘草汤，服已，冲气虽平，而反更咳、胸满者。因证无表寒，冲气已平，故不用麻黄、桂枝解表散寒。寒饮尚存，故仍用干姜、细辛温肺散寒化饮；为防干姜、细辛耗伤肺气，又以五味子敛肺止咳，与干姜、细辛相伍，一温一散一敛，使散不伤正，敛不留邪，且能调节肺司开合之职，为仲景用以温肺化饮的常用组合；因饮邪较重，故配茯苓健脾渗湿，以杜生痰之源；使以甘草和中调药。综观全

方，温散并行，开合相济，肺脾同治，标本兼顾，堪称温化寒饮之良剂，实可谓小青龙汤之变法。

六、分析题

（一）病案分析题

1. 辨证：胆郁痰扰证。

治法：理气化痰，和胃利胆。

处方：温胆汤加石菖蒲。

法半夏9g　竹茹6g　枳实6g　陈皮6g　茯苓9g　生姜5片　石菖蒲6g　炙甘草3g　大枣2枚　水煎2次分服（头煎于临卧前服，二煎于次日午后服）

方义分析：方中半夏辛温，燥湿化痰，和胃止呕，为君药。臣以竹茹，取其甘而微寒，清热化痰，除烦止呕。半夏与竹茹相伍，化痰和胃，止呕除烦；陈皮辛苦温，理气行滞，燥湿化痰；枳实辛苦微寒，降气导滞，消痰除痞，陈皮与枳实相合，以增理气化痰之力。佐以茯苓健脾渗湿，以杜生痰之源；石菖蒲化湿泄浊，宁心安神；生姜、大枣调和脾胃。以甘草为使，调和诸药。诸药合用，理气化痰以和胃，胃气和降则胆郁得舒，痰浊得去而胆无邪扰，如是则复其宁谧，诸症自愈。

2. 辨证：风痰上扰证。

治法：化痰熄风，健脾祛湿。

处方：半夏白术天麻汤加僵蚕、旋覆花。

法半夏9g　天麻6g　僵蚕9g　旋覆花6g（包煎）　白术15g　茯苓6g　炙甘草3g　陈皮6g　生姜3片　大枣2枚　水煎服

方义分析：方中半夏燥湿化痰，降逆止呕；天麻平肝熄风，而止头眩。两者合用，为治风痰眩晕头痛之要药。李杲在《脾胃论》中说："足太阴痰厥头痛，非半夏不能疗，眼黑头眩，风虚内作，非天麻不能除。"故以两味为君药。臣以旋覆花化痰降

逆、僵蚕熄风化痰，共助半夏、天麻化痰熄风之力；白术、茯苓健脾祛湿，能治生痰之源。佐以陈皮理气化痰，俾气顺则痰消；姜、枣调和脾胃，生姜兼制半夏之毒。使以甘草和中调药。综观全方，风痰并治，标本兼顾，但以化痰熄风治标为主，健脾祛湿治本为辅。

（二）处方分析题

1. 此方为小陷胸汤加枳实。方中全瓜蒌甘寒，清热涤痰，宽胸散结。臣以黄连苦寒泄热除痞，半夏辛温化痰散结，两者合用，一苦一辛，体现辛开苦降之法，与瓜蒌相伍，润燥相得，是为清热涤痰、散结开痞的常用组合。佐以枳实破气消痞。诸药合用，清热涤痰，宽胸散结，可治痰热结胸证。其证候表现为心下痞闷，按之始痛，或心胸闷痛，或咳痰黄稠，舌红苔黄腻，脉滑数。

2. 此方为二陈汤去乌梅，合三子养亲汤而成。二陈汤方中半夏辛温性燥，善能燥湿化痰，且又和胃降逆，为君药；陈皮为臣，既可理气行滞，又能燥湿化痰。君臣相配，不仅相辅相成，增强燥湿化痰之力，而且体现治痰先理气，气顺则痰消之意。佐以茯苓健脾渗湿，渗湿以助化痰之力，健脾以杜生痰之源；生姜既能制半夏之毒，又能协助半夏化痰降逆、和胃止呕。以甘草为佐使，健脾和中，调和诸药。共奏燥湿化痰，理气和中之功。三子养亲汤方中白芥子温肺化痰，利气散结；苏子降气化痰，止咳平喘；莱菔子消食导滞，下气祛痰。三药相伍，系降气化痰消食的常用组合。两方相合，化痰降气之力尤佳，且可消食和中，多用治湿痰壅肺证。其证候表现为咳嗽喘逆，痰多稠白，胸闷脘痞，恶心呕吐，食少难消，舌苔白腻，脉滑。

第十七章 消食剂

习题

一、填空题

1. 消食剂属于"八法"中的_____。
2. 消食剂分为_____和_____两类。
3. 保和丸中三味消食药是_____、_____、_____。
4. 健脾丸中三味消食药是_____、_____、_____。
5. 消食剂中药物组成含四君子汤的方剂是_____和_____。
6. 枳实消痞丸主治_____证；半夏泻心汤主治_____证。
7. 患者脾胃虚弱，食少难消，脘腹痞闷，大便溏薄，倦怠乏力，苔腻微黄，脉虚弱。宜选用_____治疗。

二、选择题

（一）A 型题

1. 消食剂中用药体现消下并用的代表方剂是（   ）
   A. 保和丸
   B. 健脾丸
   C. 枳实消痞丸
   D. 枳实导滞丸
   E. 葛花解醒汤

2. 患者因饮食不节，暴饮暴食而致脘腹痞满胀痛，嗳腐厌食，舌苔厚腻，脉滑。治宜选用（   ）
   A. 健脾丸
   B. 枳实消痞丸
   C. 枳实导滞丸

   D. 保和丸
   E. 枳术丸

3. 具有消食和胃功用的方剂是（   ）
   A. 健脾丸
   B. 枳实消痞丸
   C. 枳实导滞丸
   D. 保和丸
   E. 枳术丸

4. 以下不属于健脾丸辨证要点的是（   ）
   A. 大便不通
   B. 食少难消
   C. 脘腹痞闷
   D. 苔腻微黄
   E. 脉虚弱

5. 枳实导滞丸主治证是（   ）
   A. 食滞胃脘证
   B. 湿热食积证
   C. 脾虚食积证
   D. 脾虚气滞，寒热互结证
   E. 酒积伤脾证

6. 不属于消食剂的方剂是（   ）
   A. 木香槟榔丸
   B. 枳术丸
   C. 葛花解醒汤
   D. 越鞠丸
   E. 枳实消痞丸

7. 连翘在保和丸中的作用是（   ）
   A. 清热解毒
   B. 辛凉透表
   C. 透热转气
   D. 清泄胸膈之热
   E. 清热散结

8. 大黄在枳实导滞丸中的作用是
(　　)
    A. 泄热通便
    B. 攻下寒积
    C. 以泻代清
    D. 泄热逐瘀
    E. 攻积泻热

9. 健脾丸中用量最重的药是(　　)
    A. 人参
    B. 茯苓
    C. 山药
    D. 白术
    E. 肉豆蔻

10. 保和丸中用量最重的药是(　　)
    A. 神曲
    B. 莱菔子
    C. 山楂
    D. 连翘
    E. 半夏

11. 枳实导滞丸中的消食化滞药是
(　　)
    A. 山楂
    B. 麦芽
    C. 莱菔子
    D. 鸡内金
    E. 神曲

12. 枳实消痞丸所治之痞为(　　)
    A. 中气虚弱，寒热互结所致
    B. 胃气虚弱，痰浊内阻所致
    C. 脾虚气滞，寒热互结所致
    D. 痰热互结，气郁不通所致
    E. 饮食不节，暴饮暴食所致

13. 保和丸和健脾丸中相同的药是
(　　)
    A. 半夏、肉豆蔻
    B. 连翘、黄连
    C. 木香、砂仁
    D. 山楂、麦芽

    E. 神曲、山楂

14. 枳实导滞丸和枳实消痞丸中相同的
药是(　　)
    A. 枳实、黄连、神曲
    B. 枳实、黄芩、麦芽
    C. 枳实、大黄、莱菔子
    D. 枳实、白术、茯苓
    E. 枳实、甘草、黄连

(二) B1 型题
    A. 消导化积，清热利湿
    B. 健脾和胃，消食止泻
    C. 消痞除满，健脾和胃
    D. 分消酒湿，理气健脾
    E. 行气导滞，攻积泄热

1. 健脾丸的功用是(　　)
2. 枳实消痞丸的功用是(　　)
    A. 食滞胃脘证
    B. 酒积伤脾证
    C. 脾虚气滞，寒热互结证
    D. 脾虚食积证
    E. 湿热食积证

3. 保和丸主治(　　)
4. 枳实导滞丸主治(　　)

(三) X 型题

1. 下列哪些药物属于保和丸的组成
(　　)
    A. 黄芩、黄连
    B. 连翘、陈皮
    C. 砂仁、麦芽
    D. 山楂、半夏
    E. 茯苓、神曲

2. 下列哪些属于健脾丸的主治证候
(　　)
    A. 脉虚弱
    B. 大便溏薄
    C. 大便不通
    D. 倦怠乏力
    E. 苔腻微黄

3. 下列哪些属于消食剂（　　）
   A. 枳术丸
   B. 木香槟榔丸
   C. 旋覆代赭汤
   D. 越鞠丸
   E. 葛花解酲汤
4. 消食化滞剂常配伍（　　）
   A. 清热药
   B. 活血药
   C. 理气药
   D. 化湿药
   E. 健脾药

三、改错题

1. 枳实消痞丸的辨证要点是脘腹胀满，大便失常，苔黄腻，脉沉有力。

2. "治右关脉弦，心下虚痞，恶食懒倦，开胃进饮食"是保和丸的原书主治。

3. 健脾丸和枳术丸均系消补兼施之剂，但枳术丸健脾消食之力大于健脾丸。

4. 枳实导滞丸是从半夏泻心汤和枳术丸化裁而成。方中黄连用量大于干姜，其病当属热多寒少之证。

四、简答题

1. 健脾丸的配伍特点如何？

2. 简述连翘在银翘散、清营汤、凉膈散、保和丸中的配伍意义。

3. 黄连在清胃散、朱砂安神丸、健脾丸中的作用有何不同？

4. 参苓白术散、四神丸、真人养脏汤、健脾丸各治疗何种类型的泄泻？

5. 小柴胡汤、理中丸、葛花解酲汤各治疗何种类型的呕吐？

6. 消食剂的配伍规律如何？

五、问答题

1. 消食剂和泻下剂均能攻积导滞，二者应如何区别运用？

2. 保和丸和健脾丸均能消食，通过其组成意义说明二方的使用原则。

六、分析题

（一）病案分析题

要求：分析下列病例，作出中医证的诊断，拟定治法，开出处方，并分析方义。

患者，男，50岁。常感脘腹痞闷，食少而难消，大便溏薄，倦怠乏力，苔腻微黄，脉虚弱。

（二）处方分析题

要求：简要分析下列方剂的方义，并说明其功用、主治病证及其证候。

山楂 19g　神曲 6g　半夏 9g　茯苓 9g　陈皮 3g　连翘 3g　莱菔子 3g　枳实 9g　槟榔 9g　水煎服

参考答案

一、填空题

1. 消法
2. 消食化滞　健脾消食
3. 山楂　神曲　莱菔子
4. 山楂　神曲　麦芽
5. 健脾丸　枳实消痞丸
6. 脾虚气滞，寒热互结　寒热错杂
7. 健脾丸

二、选择题

（一）A1 型题

1. D。答案分析：枳实导滞丸中大黄攻积泻热，神曲消食化滞，体现消下并用之法。

2. D。答案分析：保和丸主治食滞胃脘证。症见脘腹痞满胀痛，嗳腐吞酸，恶食呕逆，或大便泄泻，舌苔厚腻，脉滑。

3. D。答案分析：保和丸以山楂、神曲、莱菔子等消食药配伍陈皮、半夏、茯苓、连翘等理气、除湿、清热之品，具消食和胃之功。

4. A。答案分析：健脾丸辨证要点是脘腹痞闷，食少难消，大便溏薄，苔腻微黄，脉虚弱。

5. B。答案分析：枳实导滞丸功能消导化积，清热利湿，主治湿热食积证。

6. D。答案分析：越鞠丸功能行气解郁，属理气剂。

7. E。答案分析：保和丸中连翘味苦微寒，既可散结以助消积，又可清解食积所生之热，具有清热散结之功。

8. E。答案分析：枳实导滞丸中大黄为君，攻积泻热，使积热从大便而下。

9. D。答案分析：健脾丸中白术用至二两半，用量最重。

10. C。答案分析：保和丸中山楂用至六量，用量最重。

11. E。答案分析：枳实导滞丸中以神曲消食和胃。

12. C。答案分析：枳实消痞丸主治脾虚气滞，寒热互结证。症见心下痞满，不欲饮食，倦怠乏力，大便不畅，苔腻微黄，脉弦。证属脾虚气滞，寒热互结。

13. E。答案分析：保和丸由山楂、神曲、半夏、茯苓、陈皮、连翘、莱菔子组成；健脾丸由白术、木香、黄连、甘草、茯苓、人参、神曲、陈皮、砂仁、麦芽、山楂、山药、肉豆蔻组成。两方均有神曲、山楂。

14. D。答案分析：枳实导滞丸由大黄、枳实、神曲、茯苓、黄芩、黄连、白术、泽泻组成；枳实消痞丸由干生姜、炙甘草、麦芽曲、茯苓、白术、半夏、人参、厚朴、枳实、黄连组成。两方均有枳实、白术、茯苓。

（二）B1 型题

1. B。答案分析：健脾丸由白术、木香、黄连、甘草、茯苓、人参、神曲、陈皮、砂仁、麦芽、山楂、山药、肉豆蔻组成，具健脾和胃，消食止泻之功。

2. C。答案分析：枳实消痞丸由干生姜、炙甘草、麦芽曲、茯苓、白术、半夏、人参、厚朴、枳实、黄连组成，具消痞除满，健脾和胃之功。

3. A。答案分析：保和丸由山楂、神曲、半夏、茯苓、陈皮、连翘、莱菔子组成，具消食和胃之功，主治食积胃脘证。

4. E。答案分析：枳实导滞丸功能消导化积，清热利湿，主治湿热食积证。

（三）X 型题

1. BDE。答案分析：保和丸由山楂、神曲、半夏、茯苓、陈皮、连翘、莱菔子组成。

2. ABDE。答案分析：健脾丸主治证候是食少难消，脘腹痞闷，大便溏薄，倦怠乏力，苔腻微黄，脉虚弱。

3. ABE。答案分析：越鞠丸和旋覆代赭汤属理气剂。

4. ACD。答案分析：消食化滞剂，适用于食积内停之证。常用消食药如山楂、神曲、莱菔子、麦芽等为主组成方剂。食积易阻气机，又容易生湿化热，因此常配伍理气、化湿、清热之品。

三、改错题

1. "枳实消痞丸"改为"枳实导滞丸"。答案分析："脘腹胀满，大便失常，苔黄腻，脉沉有力"提示其病机为湿热食滞，内阻胃肠，当为枳实导滞丸的辨证要点。

2. "保和丸"改为"枳实消痞丸"。答案分析："治右关脉弦，心下虚痞，恶食懒倦，开胃进饮食"为枳实消痞丸之原书主治。

3. "但枳术丸健脾消食之力大于健脾丸"改为"但枳术丸健脾消食之力小于健

脾丸"。答案分析：健脾丸和枳术丸均系消补兼施之剂，健脾丸补脾消食之力均大于枳术丸，且能渗湿止泻又化湿热，故健脾丸系健脾消食止泻之方；而枳术丸则为健脾化积除痞之剂。

4. "枳实导滞丸"改为"枳实消痞丸"。答案分析：枳实消痞丸由干姜、炙甘草、麦芽、茯苓、白术、半夏、人参、厚朴、枳实、黄连组成，是由半夏泻心汤和枳术汤化裁而成。方中枳实、厚朴用量独重，故着重于行气消痞，且黄连用量大于干姜，其病当属热多寒少之证。

四、简答题

1. 本方补气健脾药与消食行气药同用，为消补兼施之剂，以达补而不滞，消不伤正之目的。因方中含四君子汤及山药等益气健脾之品居多，故补重于消。

2. 连翘在银翘散中与银花配伍，辛凉透邪而解毒；清营汤中以连翘与银花配伍透营分之邪热转从气分而解；凉膈散中用连翘清热解毒，与黄芩、栀子配伍，清上中二焦之火热；保和丸中配伍连翘既可散结以助消积，又可清解食积所生之热。

3. 黄连在清胃散中意义是直清胃腑之火；朱砂安神丸中配伍黄连清泻心火以安神；健脾丸中用黄连清热燥湿，清解食积所化之热。

4. 参苓白术散主治脾虚夹湿之泄泻；四神丸主治脾肾阳虚之五更泄；真人养脏汤主治脾肾虚寒，肠道失固之久泻不止；健脾丸主治脾虚食停之泄泻。

5. 小柴胡汤主治邪入少阳，胆胃失和之呕吐；理中丸主治脾胃虚寒，升降失职之呕吐；葛花解酲汤主治酒积伤脾，胃失和降之呕吐。

6. 因食积内停易致气滞、生湿、化热，脾虚亦易导致食停，故消食剂常配伍行气、祛湿、清热和健脾之品。

五、问答题

1. 消食剂与泻下剂均能消除体内有形之实邪，但在临床上要区别运用。消食剂多属渐消缓散之剂，适用于病势较缓的食积证；而泻下剂多属攻逐之剂，适用于病势较急，积滞较重之食积证。若应泻而用消，则病重药轻，其疾难愈；若应消而用泻，则病轻药重，易伤正气，病反加重。

2. 保和丸以消食药山楂、神曲、莱菔子为主，配以行气祛湿的陈皮、茯苓、半夏，清热散结的连翘达到消食和胃的目的，主治饮食不节，暴饮暴食之食滞胃脘证。临床以脘腹胀满，嗳腐厌食，舌苔厚腻，脉滑为使用原则。健脾丸以健脾益气的白术、茯苓、人参、甘草为主，消食和胃的山楂、神曲、麦芽为辅，配以行气化湿，醒脾开胃的木香、砂仁、陈皮，温涩止泻的肉豆蔻、山药，清热燥湿的黄连，以收健脾和胃，消食止泻之效。主治脾胃虚弱，运化失常，食积停滞，郁而生热之脾虚食积证。临床以脘腹痞闷，食少难消，大便溏薄，苔腻微黄，脉虚弱为使用原则。

六、分析题

（一）病案分析题

辨证：患者食少难消，大便溏薄，脉虚弱为脾虚不运，气血生化不足所致；脘腹痞闷，苔腻微黄是食滞气机，生湿化热所致。

辨证：脾虚食积证。

治法：健脾和胃，消食止泻。

处方：健脾丸。

白术15g　茯苓12g　人参10g　木香、黄连、甘草各6g　神曲、陈皮、砂仁、麦芽、山楂、山药、肉豆蔻各9g　水煎服

方义分析：方中白术、茯苓、人参、甘草健脾祛湿止泻；山楂、神曲、麦芽消食和

胃化滞；陈皮、砂仁、木香行气化湿，开胃醒脾助运；肉豆蔻、山药涩肠止泻；黄连清热燥湿，以解食积所化之热。全方补气健脾与消食行气同用，消补兼施，但补重于消。

（二）处方分析题

本方为保和丸加枳实、槟榔。方中山楂、神曲、莱菔子消食和胃化滞，枳实、槟榔助行气化滞消食之功；半夏、茯苓、陈皮行气祛湿；连翘清热散结。诸药合用，消食和胃化滞，可用于食滞胃脘证。其症可见脘腹痞满胀痛，嗳腐吞酸，恶食呕逆，或大便泄泻，苔厚腻，脉滑。

第十八章 驱 虫 剂

🖋️习题

一、填空题

1. 凡以_____，_____，统称驱虫剂。
2. 乌梅丸的功用是_____。

二、选择题

（一）A1 型题

1. 寒热错杂，正气虚弱的久泻久痢，宜选用（ ）
   - A. 芍药汤
   - B. 白头翁汤
   - C. 四神丸
   - D. 乌梅丸
   - E. 真人养脏汤

2. 症见心烦呕吐，时发时止，食入吐蛔，手足厥冷，腹痛。治当首选（ ）
   - A. 四逆汤
   - B. 乌梅丸
   - C. 半夏泻心汤
   - D. 连梅安蛔汤
   - E. 理中安蛔丸

（二）X 型题

1. 乌梅丸的组成中含有（ ）
   - A. 人参
   - B. 细辛
   - C. 甘草
   - D. 桂枝
   - E. 黄柏

2. 乌梅丸主治证候包括（ ）
   - A. 心烦呕吐，时发时止
   - B. 食入吐蛔
   - C. 面赤口燥
   - D. 手足厥冷，腹痛
   - E. 久泻久痢

三、改错题

乌梅丸由乌梅、生姜、细辛、黄芩、芍药、附子、蜀椒、桂枝、人参、黄柏组成。

四、简答题

简述黄连、黄柏在乌梅丸中的作用。

五、问答题

乌梅丸主治证是什么？为何能用于久泻久痢？

六、分析题

病案分析题

要求：分析下列病案，作出中医证的诊断，拟定治法，开出处方，并分析方义。

董某，女，工人。腹痛、腹泻3个月。患者于3个月前曾发热，腹泻，泻出粘液脓血便，伴里急后重，诊断为急性细菌性痢疾。服抗生素治疗4天，症状消失而停药。4天后又泻出粘液便，改服中药5剂好转，但5~6天后又复下痢，此后大便日2~3次，质溏不爽，常带粘液，食欲不振，常呕恶，腹部隐隐胀痛，口干欲饮，四肢冷，舌质淡，苔黄腻，脉弦细。

📖参考答案

一、填空题

1. 安蛔、驱虫药物为主组成 用以治

疗人体消化道寄生虫病的方剂

2. 温脏安蛔

二、选择题

（一）A1 型题

1. D。答案分析：芍药汤主治湿热壅滞肠道之湿热痢疾；白头翁汤主治热毒深陷血分之热毒痢疾；四神丸主治命门火衰之五更泄泻或久泻；乌梅丸主治寒热错杂，正气虚弱的久泻久痢；真人养脏汤主治脾肾虚寒之久泻久痢。

2. B。答案分析：心烦呕吐、时发时止、食入吐蛔、手足厥冷、腹痛等正是脏寒蛔厥证的具体表现，是因患者素有蛔虫，复由肠道虚寒，蛔虫上扰所致，故治当首选乌梅丸。

（二）X 型题

1. ABDE。答案分析：乌梅丸的组成是乌梅、细辛、干姜、黄连、当归、附子、蜀椒、桂枝、人参、黄柏。

2. ABDE。答案分析：乌梅丸主治蛔厥证。脘腹阵痛，烦闷呕吐，时发时止，得食则吐，甚则吐蛔，手足厥冷，或久泻久痢。

三、改错题

"生姜"改为"干姜"、"黄芩"改为"黄连"、"芍药"改为"当归"。答案分析：乌梅丸的组成为：乌梅、细辛、干姜、黄连、当归、附子、蜀椒、桂枝、人参、黄柏。

四、简答题

乌梅丸主治脏寒蛔厥证。方中配伍黄连、黄柏的意义有二：一是据"蛔得苦则下"，用之苦以下蛔；二是清解因蛔虫上扰，气机逆乱所生之热。

五、问答题

乌梅丸主治上热下寒，寒热错杂的蛔厥证。症见心烦呕吐，时发时止，食入吐蛔，手足厥冷，腹痛等。本方尚能用于治久泻久痢。盖久泻久痢多因正虚邪恋，即脾肾虚寒，气血不足，而湿热未尽所致。治宜温补脾肾，涩肠止泻，清热燥湿。方中乌梅涩肠止泻，可治久利滑脱；附子、桂枝、细辛、川椒、干姜诸多温热之品，能温肾暖脾，振奋阳气；人参益气健脾，合温热之品则能温补脾肾；当归养血和血；黄连、黄柏清热燥湿，以除余邪。诸药合用，共成一首寒热并用、补涩同施之良剂，故可用治寒热错杂，正气虚弱的久泻久痢。

六、分析题

病案分析题

辨证：脾胃虚寒，湿热未尽。

治法：温中祛寒，清热燥湿，兼涩肠止痢。

处方：乌梅丸。

乌梅 6g　细辛 6g　干姜 9g　黄连 6g
黄柏 6g　当归 9g　党参 15g　桂枝 6g　川椒 6g　熟附子 9g　水煎服

方义分析：方以桂枝、附子、干姜、细辛、川椒诸多温热之品，温中祛寒，振奋阳气，合人参温补中焦阳气，助脾之运化；黄柏、黄连清热燥湿，以清除肠中之余邪；当归养血活血，川椒理气行滞，两药相配，调气行血，有益于肠道湿热的消除。反复泻痢，精微耗散，故用乌梅涩肠止痢，收敛精气。全方寒热并用，补涩同施，故久痢可愈。

第十九章 涌 吐 剂

习题

一、填空题

1. 瓜蒂散组成中除瓜蒂外还有_____、
_____。

2. 瓜蒂散主治_____证。

二、选择题

A1 型题

1. 瓜蒂散的功用是( )
   A. 涌吐风痰
   B. 涌吐痰涎宿食
   C. 开关涌吐
   D. 涌吐宿食
   E. 涌吐痰涎

2. 不是瓜蒂散主治证的是( )
   A. 胸中痞硬
   B. 懊憹不安
   C. 欲吐不出
   D. 寸脉微细
   E. 气上冲咽喉不得息

三、改错题

瓜蒂散的功用是涌吐痰涎。

四、简答题

瓜蒂散中配伍瓜蒂、赤小豆有何意义?

参考答案

一、填空题

1. 赤小豆 香豉
2. 痰涎宿食,壅滞胸脘

二、选择题

1. B。答案分析:瓜蒂散以瓜蒂、赤小豆、香豉组成,具有涌吐痰涎宿食功用。

2. D。答案分析:瓜蒂散主治证为胸中痞硬,懊憹不安,欲吐不出,气上冲咽喉不得息,寸脉微浮。

三、改错题

"涌吐痰涎"改为"涌吐痰涎宿食"。
答案分析:瓜蒂散具有涌吐痰涎和宿食的作用,故其功用应为涌吐痰涎宿食。

四、简答题

瓜蒂散方中瓜蒂味苦,善于涌吐痰涎宿食;赤小豆味酸平,能祛湿除烦满。二者配伍,酸苦涌泄,有增强催吐之力。

方剂学模拟试题 A

习题

一、选择题

(一) A1 型题

答题说明：每题有 5 个备选答案，请从中选出 1 个最佳答案，将其标序字母，填入题干的括号内，以示回答。多选、错选、不选，均不给分。

1. 被誉为"方书之祖"的方书是（　　）
    A.《黄帝内经》
    B.《五十二病方》
    C.《千金方》
    D.《普济方》
    E.《伤寒杂病论》

2. 下列哪项属于臣药的涵义（　　）
    A. 针对重要的兼病或兼证起主要治疗作用
    B. 直接治疗次要兼证的药物
    C. 用以消除或减弱方中药物毒、副作用的药物
    D. 能引领方中药物至特定病所的药物
    E. 具有调和方中诸药作用的药物

3. 患者恶寒发热，无汗，头痛项强，肢体酸楚疼痛，口苦微渴，舌苔白，脉浮。治当首选（　　）
    A. 羌活胜湿汤
    B. 九味羌活汤
    C. 大青龙汤
    D. 荆防败毒散
    E. 柴葛解肌汤

4. 枳实、厚朴并用的方剂是（　　）

5. 半夏泻心汤的功用是（　　）
    A. 和胃消痞，散结除水
    B. 益气和胃，消痞止呕
    C. 寒热平调，消痞散结
    D. 平调寒热，理气和胃
    E. 泻火解毒，燥湿消痞

6. 龙胆泻肝汤中多用苦燥渗利伤阴之品，为使祛邪不伤正，故方中伍用（　　）
    A. 熟地、麦冬
    B. 熟地、当归
    C. 生地、麦冬
    D. 生地、当归
    E. 熟地、生地

7. 下列哪项不属于理中丸的主治证候（　　）
    A. 脘腹绵绵作痛
    B. 畏寒肢冷
    C. 大便溏泻
    D. 恶心呕吐
    E. 脉弦数

8. 补气升阳的代表方是（　　）
    A. 生脉散
    B. 补中益气汤
    C. 参苓白术散
    D. 玉屏风散
    E. 四君子汤

9. 常自汗出，夜卧尤甚，心悸惊惕，气短烦倦，舌淡红，脉细弱者。治宜选用

上方选项：
    A. 调胃承气汤
    B. 大承气汤
    C. 大柴胡汤
    D. 枳实导滞丸
    E. 增液承气汤

（　　　　）

    A. 桂枝汤

    B. 牡蛎散

    C. 玉屏风散

    D. 当归六黄汤

    E. 补中益气汤

10. 天王补心丹的功用是（　　　　）

    A. 滋阴清热，养血安神

    B. 养血安神，清热除烦

    C. 滋补肝肾，养心安神

    D. 益气补血，养心安神

    E. 滋阴养血，清热除烦

11. 至宝丹的功用，除化浊开窍外，尚有（　　　　）

    A. 熄风止痉

    B. 化浊解毒

    C. 豁痰解毒

    D. 清热解毒

    E. 化痰定惊

12. 暖肝煎的组成中不含有（　　　　）

    A. 乌药、小茴香

    B. 肉桂、沉香

    C. 当归、枸杞

    D. 茯苓、生姜

    E. 甘草、大枣

13. 患者跌打损伤，瘀血留于胁下，痛不可忍。治宜选用（　　　　）

    A. 血府逐瘀汤

    B. 复元活血汤

    C. 失笑散

    D. 鳖甲煎丸

    E. 膈下逐瘀汤

14. 症见头痛，或偏或正，或巅顶作痛，目眩鼻塞，或微恶风发热，舌苔薄白，脉浮。治宜首选（　　　　）

    A. 桂枝汤

    B. 麻黄汤

    C. 川芎茶调散

    D. 九味羌活汤

    E. 天麻钩藤饮

15. 症见身热头痛，干咳无痰，气逆而喘，咽喉干燥，口渴鼻燥，胸膈满闷，舌干少苔，脉虚大而数。治当首选（　　　　）

    A. 杏苏散

    B. 清燥救肺汤

    C. 麦门冬汤

    D. 养阴清肺汤

    E. 百合固金汤

16. 三仁汤中有"宣上、畅中、渗下"作用的代表药物是（　　　　）

    A. 杏仁、半夏、滑石

    B. 杏仁、厚朴、通草

    C. 杏仁、白蔻仁、竹叶

    D. 杏仁、白蔻仁、薏苡仁

    E. 杏仁、半夏、通草

17. 症见咳嗽痰多，色白易咯，胸膈痞闷，恶心呕吐，肢体困重，舌苔白滑，脉滑者。治宜选用（　　　　）

    A. 茯苓丸

    B. 温胆汤

    C. 小陷胸汤

    D. 二陈汤

    E. 苓甘五味姜辛汤

18. 保和丸和健脾丸组成中共同的药物是（　　　　）

    A. 半夏、肉豆蔻

    B. 连翘、黄连

    C. 木香、砂仁

    D. 山楂、麦芽

    E. 神曲、山楂

19. 具有益气祛风，健脾利水功用的方剂是（　　　　）

    A. 藿香正气散

    B. 五苓散

    C. 防己黄芪汤

    D. 三仁汤

E. 当归拈痛汤

20. 麦门冬汤出自(　　)
    A.《温热经纬》
    B.《温病条辨》
    C.《伤寒论》
    D.《太平惠民和剂局方》
    E.《金匮要略》

（二）B1 型题

答题说明：每题有 5 个备选答案，请从中选择 1 个与题干关系最密切的答案，每个备选答案可以选用 1 次或多次，亦可 1 次都不选，并将其标序字母，填入题干的括号内，以示回答。

    A.《肘后备急方》
    B.《五十二病方》
    C.《刘涓子鬼遗方》
    D.《太平惠民和剂局方》
    E.《伤寒明理论》

21. 以简、便、廉、效为显著特点的方书是(　　)

22. 开方论之先河的方书是(　　)
    A. 2：1
    B. 1：2
    C. 1：1
    D. 3：2
    E. 2：3

23. 小建中汤原书桂枝与白芍的用量比例为(　　)

24. 麻杏甘石汤原书麻黄与石膏的用量比例为(　　)
    A. 芍药、当归
    B. 当归、生地
    C. 生地、木通
    D. 木通、黄芩
    E. 大黄、栀子

25. 清胃散的组成中含有(　　)

26. 八正散的组成中含有(　　)
    A. 人参败毒散

B. 补阳还五汤
    C. 参苏饮
    D. 当归六黄汤
    E. 生脉散

27. 以黄芪作为君药的方剂是(　　)

28. 以人参作为君药的方剂是(　　)
    A. 桃核承气汤
    B. 增液承气汤
    C. 大黄牡丹汤
    D. 犀角地黄汤
    E. 十灰散

29. 具有泻热破瘀，散结消肿功用的方剂是(　　)

30. 具有凉血止血功用的方剂是(　　)

（三）X 型题

答题说明：每题有 5 个备选答案，每题有 2～5 个正确答案，请将正确答案的相应字母填入题干的括号内，以示回答。多选、错选、不选，均不给分。

31. 使药的涵义包括(　　)
    A. 引领方中诸药至特定病所的药物
    B. 用以消除或减弱方中药物毒、副作用的药物
    C. 直接治疗次要兼证的药物
    D. 病重邪甚，可能拒药时，配用与君药性味相反而又能在治疗中起相成作用的药物
    E. 具有调和方中诸药作用的药物

32. 小青龙汤的配伍特点是(　　)
    A. 气血兼顾
    B. 散中有收
    C. 营卫同治
    D. 开中有合
    E. 体用并调

33. 组成中含调胃承气汤的方剂有(　　)
    A. 凉膈散
    B. 麻子仁丸

C. 桃核承气汤

D. 增液承气汤

E. 温脾汤

34. 清营汤中体现"入营犹可透热转气"的药物是( )

    A. 银花

    B. 生地

    C. 连翘

    D. 竹叶

    E. 水牛角

35. 组成中含有吴茱萸的方剂是( )

    A. 左金丸

    B. 温经汤

    C. 四神丸

    D. 吴茱萸汤

    E. 当归四逆汤

36. 参苓白术散配伍桔梗的意义是( )

    A. 载药上行

    B. 通调水道

    C. 宣肺利咽

    D. 化痰止咳

    E. 宣肺利气

37. 临床应用咳血方的辨证要点是( )

    A. 咳痰带血

    B. 胸胁作痛

    C. 头痛目赤

    D. 舌红苔黄

    E. 脉弦数

38. 镇肝熄风汤中重用牛膝为君的意义是( )

    A. 活血祛瘀

    B. 强筋健骨

    C. 引血下行

    D. 补益肝肾

    E. 通利关节

39. 真武汤中白芍的作用是( )

    A. 利小便以行水气

    B. 养血润燥

    C. 敛阴舒筋以解肌肉瞤动

    D. 柔肝以止腹痛

    E. 制约附子之温燥

40. 临床应用小陷胸汤的辨证要点是( )

    A. 胸脘痞闷

    B. 按之则痛

    C. 咳痰黄稠

    D. 舌苔黄腻

    E. 脉滑数

二、填空题

1. 现存历史上载方最多的方书是＿＿＿＿＿＿。

2. 桂枝汤中＿＿＿＿＿、＿＿＿＿＿等量合用，是本方外可解肌发表，内调营卫、阴阳的基本结构。

3. 逍遥散为＿＿＿＿＿＿的代表方，又是＿＿＿＿＿＿的常用方。

4. 当归四逆汤是由桂枝汤去生姜，加＿＿＿＿＿、＿＿＿＿＿、＿＿＿＿＿组成。

5. 固冲汤主治证的病机是＿＿＿＿＿＿，＿＿＿＿＿＿。

三、改错题

答题说明：将下列各题中错误部分标上下划线，并改正。

1. 汗法的目的在于发汗。

2. 十枣汤的君药是大枣。

3. 易黄汤主治脾虚肝郁，湿浊下注的带下。

4. 定喘汤中清泻肺热的药物是黄芩、生地。

5. 杏苏散的功用是轻宣温燥，理肺化痰。

四、简答题

1. 简述方剂学的涵义。

2. 从功用、组成方面比较银翘散与桑菊饮的异同。

3. 五苓散中"多饮暖水，汗出愈"的含义是什么？

五、问答题

试分析肾气丸的方义，并归纳其配伍特点。

六、分析题

（一）处方分析题

要求：简要分析下列临床处方的配伍意义，说明其有何功效，针对何病机，可用于何病证。

半夏12g　生姜15g　厚朴9g　茯苓12g　苏叶6g　香附6g　郁金9g　水煎温服，日3次

（二）病案分析题

要求：分析下列病例，作出中医证的诊断，拟定治法，开出处方，并分析方义。

患者，男，55岁。3天前因饮食不洁而开始腹痛，继而便脓血，赤白相兼，日行数次，伴里急后重，肛门灼热，小便短赤，舌苔黄腻，脉滑数。

辨证：

治法：

处方：

方义分析：

📖 **参考答案**

一、单选题

（一）A1型题

1. E　2. A　3. B　4. B　5. C

6. D　7. E　8. B　9. B　10. A

11. D　12. E　13. B　14. C　15. B

16. D　17. D　18. E　19. C　20. E

（二）B1型题

21. A　22. E　23. B　24. B　25. B

26. E　27. B　28. E　29. C　30. E

（三）X型题

31. AE　　32. BD　　33. ACE

34. ACD　35. ABCD　36. ABE

37. ABDE　38. CD　　39. ACDE

40. ABDE

二、填空题

1. 《普济方》

2. 桂枝　白芍

3. 疏肝健脾　妇科调经

4. 当归　细辛　通草

5. 脾肾亏虚　冲脉不固

三、改错题

1. "发汗"改为"祛散六淫之邪"。

2. "大枣"改为"甘遂"。

3. "脾虚肝郁"改为"肾虚湿热"。

4. "黄芩、生地"改为"黄芩、桑白皮"。

5. "温燥"改为"凉燥"。

四、简答题

1. 方剂学是研究和阐明治法与方剂的理论及其临床运用的一门学科，是中医学主要的基础学科之一。

2. 银翘散与桑菊饮都是治疗温病初起的辛凉解表方剂，组成中都有连翘、薄荷、桔梗、芦根、甘草五味药物。但前方有银花配荆芥、淡豆豉、牛蒡子、竹叶，则解表清热之力强；后方有桑叶、菊花配伍杏仁，则肃肺止咳之力大。

3. 五苓散中"多饮暖水，汗出愈"。其含义有二：一是取其发汗以解太阳之表邪；

二是发汗宣肺，肺为水之上源，通调水道，以助利水。

五、问答题

肾气丸主治肾阳不足证，法当补肾助阳。方以桂枝、附子为君，温补肾阳。干地黄滋阴补肾，山茱萸、山药补肝脾而益精血，为臣药。泽泻、茯苓利水渗湿，合桂枝温阳化气以行水；丹皮行血调血，共为佐药。诸药合用，助阳之弱以化水，滋阴之虚以化气，使肾阳振奋，气化复常，则诸症自除。综上分析，本方的配伍特点有二：一是补阳之中配伍滋阴之品，意在"阴中求阳"；二是少量补阳药与大队补阴药相配，旨在"少火生气"。

六、分析题

（一）处方分析题

本方为半夏厚朴汤加味。其中半夏化痰散结，降逆和胃；厚朴下气除满，助半夏散结降逆之功；茯苓渗湿健脾，生姜散结和胃又制半夏之毒；苏叶行气理肺疏肝，香附、郁金助行气解郁之功。诸药合用，行气解郁，降逆化痰，用于痰气郁结于咽喉的梅核气。其症为咽中如有物阻，咯吐不出，吞咽不下，胸膈满闷不舒，苔白滑，脉弦滑。

（二）病案分析题

辨证：湿热壅滞，气血失调证。

治法：清热燥湿，调气和血。

处方：芍药汤加味。

白芍 30g　当归 6g　黄连 15g　黄芩 15g

官桂 3g　槟榔 10g　木香 10g　甘草 6g　山楂 10g　神曲 10g　大黄 10g　水煎服

方义分析：黄芩、黄连清热燥湿，大黄泻热导滞，白芍、当归调血和血，木香、槟榔行气导滞，山楂、神曲消食导滞，肉桂防诸药苦寒伤阳并助调理气血，甘草调和诸药，并和芍药缓急止痛。

方剂学模拟试题 B

习题

一、选择题

（一）A1 型题

答题说明：每题有 5 个备选答案，请从中选出 1 个最佳答案，将其标序字母，填入题干的括号内，以示回答。多选、错选、不选，均不给分。

1. 现存历史上载方最多的方书是（　　）

    A. 《五十二病方》

    B. 《普济方》

    C. 《太平惠民和剂局方》

    D. 《圣济总录》

    E. 《千金方》

2. 我国历史上最早的儿科专科方书是（　　）

    A. 《金匮要略》

    B. 《幼幼集成》

    C. 《小儿药证直诀》

    D. 《少小婴孺方》

    E. 《小儿则》

3. 小承气汤变化为厚朴三物汤是属于（　　）

    A. 药味增减的变化

    B. 药量增减的变化

    C. 剂型更换的变化

    D. 药味、药量均有变化

    E. 以上都不是

4. 症见身热不解，咳逆气急，甚则鼻煽，口渴，无汗，舌苔薄，脉浮而数。治当首选（　　）

    A. 桑菊饮

    B. 麻杏甘石汤

    C. 定喘汤

    D. 射干麻黄汤

    E. 桑杏汤

5. 下列方剂均属泻下剂，其中不用大黄的方剂是（　　）

    A. 大陷胸汤

    B. 温脾汤

    C. 麻子仁丸

    D. 黄龙汤

    E. 济川煎

6. 患者往来寒热，胸胁苦满，默默不欲饮食，心烦喜呕，口苦，咽干，目眩，苔薄白，脉弦。治当首选（　　）

    A. 蒿芩清胆汤

    B. 小柴胡汤

    C. 大柴胡汤

    D. 柴胡枳桔汤

    E. 逍遥散

7. 立法用药体现"行血则便脓自愈，调气则后重自除"的方剂是（　　）

    A. 芍药汤

    B. 败毒散

    C. 白头翁汤

    D. 黄芩汤

    E. 葛根芩连汤

8. 治疗肝胃虚寒，浊阴上逆证的常用方是（　　）

    A. 小建中汤

    B. 温脾汤

    C. 理中丸

    D. 香砂六君子汤

E. 吴茱萸汤

9. 何方主治营血虚滞证(　　)
  A. 四物汤
  B. 归脾汤
  C. 当归补血汤
  D. 胶艾汤
  E. 八珍汤

10. 四神丸的君药是(　　)
  A. 肉豆蔻
  B. 五味子
  C. 吴茱萸
  D. 补骨脂
  E. 生姜

11. 朱砂安神丸主治证的病机是(　　)
  A. 阴血不足，肝阳上亢
  B. 心阴不足，虚火上炎
  C. 心火亢盛，阴血不足
  D. 肾阴不足，心肾不交
  E. 心肾阴虚，虚火上炎

12. 症见高热烦躁，神昏谵语，痉厥，口渴唇焦，尿赤便秘。治宜选用(　　)
  A. 安宫牛黄丸
  B. 紫雪
  C. 至宝丹
  D. 紫金锭
  E. 冠心苏合丸

13. 越鞠丸所治"六郁"证不包括(　　)
  A. 湿郁
  B. 火郁
  C. 寒郁
  D. 痰郁
  E. 食郁

14. 血府逐瘀汤主治的病证是(　　)
  A. 膈下血瘀证
  B. 少腹血瘀证
  C. 胸中血瘀证
  D. 两胁血瘀证

E. 头部血瘀证

15. 组成中含有细辛、薄荷的方剂是(　　)
  A. 小青龙汤
  B. 川芎茶调散
  C. 大秦艽汤
  D. 银翘散
  E. 消风散

16. 杏苏散的功用是(　　)
  A. 宣利肺气，疏风止咳
  B. 宣肺解表，祛痰止咳
  C. 发散风寒，降气化痰
  D. 轻宣凉燥，理气化痰
  E. 发汗解表，宣肺平喘

17. 八正散与小蓟饮子组成中均含有的药物是(　　)
  A. 木通、小蓟
  B. 生地、滑石
  C. 木通、滑石
  D. 竹叶、甘草
  E. 栀子、大黄

18. 半夏白术天麻汤所治证的病机是(　　)
  A. 阳虚阴盛，水饮内停
  B. 实热老痰，上蒙清窍
  C. 邪热内陷，痰热结胸
  D. 脾湿生痰，风痰上扰
  E. 胆胃不和，痰浊内扰

19. 连翘在保和丸中的作用是(　　)
  A. 清热解毒
  B. 辛凉透表
  C. 透热转气
  D. 清泄胸膈之热
  E. 清热散结

20. 症见心烦呕吐，时发时止，食入吐蛔，手足厥冷，腹痛。治当首选(　　)
  A. 乌梅丸
  B. 四逆汤

C. 半夏泻心汤

D. 连梅安蛔汤

E. 理中安蛔丸

（二）B1 型题

答题说明：每题有 5 个备选答案，请从中选择 1 个与题干关系最密切的答案，每个备选答案可以选用 1 次或多次，亦可 1 次都不选，并将其标序字母填入题干的括号内，以示回答。

A.《医学心悟》

B.《黄帝内经》

C.《景岳全书》

D.《圣济经》

E.《医方集解》

21. 首先提出君臣佐使理论的是（　　）

22. 常用"八法"出自（　　）

A.《医方集解》

B.《金匮要略》

C.《温病条辨》

D.《太平惠民和剂局方》

E.《伤寒论》

23. 大黄牡丹汤出自（　　）

24. 败毒散出自（　　）

A. 肝脾气郁证

B. 气血郁滞证

C. 肝郁血虚脾弱证

D. 六郁证

E. 肝肾阴虚，肝气郁滞证

25. 一贯煎主治（　　）

26. 逍遥散主治（　　）

A. 四君子汤

B. 补中益气汤

C. 参苓白术散

D. 清暑益气汤

E. 导赤散

27. 体现清热养阴利水法的方剂是（　　）

28. 体现甘温除热法的方剂是（　　）

A. 补中益气汤

B. 百合固金汤

C. 枳实消痞丸

D. 地黄饮子

E. 温脾汤

29. 组成中含有增液汤的方剂是（　　）

30. 组成中含有四君子汤的方剂是（　　）

（三）X 型题

答题说明：每题有 5 个备选答案，每题有 2～5 个正确答案，请将正确答案的相应字母填入题干的括号内，以示回答。多选、错选、不选，均不给分。

31. 臣药的涵义包括（　　）

A. 针对主病、主证起主要治疗作用的药物

B. 针对重要的兼病或兼证起主要治疗作用的药物

C. 直接治疗次要兼证的药物

D. 辅助君药加强治疗主病或主证作用的药物

E. 引领方中药物至特定病所的药物

32. 大承气汤主治（　　）

A. 热厥

B. 阳明腑实证

C. 痉病

D. 热结旁流证

E. 发狂

33. 半夏泻心汤的配伍特点是（　　）

A. 寒热并用

B. 表里同治

C. 辛开苦降

D. 标本兼顾

E. 补泻兼顾

34. 芍药、甘草同用的方剂是（　　）

A. 小建中汤

B. 痛泻要方

C. 桂枝汤

233

D. 芍药汤

E. 四逆散

35. 固经丸的君药是( )

A. 黄柏

B. 黄芩

C. 椿根皮

D. 白芍

E. 龟板

36. 补阳还五汤的功用是( )

A. 补气

B. 活血

C. 补阳

D. 通络

E. 止痛

37. 镇肝熄风汤中配伍茵陈、川楝子、生麦芽的意义是( )

A. 利湿退黄

B. 理气止痛

C. 消食导滞

D. 清泄肝热

E. 疏肝理气

38. 杏苏散组成中含有的药物是( )

A. 前胡

B. 桑叶

C. 桔梗

D. 枳壳

E. 柴胡

39. 关于平胃散的论述,以下正确的有( )

A. 平胃散为治疗湿滞脾胃的基础方

B. 平胃散燥湿与行气并用,而以燥湿为主

C. 平胃散由苍术、陈皮、半夏、甘草组成

D. 临床应用平胃散以脘腹胀满,舌苔厚腻为辨证要点

E. 平胃散以苍术、厚朴共为君药,意在燥湿行气并用

40. 消食化滞剂常配伍( )

A. 清热药

B. 活血药

C. 理气药

D. 化湿药

E. 健脾药

二、填空题

1. 麻黄细辛附子汤中的 _____、_____是助阳解表的常用组合。

2. 和解剂通常分为 _____、_____、_____三类。

3. 六君子汤即四君子汤加 _____、_____组成。

4. 四神丸由《普济本事方》的 _____与_____两方组合而成。

5. 增水行舟法的代表方剂是_____。

三、改错题

答题说明:将下列各题中错误部分标上下划线,并改正。

1. 柴葛解肌汤为治麻疹未发,或发而不透的基础方。

2. 小建中汤主治中阳衰微,阴寒内盛证。

3. 症见汗出恶风,面色㿠白,舌淡苔白,脉浮虚者,治用牡蛎散。

4. 川芎茶调散主治肝阳上亢头痛。

5. 温胆汤属清热化痰剂。

四、简答题

1. 简述治法与方剂的关系。

2. 简述阳和汤中配伍熟地、麻黄的意义。

3. 镇肝熄风汤主治类中风,方中为何配伍茵陈、川楝子、生麦芽?

五、问答题

五苓散、防己黄芪汤、真武汤、实脾散均可治疗水肿，如何区别使用？

六、分析题

（一）处方分析题

要求：简要分析下列临床处方的配伍意义，说明具有何功效，针对何病机，可用于何病证。

当归15g　柴胡15g　白芍15g　白术15g　茯苓15g　甘草8g　香附15g　水煎温服，日3次

（二）病案分析题

要求：分析下列病例，作出中医证的诊断，拟定治法，开出处方，并分析方义。

患者，男，63岁。2年来常感左侧胸部疼痛，胸闷，反复发作。近月来，发作频繁，夜寐多梦，唇黯，两目黯黑，舌有瘀斑，脉涩。

辨证：

治法：

处方：

方义分析：

参考答案

一、选择题

（一）A1 型题

1. B　2. C　3. B　4. B　5. E
6. B　7. A　8. E　9. A　10. D
11. C　12. B　13. C　14. C　15. B
16. D　17. C　18. D　19. E　20. A

（二）B1 型题

21. B　22. A　23. B　24. D　25. E
26. C　27. E　28. B　29. B　30. C

（三）X 型题

31. BD　32. ABCDE　33. ACE
34. ACDE　35. BDE　36. ABD
37. DE　38. ACD　39. ABD
40. ACD

二、填空题

1. 麻黄　附子
2. 和解少阳　调和肝脾　调和肠胃
3. 陈皮　半夏
4. 二神丸　五味子散
5. 增液汤

三、改错题

1. "治麻疹未发，或发而不透的基础方"改为"治疗太阳风寒未解，入里化热，初犯阳明或三阳合病的常用方"。
2. "中阳衰微，阴寒内盛"改为"中焦虚寒，肝脾不和"。
3. "牡蛎散"改为"玉屏风散"。
4. "肝阳上亢头痛"改为"外感风邪头痛"。
5. "清热化痰剂"改为"燥湿化痰剂"。

四、简答题

1. 治法与方剂的关系可概括为：治法是指导遣药组方的原则，方剂是体现和完成治法的主要手段。

2. 阳和汤中重用熟地黄的目的是温补营血，填精补髓。使用少量麻黄的意义是辛温达卫，宣通毛窍，开肌腠，散寒凝。熟地黄与麻黄二药配伍，熟地黄得麻黄之宣通，补而不滞；麻黄得熟地黄之滋补，温散而不伤正。

3. 镇肝熄风汤配伍此三药的意义是：①疏肝理气。肝为刚脏，性喜疏泄条达而恶抑郁，过用重镇降逆之品，强制肝阳下行，势必郁遏其升发条达之性，故方中配伍茵陈、川楝子、生麦芽疏达肝气，遂其条达之

性，使镇肝而不郁遏，以利于肝阳之潜降。②清泄肝热，以折肝阳上逆之势。

五、问答题

四方均治水肿，但各有不同。

五苓散主治水湿内盛，膀胱气化不利之证。临床应用以小便不利，舌苔白，脉浮或脉缓为辨证要点。

防己黄芪汤主治表虚卫气不固之风水。临床应用以汗出恶风，小便不利，苔白脉浮为辨证要点。

真武汤主治脾肾阳虚，重在肾阳不足，水气内停之阴水。临床应用以水肿，小便不利，舌质淡胖，苔白脉沉为辨证要点。

实脾散亦治阴水，但偏于脾阳虚，气滞腹胀者。临床应用以身半以下肿甚，胸腹胀满，舌淡苔腻，脉沉迟为辨证要点。

六、分析题

（一）处方分析题

此方为逍遥散加香附、陈皮而成。方以柴胡为君，疏肝解郁；白芍养血柔肝缓急，当归养血和血，且气香可理气，共为臣药；君臣相伍，补肝体助肝用。香附、陈皮助柴胡理气解郁；白术、茯苓、甘草健脾益气，既助生化之源，又培土荣木为佐；甘草亦为使药，调和诸药。诸药合用，共奏疏肝养血健脾之功用。主治肝郁血虚脾弱之证，胁肋疼痛，头痛目眩，口燥咽干，神疲食少，或月经不调，乳房胀痛，脉弦而虚。

（二）病案分析题

辨证：瘀血阻胸，气机郁滞证。

治法：活血化瘀，行气止痛。

处方：血府逐瘀汤。

桃仁 12g　红花 9g　当归 9g　生地黄 9g　川芎 4.5g　赤芍 6g　牛膝 9g　桔梗 4.5g　柴胡 3g　枳壳 6g　水煎服

方义分析：方中桃仁破血行滞而润燥，红花活血祛瘀而止痛，共为君药。赤芍、川芎助君药活血祛瘀；牛膝活血通经，祛瘀止痛，引血下行，共为臣药。佐以生地、当归养血益阴，清热活血；桔梗、枳壳，一升一降，宽胸行气，桔梗并能载药上行；柴胡疏肝解郁，升达清阳，与桔梗、枳壳同用，尤善理气行滞，使气行则血行。甘草调和诸药，为使药。

方剂学硕士研究生入学考试模拟试题

习题

一、选择题

(一) A1型题

答题说明：每题有5个备选答案，请从中选出1个最佳答案，将其标序字母填入题干的括号内，以示回答。多选、错选、不选，均不给分。

1. 我国历史上最早的外科专科方书是（　　）
   A. 《外科正宗》
   B. 《外科心法要诀》
   C. 《外科全生集》
   D. 《外科发挥》
   E. 《刘涓子鬼遗方》

2. 下列哪项提法不是由《黄帝内经》提出的（　　）
   A. 其在皮者，汗而发之
   B. 其高者，因而越之
   C. 其下者，引而竭之
   D. 中满者，泻之于内
   E. 在卫汗之可也

3. 大青龙汤的组成是（　　）
   A. 麻黄汤重用麻黄，再加石膏、生姜、防风
   B. 麻黄汤重用麻黄，再加石膏、生姜、大枣
   C. 麻黄汤重用麻黄，再加石膏、苡仁、大枣
   D. 麻黄汤重用麻黄，再加石膏、生姜、苏子
   E. 麻黄汤重用麻黄，再加石膏、防风、荆芥

4. 十枣汤的服用最佳时间是（　　）
   A. 饭后服
   B. 饭前服
   C. 睡前服
   D. 不拘时服
   E. 清晨空腹服

5. 四逆散中一升一降配伍的药物是（　　）
   A. 柴胡配芍药
   B. 柴胡配甘草
   C. 柴胡配枳实
   D. 芍药配甘草
   E. 枳实配芍药

6. 既能温中补虚，和里缓急，又可以调和阴阳，柔肝理脾的方剂是（　　）
   A. 理中丸
   B. 小建中汤
   C. 逍遥散
   D. 一贯煎
   E. 柴胡疏肝散

7. 仙方活命饮与普济消毒饮两方共有的药物是（　　）
   A. 贝母
   B. 连翘
   C. 金银花
   D. 陈皮
   E. 乳香

8. 运用"培土生金"法治疗肺气虚、久咳多痰的方剂是（　　）
   A. 四君子汤
   B. 参苓白术散
   C. 百合固金汤

237

D. 举元煎

E. 六君子汤

9. 症见小便频数，尿如米泔，心神恍惚，健忘，舌淡苔白，脉细弱者。治宜首选（　　）

 A. 金锁固精丸

 B. 萆薢分清饮

 C. 桑螵蛸散

 D. 缩泉丸

 E. 肾气丸

 F. 当归龙荟丸

10. 酸枣仁汤中配伍川芎之意义是（　　）

 A. 祛瘀血，止疼痛

 B. 调肝血，疏肝气

 C. 祛风邪，止头痛

 D. 行气滞，化瘀血

 E. 以上都不是

11. 下列哪项不属于安宫牛黄丸的辨证要点（　　）

 A. 高热烦躁

 B. 神昏谵语

 C. 斑疹吐衄

 D. 舌红或绛

 E. 脉数

12. 除何方外，用药皆体现"散收配伍"（　　）

 A. 定喘汤

 B. 桂枝汤

 C. 酸枣仁汤

 D. 二陈汤

 E. 旋覆代赭汤

13. 妇人素有癥块，妊娠漏下不止，血色紫黑晦暗黯，舌质紫黯，脉沉涩者。治宜首选（　　）

 A. 血府逐瘀汤

 B. 复元活血汤

 C. 生化汤

D. 温经汤

E. 桂枝茯苓丸

14. 以祛风散邪为主，配伍补血、活血、益气、清热之品组方的方剂是（　　）

 A. 大秦艽汤

 B. 独活寄生汤

 C. 消风散

 D. 玉真散

 E. 川芎茶调散

15. 患者咳嗽气喘，咳吐涎沫，口干咽燥，手足心热，舌红少苔，脉虚数。治当首选（　　）

 A. 杏苏散

 B. 炙甘草汤

 C. 养阴清肺汤

 D. 麦门冬汤

 E. 桑杏汤

16. 患者上吐下泻，恶寒发热，头痛，脘腹疼痛，舌苔白腻。治宜首选（　　）

 A. 平胃散

 B. 藿香正气散

 C. 三仁汤

 D. 连朴饮

 E. 吴茱萸汤

17. 症见胸脘痞闷，按之则痛，或咳痰黄稠，舌红苔黄腻，脉滑数者。治宜选用（　　）

 A. 清气化痰丸

 B. 小陷胸汤

 C. 滚痰丸

 D. 贝母瓜蒌散

 E. 柴胡陷胸汤

18. 枳实导滞丸和枳实消痞丸中相同的药是（　　）

 A. 枳实、黄连、神曲

 B. 枳实、黄芩、麦芽

 C. 枳实、大黄、莱菔子

 D. 枳实、白术、茯苓

E. 枳实、甘草、黄连

19. 寒热错杂，正气虚弱的久泻久痢，宜选用（　　）

A. 芍药汤

B. 白头翁汤

C. 四神丸

D. 乌梅丸

E. 真人养脏汤

20. 甘露消毒丹出自（　　）

A.《温热经纬》

B.《温病条辨》

C.《霍乱论》

D.《和剂局方》

E.《医效秘传》

（二）B1 型题

答题说明：每题有 5 个备选答案，请从中选择 1 个与题干关系最密切的答案，每个备选答案可以选用 1 次或多次，亦可 1 次都不选，并将其标序字母，填入题干的括号内，以示回答。

A. 增强药力

B. 产生协同作用

C. 控制多功用单味中药的发挥方向

D. 扩大治疗范围

E. 控制药物的毒副作用

21. 用熟地时配伍砂仁的意义是（　　）

22. 用黄柏时配伍知母的意义是（　　）

A. 水一盏，入竹叶七片，蜜少许，煎至七分，去滓，食后温服

B. 用劳水煎之三分减二，去渣，分三次温服，相去行八九里

C. 上杵为散，每服六钱，鲜苇根汤煎，香气大出，即取服，勿过煎

D. 服已须臾，啜热稀粥，以助药力

E. 若急汗，热服，以羹粥投之；若缓汗，温服，而不用汤投之

23. 凉膈散原书煎服法中要求（　　）

24. 银翘散原书煎服法中要求（　　）

A. 温里散寒止痛

B. 散沉寒，通血脉

C. 防呕逆拒药，加强行血

D. 温肾暖脾，补火生土

E. 温阳化气

25. 芍药汤中肉桂的作用是（　　）

26. 真人养脏汤中肉桂的作用是（　　）

A. 标本兼治，阴阳并补，上下同治，治本治下为主

B. 补养、散寒、行气并重

C. 五药治六郁，治病求本，诸法并举，重在调气

D. 寓降逆平冲于行气之中，寓散寒化痰于理气之内

E. 标本兼顾，上下并治，治上为主

27. 苏子降气汤的配伍特点是（　　）

28. 地黄饮子的配伍特点是（　　）

A. 下焦虚寒，湿浊不化

B. 中阳不足，饮停心下

C. 胆胃不和，痰浊内扰

D. 脾肾阳虚，水气内停

E. 胆胃不和，痰热内扰

29. 温胆汤主治证的病机是（　　）

30. 苓桂术甘汤主治证的病机是（　　）

（三）X 型题

答题说明：每题有 5 个备选答案，每题有 2～5 个正确答案，请将正确答案的相应字母填入题干的括号内，以示回答。多选、错选、不选，均不给分。

31. 下列哪项配伍含有“反佐”的意义（　　）

A. 芍药汤中配伍肉桂

B. 左金丸中配伍吴茱萸

C. 新加黄龙汤中配伍姜汁

D. 小半夏汤中配伍生姜

E. 通脉四逆加猪胆汁汤中配伍猪胆汁

32. 止嗽散的配伍特点包括（　　）

A. 温而不燥

B. 散寒不助热

C. 解表不伤正

D. 润而不腻

E. 补而不滞

33. 痛泻要方中防风的作用是( )

    A. 祛风

    B. 散寒

    C. 散肝

    D. 燥湿

    E. 舒脾

34. 具有"甘温除热"作用的方剂是

( )

    A. 当归补血汤

    B. 补中益气汤

    C. 参苓白术散

    D. 归脾汤

    E. 小建中汤

35. 主治证候中可以见到手足厥冷的方剂是( )

    A. 四逆汤

    B. 四逆散

    C. 乌梅丸

    D. 当归四逆汤

    E. 大承气汤

36. 镇肝熄风汤主治类中风的病机是

( )

    A. 肝肾阴虚

    B. 肝阳偏亢

    C. 肝风内动

    D. 气血逆乱

    E. 痰迷心窍

37. 补阳还五汤的功用是( )

    A. 补气

    B. 活血

    C. 补阳

    D. 通络

    E. 止痛

38. 百合固金汤组成中含有的药物是

( )

    A. 麦冬

    B. 半夏

    C. 玄参

    D. 芍药

    E. 当归

39. 独活寄生汤的功效是( )

    A. 祛风湿

    B. 化瘀血

    C. 补气血

    D. 益肝肾

    E. 止痹痛

40. 在组成中含有五味子的方剂是

( )

    A. 清气化痰丸

    B. 生脉散

    C. 定痫丸

    D. 小青龙汤

    E. 苓甘五味姜辛汤

二、填空题

1. 以法统方包括 _____，_____，_____，以及_____等四个方面。

2. 败毒散中的_____、_____是畅通气机，宽胸利膈的常用组合。

3. 大柴胡汤是由_____与_____两方加减而成。

4. 参苓白术散中桔梗的配伍意义是既能_____，_____；又能_____，_____。

5. 消风散主治风疹、湿疹，应用时应以_____、_____、脉浮为辨证要点。

三、改错题

答题说明：将下列各题中错误部分标上下划线，并改正。

1. 治法是辨清疾病后，有针对性地采取的治疗法则。

2. 温脾汤主治脾约便秘证。

3. 阳证疮疡脓未成时，可选用仙方活命饮；若脓已成，则不可用。

4. 十灰散的现代用法是各药烧灰，为末。

5. 三仁汤被王士雄誉为"治湿温时疫之主方"。

四、简答题

1. 药物通过配伍，可起到哪些作用？

2. 麻黄细辛附子汤何以能治暴哑？

3. 牡蛎散中益气固表、敛阴潜阳的常用组合是什么？该方有何配伍特点？

五、问答题

如何理解"治风先治血，血行风自灭"的意义？试举例说明之。

六、分析题

（一）处方分析题

要求：简要分析下列临床处方的配伍意义，说明其有何功效，针对何病机，可用于何病证。

法半夏9g　炒苏子9g　陈皮9g　茯苓9g　炒白芥子6g　炙甘草3g　生姜5片炒莱菔子9g　水煎温服，日3次

（二）病案分析题

要求：分析下列病例，作出中医证的诊断，拟定治法，开出处方，并分析方义。

患者，男，48岁。政府机要部门工作，压力较重，近日觉心悸怔忡，记忆力减退，失眠，体倦食少，面色萎黄，舌淡，苔薄白，脉细弱。

辨证：
治法：
处方：
方义分析：

📖 参考答案

一、单选题

（一）A1 型题

1. E　2. E　3. B　4. E　5. C
6. B　7. D　8. B　9. C　10. B
11. C　12. E　13. E　14. A　15. D
16. B　17. B　18. D　19. D　20. E

（二）B1 型题

21. E　22. C　23. A　24. C　25. C
26. D　27. E　28. A　29. C　30. B

（三）X 型题

31. ABCE　　32. ABCD　　33. CDE
34. ABE　　35. ABCDE　　36. ABD
37. ABD　　38. ACDE　　39. ACDE
40. BDE

二、填空题

1. 以法组方　以法遣方　以法类方以法释方

2. 枳壳　桔梗

3. 小柴胡汤　小承气汤

4. 宣肺利气　通调水道　载药上行培土生金

5. 皮肤瘙痒　疹出色红

三、改错题

1. "疾病"改为"证候，审明病因、病机"。

2. "脾约便秘证"改为"阳虚寒积证"。

3. "脓已成，则不可用"改为"若脓已成，亦可选用"。

4. "烧灰"改为"烧炭存性"。

5. "三仁汤"改为"甘露消毒丹"。

四、简答题

1. 药物通过配伍，可增强药力；产生

241

协同作用；控制多功用单味中药的发挥方向；扩大治疗范围，适应复杂病情；控制药物的毒副作用。

2. 喉为肺系之门户，少阴肾经循喉咙至舌根。暴哑之疾乃大寒直犯肺肾，上窒窍隧，下闭肾气所致。方中麻黄散寒宣肺，附子温壮肾阳，细辛协二药辛通上下，三药合用则具宣上温下，开窍启闭之功。

3. 牡蛎散方中煅牡蛎咸涩微寒，敛阴潜阳，固涩止汗，为君药。生黄芪味甘微温，益气实卫，固表止汗，为臣药。君臣相配，是为益气固表，敛阴潜阳的常用组合。因佐麻黄根专以收敛止汗，小麦养气阴、退虚热，合则体现补敛并用，兼潜心阳之配伍特点。

五、问答题

治风包括内风与外风，治血包含行血与补血。治风之所以要治血，因风病与血病密切相关。①血虚生风，头目眩晕，肢体震颤，手足瘛疭，或肌肤瘙痒等。治以补血，血足而风自灭。如阿胶鸡子黄汤治邪热久羁，阴血不足，虚风内动，方中以阿胶、鸡子黄、生地、白芍等滋阴养血。②风为阳邪，易于化热化燥伤阴血。血虚则络虚，易被风邪所中，治以补血，既可补虚，又可防风药燥伤阴血。如大秦艽汤治风邪初中经络所致的口眼歪斜、舌强不能言、手足不能动，方中配伍熟地、当归、白芍等养血之品。③风中经络，或风邪久留入络，每致脉络瘀阻，无形之风邪依附于有形之瘀血，则难以疏散。治以行血，血行流畅，则风无留着之地。如小活络丹治风寒痰湿瘀血痹阻经络之痹证，方中配伍乳香、没药、地龙活血通络。

六、分析题

（一）处方分析题

此方为二陈汤去乌梅，合三子养亲汤而成。二陈汤中半夏辛温性燥，善能燥湿化痰，且又和胃降逆，为君药；陈皮为臣，既可理气行滞，又能燥湿化痰。君臣相配，不仅相辅相成，增强燥湿化痰之力，而且体现治痰先理气，气顺则痰消之意。佐以茯苓健脾渗湿，渗湿以助化痰之力，健脾以杜生痰之源；生姜既能制半夏之毒，又能协助半夏化痰降逆、和胃止呕。以甘草为佐使，健脾和中，调和诸药。共奏燥湿化痰，理气和中之功。

三子养亲汤中白芥子温肺化痰，利气散结；苏子降气化痰，止咳平喘；莱菔子消食导滞，下气祛痰。三药相伍，系降气化痰消食的常用组合。

两方相合，化痰降气之力尤佳，且可消食和中，多用治湿痰壅肺证。其证候表现为咳嗽喘逆，痰多稠白，胸闷脘痞，恶心呕吐，食少难消，舌苔白腻，脉滑。

（二）病案分析题

辨证：心脾气血两虚证。

治法：益气补血，健脾养心。

处方：归脾汤。

白术 6g　当归 6g　茯神 6g　炒黄芪 12g　远志 6g　龙眼肉 6g　炒酸枣仁 6g　党参 15g　木香 3g　炙甘草 3g　生姜 3 片　大枣 2 枚　水煎服

方义分析：方中以参、芪、术、草大队甘温之品补脾益气以生血，使气旺而血生；当归、龙眼肉甘温补血养心；茯神、酸枣仁、远志宁心安神；木香辛香而散，理气醒脾，与大量益气健脾药配伍，复中焦运化之功，又能防大量益气补血药滋腻碍胃，使补而不滞，滋而不腻；姜、枣调和脾胃，以资化源。诸药合用共奏益气补血，健脾养心之功。